普通高等教育中医药类"十三五"规划教材

全国普通高等教育中医药类精编教材

刺法灸法学

（第 3 版）

（供针灸推拿学专业用）

U0188182

主 编

王富春 贾春生

副主编

马铁明 李 瑛 杨继国

岳增辉 唐 巍 严兴科

上海科学技术出版社

图书在版编目（ＣＩＰ）数据

刺法灸法学 / 王富春，贾春生主编. —3 版. —上海：上海科学技术出版社，2018.7（2023.8 重印）

普通高等教育中医药类"十三五"规划教材　全国普通高等教育中医药类精编教材

ISBN 978 – 7 – 5478 – 4051 – 1

Ⅰ. ①刺… Ⅱ. ①王… ②贾… Ⅲ. ①刺法 – 中药学院 – 教材 ②灸法 – 中医学院 – 教材　Ⅳ. ①R245

中国版本图书馆 CIP 数据核字（2018）第 122294 号

刺法灸法学（第 3 版）

主编　王富春　贾春生

上海世纪出版（集团）有限公司
上 海 科 学 技 术 出 版 社 出版、发行
（上海市闵行区号景路 159 弄 A 座 9F – 10F）
邮政编码 201101　　　www.sstp.cn
常熟市兴达印刷有限公司印刷
开本 787 × 1092　1/16　印张 14.5
字数 300 千字
2009 年 2 月第 1 版
2018 年 7 月第 3 版　2023 年 8 月第 13 次印刷
ISBN 978 – 7 – 5478 – 4051 – 1/R · 1648
定价：30.00 元

普通高等教育中医药类"十三五"规划教材
全国普通高等教育中医药类精编教材

普通高等教育中医药类"十三五"规划教材
全国普通高等教育中医药类精编教材

普通高等教育中医药类"十三五"规划教材
全国普通高等教育中医药类精编教材

新中国高等中医药教育开创至今历六十年。一甲子朝花夕拾，六十年砥砺前行，实现了长足发展，不仅健全了中医药高等教育体系，创新了中医药高等教育模式，也培养了一大批中医药人才，履行了人才培养、科技创新、社会服务、文化传承的职能和使命。高等中医药院校的教材作为中医药知识传播的重要载体，也伴随着中医药高等教育改革发展的进程，从少到多，从粗到精，一纲多本，形式多样，始终发挥着至关重要的作用。

上海科学技术出版社于1964年受国家卫生部委托出版全国中医院校试用教材迄今，肩负了半个多世纪的中医院校教材建设和出版的重任，产生了一大批学术深厚、内涵丰富、文辞隽永、具有重要影响力的优秀教材。尤其是1985年出版的全国统编高等医学院校中医教材（第五版），至今仍被誉为中医教材之经典而蜚声海内外。

2006年，上海科学技术出版社在全国中医药高等教育学会教学管理研究会的精心指导下，在全国各中医药院校的积极参与下，组织出版了供中医药院校本科生使用的"全国普通高等教育中医药类精编教材"（以下简称"精编教材"），并于2011年进行了修订和完善。这套教材融汇了历版优秀教材之精华，遵循"三基""五性""三特定"的教材编写原则，同时高度契合国家执业医师考核制度改革和国家创新型人才培养战略的要求，在组织策划、编写和出版过程中，反复论证，层层把关，使"精编教材"在内容编写、版式设计和质量控制等方面均达到了预期的要求，凸显了"精炼、创新、适用"的编写初衷，获得了全国中医药院校师生的一致好评。

2016年8月，党中央、国务院召开了新世纪以来第一次全国卫生与健康大会，印发实施《"健康中国2030"规划纲要》，并颁布了《中医药法》和《〈中国的中医药〉白皮书》，把发展中医药事业作为打造健康中国的重要内容。实施创新驱动发展、文化强国、"走出去"战略以及"一带一路"倡议，推动经济转型升级，都需要中医药发挥资源优势和核心作用。面对新时期中医药"创造性转化，创新性发展"的总体要求，中医药高等教育必须牢牢把握经济社会发展的大势，更加主动地服务和融入国家发展战略。为此，精编教材的编写将继续秉持"为院校提供服务、为行业打造精品"的工作要旨，在全国中医院校中广泛征求意见，多方听取要求，全面汲取经验，经过近一年的精心准备工作，在"十三五"开局之年启动了第三版的修订工作。

本次修订和完善将在保持"精编教材"原有特色和优势的基础上，进一步突出"经典、精炼、新颖、实用"的特点，并将贯彻习近平总书记在全国卫生与健康大会、全国高校思想政治工作会议等系列讲话精神，以及《国家中长期教育改革和发展规划纲要(2010—2020)》《中医药发展战略规划纲要(2016—2030年)》和《关于医教协同深化中医药教育改革与发展的指导意见》等文件要求，坚持高等教育立德树人这一根本任务，立足中医药教育改革发展要求，遵循我国中医药事业发展规律和中医药教育规律，深化中医药特色的人文素养和思想情操教育，从而达到以文化人、以文育人的效果。

同时，全国中医药高等教育学会教学管理研究会和上海科学技术出版社将不断深化高等中医药教材研究，在新版精编教材的编写组织中，努力将教材的编写出版工作与中医药发展的现实目标及未来方向紧密联系在一起，促进中医药人才培养与"健康中国"战略紧密结合起来，实现全程育人、全方位育人，不断完善高等中医药教材体系和丰富教材品种，创新、拓展相关课程教材，以更好地适应"十三五"时期及今后高等中医药院校的教学实践要求，从而进一步地提高我国高等中医药人才的培养能力，为建设健康中国贡献力量！

教材的编写出版需要在实践检验中不断完善，诚恳地希望广大中医药院校师生和读者在教学实践或使用中对本套教材提出宝贵意见，以敦促我们不断提高。

全国中医药高等教育学会常务理事、教学管理研究会理事长

胡鸿毅

2016年12月

刺法灸法学,是针灸医学的重要组成部分,是研究针灸防治疾病的各种方法、操作技术及作用原理的一门学科,是针灸临床治疗疾病必须掌握的基本技能。历代针灸医家在长期的医疗实践中,积累了丰富的临床经验和理论知识,刺法灸法学的内容不断充实,理论不断完善,为本学科的发展奠定了坚实的基础。其内容主要包括针法、灸法,以及在此基础上发展起来的各种腧穴治疗技术方法等。这些不同的刺灸方法在理论、操作、治疗作用和主治范围上各有特点,在临床上可以根据病证性质、证候类型、腧穴部位、患者体质及治疗要求等具体情况,分别选择应用。

本书在指导思想上坚持"精编"的原则,在充分吸收以往各版教材优点的基础上,按照普通高等教育全日制本科刺法灸法学大纲和执业医师考试大纲的要求,坚持"好讲、好学、好用"的三个编写原则,即教师在教学过程中易于讲授,学生在学习过程中易于掌握,教师、学生及针灸从业人员在医疗、教学、科研工作中易于使用。同时,在编写方面突出"精选、精练、精品"的编写宗旨,即内容精选、文字精练,打造精品,使之真正成为精编教材、经典教材。

本教材的创新点体现在:毫针技术部分将古代针法部分单列,并进行系统介绍,强调古今针法的融汇与贯通,体现了继承与发展的统一;根据现阶段医疗保健工作的实际需要,在拔罐内容之后补充了刮痧的内容介绍,体现了刺法灸法学的广泛性;在微针治疗系统中增加了临床较为常用的眼针内容,体现了刺法灸法学的完整性;在现代针法研究的部分中,补充了近年来刺法灸法学研究领域的最新科研成果,增强了教材的时效性;在刺法灸法训练中,根据教学实际,精简了实践操作技能训练的内容,确定了最符合教学实训的项目,增强了在教学当中的可操作性。此外,本教材精心选取了大量插图,包括分部腧穴局部解剖等,图文并茂,增强了教材的直观性。本教材适用于针灸推拿学专业本科学生使用,也可供其他各级各类专业学生学习参考。

本教材的上篇第一章概论由王富春、李铁编写,第二章毫针由严兴科、赵永海、邓瑜、陈新旺、刘娟编写,第三章古典刺法由贾春生、迟振海编写,第四章灸法由唐巍、宋春侠、迟振海编写,第五章拔罐法由李瑛、王荣编写,第六章特殊针具刺法由杨继国、周丹、邓海平编写,第七章特定部位刺法由马铁明、马睿杰、娄必丹编写,第八章腧穴特种疗法由岳增辉、马良宵、陈敏编写,第九章刺法灸法现代研究与应用由李瑛、林栋、王欣君、杜艳军编写。下篇刺法灸法训练由马铁明、王斌、冯玲媚、李晓宁编写,针灸操作技能考核项目由马铁明编写。

在编写过程中,我们力求贴近教学、临床一线工作的实际需要,但由于编写时间有限,难免有不妥之处,敬请广大读者在使用本教材过程中提出宝贵意见,以便修改提高。

《刺法灸法学》编委会

2018 年 6 月

上篇　刺法灸法基础

下篇　刺法灸法训练

上 篇

刺法灸法基础

第一章 概 论

导学

　　本章是刺法灸法学的概论部分,包括刺法灸法的概念与特点、刺法灸法的起源与发展、刺法灸法的分类和针灸的宜忌等内容。通过学习,要求掌握针灸的施术部位、患者体质、病情性质、针灸时间等针灸的宜忌;熟悉刺法灸法的概念、特点、刺法灸法的分类;了解刺法灸法的起源与发展。

第一节 刺法灸法学的概念与特点

　　刺法灸法学是针灸医学的重要组成部分,是针灸临床治疗疾病必须掌握的基本技能。历代针灸学家在长期的医疗实践中,积累了丰富的临床经验和理论知识,刺法灸法的内容不断充实,理论不断完善,为本学科的发展奠定了理论和实践基础。

一、刺法灸法学的概念

　　刺法灸法学是研究针灸防治疾病的各种方法、操作技术及作用原理的一门学科,内容主要包括针法、灸法,以及在此基础上发展起来的各种针灸治疗技术。这些不同的针灸治疗技术在刺激方法、治疗作用和主治范围方面各有特点,在临床上可以根据病证性质、证候类型、腧穴部位、患者体质及治疗要求等具体情况,分别选择应用。

二、刺法灸法学的特点

　　刺法灸法学具有技能训练和临床应用两方面内容特点。

(一)刺法灸法的训练

　　刺法灸法包括了数十种不同刺激方法、刺激强度、刺激部位的治疗技术。作为临床应用的每一种针灸技术,都有各自不同的操作步骤和实施过程。其应用是否得当,不仅直接影响其安全程度和治疗作用,而且与疗效密切相关。从根本上说,刺法灸法的学习和应用是一个长期的实践过程。在临床上选用不同的针灸器具,进行不同的操作,实施连续有序的步骤方法和技术过程,是针灸治疗的重要环节。因此,要求每个同学必须在刺法灸法理论学习和技能训练过程中,逐步达到熟练掌握、灵活应用,这是刺法灸法的重要特点。

（二）刺法灸法的临床应用

尽管各种针灸技术都是通过经络腧穴的刺激作用来达到治疗效果,发挥其调整机体功能状态作用的治疗方法,但在作用部位、刺激强度、感应性质和疗效原理等方面又有所不同。如针刺以机械刺激为主,适于大多数临床病证;艾灸以温热刺激和药性作用为主,主要用于寒证、虚证;三棱针放血刺激作用强,作用于浅表血络,适于青壮年、实热证;而皮肤针叩刺,刺激较弱,作用于十二皮部,尤宜于老人、小儿、体弱者。因此,认真掌握针灸诸法的治疗作用、适应范围和选穴配方规律,从而在临床随宜而施,是刺法灸法在临床应用上又一个重要特点。

第二节 | 刺法灸法的起源与发展

一、针法的起源与发展

自人类的双手能够制造简单的劳动工具,即从类人猿进化为人类时,刺法也就随之开始萌芽了。针刺需用一定的工具,古代最早的针具是"砭石"。随着时代的发展,针具得到不断改进,针刺的方法也日趋多样化。

（一）针具的起源与发展

1. **针具的起源** 在远古时代,我们的祖先为了生活需要,利用一些简单的、不加磨制的石块作为生活和日常的用具,称为旧石器时代。后来,经过不断的劳动实践,又逐渐能够加工制造各种不同形状的石斧、石刀和石针等工具,演进到新石器时代。

砭石,就是古代的石器。《说文解字》说:"砭,以石刺病也。"这种细洁光滑的小石块磨制而成,用于医疗的原始工具,可以看作是最初的"针"。有关砭石的记载很多,如《山海经·东山经》曰:"高氏之山,其上多玉,其下多箴石。"晋代郭璞注:"可以为砥(砭)针,治痈肿者。"《素问·异法方宜论篇》曰:"东方之域……其病皆为痈疡,其治宜砭石。"唐代王冰注:"砭石,谓以石为针也。"《素问·宝命全形论篇》曰:"制砭石大小。"南北朝时期全元起注:"砭石者,是古外治之法,有三名、一针石、二砭石、三镵石,其实一也,古来未能铸铁,故用石为针。"《灵枢·玉版》曰:"故其已成脓血者,其唯砭石铍锋之所取也。"《礼记·内则》注:"古者,以石为箴,所以刺病。"这些记载都说明,"砭石"起源于新石器时代,最初是用来划破痈肿、排脓、放血的工具,后来逐渐发展成为针灸治疗的工具。为适合穿刺或切割的需要,砭石的形状亦趋多样化,或有锋,或有刃,故又称针石或镵石。

砭石的实物,近年来在考古工作中有了新的发现。其形状有刀形、针形、剑形等,多起源于新石器时代,如1963年在内蒙古自治区多伦旗头道洼新石器时代遗址出土了1根磨制的石针,长4.5 cm,一端有锋,呈四棱锥形;一端扁平有弧刃,刃部宽 0.4 cm;中身有四棱略扁,横断面呈矩形。经考古与医史工作者鉴定,这枚石针出于距今1万年至4 000年前的新石器时代,认为它是针刺的原始工具——砭石。因其四棱锥形的一端，与目前常用的三棱针具有同样特征，可以刺进软组织以放血；弧刃的一端，可以切开痈肿以排脓；针身略扁，可使指持端正，适于纵向切割，这恰恰有力地证实了文献的考证。又如山东省微山县两城山出土的东汉画像石有4块刻有半人半鸟的神物，手握一针形器物，刺向患者肢体。根据出土文物和文献记载证实，"砭石者，亦从东方来"(《素问·异法方宜论篇》)，砭石发明于我国东部的山东一带，后来才逐渐推广到各地。

2. **九针的创制**　金属针具的应用，大约开始于青铜器时代。我国夏、商、周时代，已发明冶金术。从新石器时代进入青铜时代，金属针具的制造已经具备了条件。以后又发明了冶铁术，在铁器普及应用于生产之后，铁针也相应得以广泛应用于医疗。直到战国时代发展了炼钢技术，针具的制作和应用才达到比较精细的阶段。《内经》中记载的"九针"可能就是在青铜时代开始萌芽，到铁器时代才制作成功的。九针的创制和应用为刺法的形成奠定了基础，具有十分重要的意义。

九针最早记载于《内经》，直至1315年在《济生拔粹》中始见图形。1968年在河北省满城县西汉刘胜墓(葬于公元前113年)出土了4根金针和5根残损银针(图1-1)，经考证认定是九针中一部分实物，从而证实了《内经》记载的可靠性。值得提出的是，汉代的4根金针中，有2根是古毫针，其针柄都是扁四棱形。而《济生拔粹》所绘制九针图中的毫针已与现代毫针用金属细丝缠绕的圆柱形针柄完全一样。这个微小的差别，对于针刺操作手法的发展，具有重要意义。下面根据《内经》的记载将九针的形状和用途介绍如下(图1-2、表1-1)。

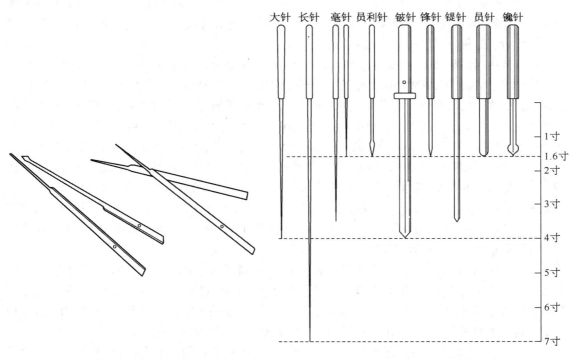

图1-1　西汉刘胜墓中出土的医用金针　　　　图1-2　古代九针图

表1-1　九　针　表

名　称	尺　寸	形　状	用　途
第一镵针	1.6寸	头大末锐,去末寸半,卒锐之,形如箭头	主病在皮肤无常处,热在头身者,浅刺皮肤,去泻阳气
第二员针	1.6寸	身如圆柱形,针尖卵形	主分肉间的邪气,揩摩体表,不伤肌肉
第三锃针	3.5寸	针身较大,针头如黍粟状,圆而微尖	主病在脉,气少,当补者,按脉勿陷,以泻邪气
第四锋针	1.6寸	针身圆柱形,针头锐利,三面有锋棱	主痈痹痼疾,泻热出血
第五铍针	长4寸,宽2.5寸	形如剑,锋利	主脓肿外症,切开排脓
第六员利针	1.6寸	圆而且锐,针头微大,针身反小	主痹证,病气暴发者,可深内
第七毫针	3.6寸	纤细入毫毛,针尖如蚊虻喙	主寒热痛痹,静以徐往,微以久留之而养
第八长针	7寸	针身最长,针锋锐利	主深邪远痹,深刺
第九大针	4寸	针尖如挺,其锋微圆	主病水肿,大气不能过于关节者,泻水、后人用作治瘰疬、痈肿

　　(1) 镵针:比像于天,天在上为阳,五脏之中与天相应的是肺脏,因肺在脏腑中的位置最高,**覆盖着五脏六腑**,犹如天之覆盖万物。与肺相合的是皮肤,也是人体属于阳分的浅表部位。为了适应治疗浅表部位病证的需要,要求针的式样,必须针头大,针尖锐利,这种针摹仿巾针的式样制成。除去末端一分尖锐外,有1.5寸的针柄,共长1.6寸,可以用来浅刺皮肤,去泻阳气。若病在皮肤无常处者,可取用镵针于病所,因其主治头身热证,故不得深入。肤白者无火可知,故不宜刺。后人称为箭头针。"镵",为古代犁头的形状。张景岳说:"镵,锐也,此针身大,其近末约寸半许,而渐锐之,共长一寸六分。"这种针可以用于针刺皮肤的疾患。

　　(2) 员针:比像于地。人体的肌肉与地土相应,为了适应治疗肌肉病证的需要,要求针的式样,针身必须为圆柱形,针尖椭圆如卵,这种针摹仿絮针的式样制成。长1.6寸,可以作按摩之用,主治邪在分肉之间的疾病。若邪侵肌肉,可取用员针于病所揩摩之,使它不致损伤肌肉,而得以疏泄分肉之间的气血。如肌肉过于受损,会使脾气竭绝。张景岳说:"员针,如卵形,以利导于分肉间,盖恐过伤肌肉,以竭脾气,故用不在锐,而主治分间之邪气也。"这种针可以用于针刺肌肉的疾患。

　　(3) 锃针:比像于人。由于人体的成长和维持生命活动主要是依赖血脉的不断运行,为了适应治疗血脉病证的需要,要求针的式样,针身必须较大,针尖圆而微尖,如黍粟一样,长3.5寸。主要是用以按摩经脉,而不致刺入皮肤和陷入肌肉,能流通气血,致正气充实,并使邪气排出。若病在脉,气不足,应施用补法,可取用锃针分别按压在各经的井、荥、输、经、合等穴,以及其他的各腧穴位置上,使其气血流通,这种针可以针刺脉络的疾病。

　　(4) 锋针:比像于四时,一年四时的八方风邪,侵袭到经脉之中,都会发生顽固性疾病,为了适应治疗这种痼疾的需要,要求针的式样,针身必须为圆柱形,针锋锐利,三面有锋棱,这种针也是摹仿絮针的式样制成,长1.6寸。可以作刺络放血之用,主治痈疡痼疾。如病在经络的顽固性痹证和属于实邪之类的疾患,可以取用锋针,以泻除热毒之邪。这种针可以针刺筋的疾患。

　　(5) 铍针:比像于五音。张景岳说:"五以法音,音者合五行而应天干,故有冬夏子午之分。"张志聪说:"五居九数之中,故主冬夏之分,分于子午。"即五音的五数,位于一九两数中间,在九宫数中,一代表冬至与子,九代表夏至与午,五在中央,也就是位居冬夏与子午的中间。比喻人体的阴阳,处于两端,相互离别,也就是寒与热相持不下,两气相聚,合而成为痈脓。为了适应治疗此类病证的需要,这种针的式样摹仿宝剑的剑锋制成。针尖形如剑锋之利,阔 2.5 分,长 4 寸。主治痈脓和寒热不调的病证,可用作切开排脓。凡病脓疡者,可取用铍针,这种针可以针刺骨的疾患。

(6)员利针:比像于六律,因六律六吕,高低有节,以协调阴阳四时,应于四时十二地支,并合于人身十二经脉。人身阴阳气血不能调和,等于六律不调。这种针摹仿牦针(古代的针名,因其尖如牦牛之毛而得名)的式样制成,针尖稍大,尖如牦牛之尾毛。圆而且锐,针身略粗,长 1.6 寸。主治痈症和痹证,深刺之,可以治暴痛。若患痹证急性发作者可以选用员利针,病属于虚邪之类者亦可选用员利针,这种针可以调和阴阳。

(7)毫针:比像于七星。七星在天,比喻人之七窍位于面部。张景岳说:"七以星法,而合于人之七窍,举七窍之者言,则通身空窍皆所主也。"若外邪侵袭于经脉,会发生痛痹,并潜藏于经络之间。所以,为了适应治疗这类病证的需要,要求针的式样必须使针尖纤细如蚊虻之喙,这种针摹仿毫毛的纤细形状制成,长 3.6 寸。因毫针最细,适于刺入各经的孔穴,可以静候其气而徐缓地运用手法,又因其细而宜于持久留针,从而使正气得以充实,真气和邪气都会受到针刺的影响,出针后既可以散其邪气,又有扶养正气的作用。主治寒热痛痹、邪在络脉的疾病,若患痹痛日久不愈,或属于寒邪之类的病证,可取用毫针,这种针可用来补益精气。

(8)长针:比像于八风。自然界的风来自八方,好比人身之气流行在四肢八节一样。特别是四季八个节气中所出现的虚风,这八种风伤害人体,大多是侵入体内的骨缝腰脊关节与腠理之间,而成为邪气深着的痹证。所以,为了适应治疗这种病证的需要,要求针的式样必须针身长,针尖锋利,这种针摹仿綦针(古代的针名,《医学大辞典》注:"綦,极也,言极长也。")的式样制成,长 7 寸。因其针尖锋利,而针身细薄,故主治邪气深着,日久不愈的痹证。凡病在内部深层的疾患,可以取用长针,这种针可以用来祛除风邪。

(9)大针:比像于九野。由于地区的分野,可以比类于人周身的关节骨缝及皮肤之间。凡有邪气浸淫深入,流注充溢于人身,则出现如风水浮肿的症状;水气不能流通关节,就会形成起积水壅滞的疾病。所以,为了适应治疗这类病证的需要,要求针的式样必须尖形如杖,针尖略圆,这种针摹仿锋针的式样制成,针长 4 寸,主治关节内有水液停留的疾患,用以作泻水之用。如病浮肿,关节内有积水,可取用大针,以放泻关节内所积聚的水液。这种针可用以通利九窍,祛除三百六十五节的邪气。

(二)针法的起源与发展

以砭石刺病的方法是针刺疗法的前身,原始的刺法较为简单,只是用于放血排脓。《灵枢·九针十二原》明确记载九种不同形状、不同治疗作用并冠以不同名称的针具,称之为"九针"。这些针具既有可刺入腧穴的毫针,可点按压摩的员利针,又有可切割用的铍针(刀)。在针刺工具的应用上,《内经》已总结出较为完善的针法体系,涉及持针的原则、刺法的种类、补泻手法的操作、针刺强度的掌握、针刺的宜忌、因病施针的方法和对术者、患者的要求等,其中最重要的针刺技术是毫针的进针行气和补泻手法。在刺法方面提到九刺、十二刺和五刺等,在补泻手法方面提到徐疾补泻、呼吸补泻、捻转补泻、迎随补泻、提插补泻和开阖补泻等,为后世的针刺方法奠定了基础。继而《难经》又有所阐发,并强调指出了针刺时双手协作的重要性,对后世影响颇大。晋唐至宋在针刺手法方面一直是阐述《内经》《难经》之说,到了金元时代又提出了子午流注按时取穴的时间针法学说。

窦汉卿的《针经指南》创造了"针刺十四法",目前大部分都有实用价值。明初陈会的《神应经》提出了"催气手法",现仍适用于临床。徐凤的《金针赋》又提出了一整套的复式补泻手法,对"烧山火"和"透天凉"也做了系统论述。其后,高武的《针灸聚英》、汪机的《针灸问对》记载的针刺手法,都是在《金针赋》的基础上发挥撰成的。杨继洲的《针灸大成》又采集明代以前有关针灸手法的精华提出"刺有大小",有"大补、大泻""平补、平泻""下针十二法""八法",临床上较为多用。清代中叶以后,针灸医学渐趋衰落,针刺手法亦无进展。

到了近代,随着人们对中医学的认识不断提升,此时针法技术出现了蓬勃发展的态势,相继出现了一批针灸大家,如承淡安、任作田、王乐亭、罗兆琚、郑毓琳、焦勉斋、管正斋、陆瘦燕、彭静山、朱琏、司徒铃等。他们继承和发扬了祖国传统针刺技术,基于各家针法之长,创立了不少精湛的针刺手法,为传统针刺技术的传扬,作出了巨大贡献。著名针灸医家承淡安,用针强调指力的练习,强调针刺中重视针灸治神,并广泛应用于临床,常用针法有单刺术、旋撚术、"雀啄"术、"屋漏"术等。同时,首开针灸八法配穴,补注《伤寒论》条文之先河。任作田,针法精湛,著有《针术》一文,主要针法包括"八法神针""经验十法"等。其子任守中继承其针法,并在针灸治疗小儿麻痹症、婴幼儿泄泻、幽门痉挛、遗尿、尿频、尿潴留等病证上进行了系统的研究,著《儿科针灸疗法》。王乐亭,著有《金针王乐亭》一书,善用金针,代表性的针刺手法包括"十二透穴法""老十针"。号黄竹老人的著名针灸学家罗兆琚,强调施针注重针感,提倡从卫取气之浅刺法,多用捻转手法。著名针灸学家郑毓琳,独创特色郑氏针法,成功地将气功与传统针灸针法相融合,尤善用"烧山火""透天凉",独创二龙戏珠、喜鹊登梅、老驴拉磨、金钩钓鱼、白蛇吐信、怪蟒翻身、金鸡啄米、鼠爪刺法等手法。其子郑魁山号称"西北针王"承袭了历经四代的独家郑氏针法体系,创立了"温通法""关闭法""揣穴法""穿胛热""过眼热"等特殊针刺手法,同时倡导择时选穴,代表性的针刺手法有"郑氏补穴法"。著名老中医焦勉斋,出身医学世家,善用按压、穿皮、刺入良性刺激等进针手法,以及补法出针术、泻法出针术和滞法出针术等出针手法,独创"沉、浮、偏、侧、伸、屈、旋、导"运掌八法,把气功理念运用于针灸。著名中医管正斋改良《内经》针法,提出单针透刺法、两针傍刺法、三针齐刺法、四针恢刺法、五针扬刺法、多针连刺法,发展完善"管氏过梁针法"。著名中医陆瘦燕偕夫人朱汝功创办新中国针灸学研究社,精研针刺手法,注重热补凉泻,重视全面切诊及整体治疗,大力提倡温针、伏针等。我国著名针灸医家彭静山,1970年首创眼针疗法,著有《简易针灸疗法》《针灸秘验》等。著名女针灸学家朱琏,是第一个将中医针灸与西医理论相结合,提出神经学说的针灸理论学者。她提出以抑制法(强刺激)和兴奋法(弱刺激)为针刺的基本操作手法,首次倡导刺激的手法、部位和时机是针灸治病的三个关键。

20世纪50年代后,针灸学术有了很大的进展,针刺的方法在结合了物理治疗和药物注射等法后,也获得了新的发展。应用较广泛的有针刺与电相结合的电针、电热针、穴位电兴奋、微波针灸,与光相结合的红外线照射、激光针,与声相结合的声波电针,与磁相结合的磁疗仪、电磁针,以及小剂量药物作穴位注射的穴位注射(又称水针)和穴位埋线、结扎、割治等。一些以一定部位为选穴范围的针法也有所发展,应用较广泛的有耳针、头针、腕踝针,其他如面针、鼻针、手针等。这些方法不仅扩大了针刺治疗的范围,而且推动了针灸医学的整体发展。

二、灸法的起源与发展

(一)灸法的起源

灸法是古代流传下来的温热疗法,火的历史在我国可以追溯到50万年前的"北京人"或80万年前的"蓝田"乃至更久远的时代。据考古学的研究,在北京周口店发掘的含骨化石地层中,就发现有遗留的灰烬和烧过的动物骨骼或土石。早在大约5万年前的原始氏族公社时代,我们的祖先就懂得了用火来取暖、熟食,尤其是1.8万年前的"山顶洞人"已掌握了人工取火的方法。火的发现和使用,对人类的生活和繁衍有着非常重大的意义,同时也为灸法的产生创造了必要的条件。由此可见,灸法是随着火的应用而萌芽,并在实践中逐渐发现的。

"灸"字《说文解字》解释作"灼",是灼体疗病之意。起初也可能采用树枝、柴草取火来作熏、熨、灼、烫以消除病痛,以后才逐渐选用"艾"为主要灸材。艾,自古以来,就是一种野生植物,在我国广大的土地上广泛生长,因其气味芳香,性温易燃,且火力缓和,于是便取代一般的树枝燃料,而成为灸法的最常用材料。据《左传》记载,鲁成公十年(公元前581年),晋景公病,延秦国太医令医缓来诊,医缓说:"疾不可为也,在肓之上,膏之下,攻之不可,达之不及,药不治焉。"晋代杜预注解:"攻"指艾灸,"达"指针刺。汉代张仲景的著述,有"可火"与"不可火"的记载,其所言之"火",亦指艾灸。

(二)灸法的发展

灸法治疗疾病,已有悠久的历史,包括灸具的制作和灸具的操作技术两方面。在《内经》时代即已成熟并广泛运用艾灸技术。《灵枢·官能》曰:"针所不为,灸之所宜。"《内经》的施灸技术涉及灸治原则、操作规程、适应范围、灸法补泻操作、注意事项等,其中最重要的是灸治原则和灸法补泻操作。灸治的原则是"寒者热之""脏寒生满病,其治宜灸焫""陷下则灸之"。艾灸补泻的操作,《内经》有明确记载。《灵枢·背腧》曰:"以火补者,毋吹其火,须自灭也。以火泻者,疾吹其火,传其艾,须其火灭也。"最初的灸法,多采用直接灸,且艾炷较大,壮数较多。

魏晋时代,灸法得到了长足的发展。我国历史上第一部灸疗专著是三国时代曹翕(曹操之子)所撰写的《曹氏灸方》。《针灸甲乙经》最早记载了化脓灸法,即"欲令灸发者,灸编(音遍)熨之,三日即发"。晋代以炼丹闻名的葛洪在其《肘后备急方》中,所录针灸医方109条,其中94条为灸方,从而使灸法得到了进一步的发展,提出了急证用灸、灸以补阳,同时对灸材进行了改革,并最早使用隔物灸。其妻鲍姑,亦擅长用灸,是我国历史上不可多得的女灸疗家。唐代崔知悌的《骨蒸病灸方》一书,记载专病灸治经验。唐代名医孙思邈,在其著作《备急千金要方》《千金翼方》之中,也载述了大量灸疗内容,在灸法上又增加了多种隔物灸法,如隔豆豉饼灸、隔泥饼灸、隔附片灸及隔商陆饼灸等。同时代的王焘,更是重灸轻针,在《外台秘要》一书中,针灸治疗部分几乎都用灸方。这种弃针重灸的观点,可证明当时对灸法的重视。宋代灸法专著更不断出现,如《黄帝明堂灸经》《备急灸法》和庄绰《灸膏肓俞穴法》等。这些专著在不同时代,从不同角度记载和总结了古代医家的灸法经验。

灸法成熟于明清时代,从著作的数量、灸法技术的改进、隔物灸的广泛应用,以及灸法进行局部麻醉的应用,均可看出在明清时代灸法处于发展的鼎盛时期,出现了以张景岳、杨继洲为代表的一大批著名医家。明清时代开始注重使用灸疗器械,为后世灸疗器械的发展奠定了基础,但到了清代的后期,由于历史原因灸法走向了衰落。

中华人民共和国成立后,灸疗事业得到迅速发展,特别是改革开放以后,灸法研究成果层出不穷,不仅对灸疗临床疗效观察、古医籍整理方面进行更为深入的研究,并且逐渐转移到向灸法灸理现代化研究、灸疗器具创新上来。此外,随着人们生活水平的提高,灸法在养生保健、防病治病方面优势也日益为人们所重视,灸法也将为人类的医疗保健事业作出更大的贡献。

第三节 刺法灸法的分类

一、毫针技术

毫针是临床最常用的针具,其技术方法可分为毫针刺法和针刺手法两大部分。毫针刺法以毫针基本操作技术为主,包括针具的选择和质量检查,针刺前准备,进针、行针、留针和出针的方法,以及针刺操作过程中可能出现的异常情况等内容。

针刺手法,包括得气法、行气法、补泻法和各种相应的单式、复式手法。所谓手法,即徒手操作的技术方法。得气法,包括候气、催气、守气、调气等技术方法和操作过程,其目的是为了针刺得气。得气是毫针操作技术的基本要求,是获得临床疗效的必要前提,是行气法、补泻法的基础针刺感应。在得气基础上,为了达到"气至病所"的目的,可以施用各种行气法。若有显著的虚实寒热证候,又应采取各种补泻手法。

二、特殊针具刺法技术

特殊针具刺法技术包括三棱针、皮肤针、皮内针、锟针、火针和芒针等,是除毫针之外,目前针灸临床主要使用的针具。如三棱针可用以放血、挑刺;皮肤针可用以叩刺皮肤;皮内针为埋针的针具,有延长刺激效应的作用;锟针可用以按压腧穴,有调养脉气的作用;火针是用火烧红针尖,刺入腧穴,对痹证、痉证和一些皮肤病(如疣、痣)有特殊作用;芒针深刺经脉腧穴,有透穴强刺激的作用性质。由于这些针具、针法各不相同,在主治范围和作用原理上也有相应区别,在临床上应当根据具体情况分别选用辨证施术。

三、灸法技术

灸法是用艾绒或其他非艾灸材烧灼、熏熨腧穴和病变部位的技术方法。

1. **艾灸法** 以艾绒为灸材施灸的方法,包括艾炷灸、艾条灸、温针灸、温灸器灸等内容。艾炷灸是将艾绒制成圆锥形艾团施灸的方法,有直接灸和间接灸两种。艾条灸是将艾绒用纸包裹成长条形的艾条(艾卷)进行施灸的方法,分为悬起灸和实按灸两种。

此外,还可采用毫针留针时在针尾裹艾点燃的温针灸法,或用多种温灸器施灸的温灸器灸法。由于这些方法安全简便,目前在临床上应用较为普遍。

2. **非艾灸法** 是用艾绒以外的灸材进行施灸的方法,包括灯火灸、药线灸、药笔灸等。这些方法大多采用易燃药物进行施灸,属灸法技术范畴。历史上还有一种用药物敷贴使皮肤发泡的治疗方法,称为天灸,实际应属"腧穴药物敷贴法"范畴,本书将在第七章进行介绍。

四、腧穴特种治疗技术

腧穴特种治疗技术是指采用电、光、声、磁、热和药物等刺激经络腧穴防治疾病的针灸技术,这些方法是在传统针灸技术基础上发展而成的,都是通过经络腧穴刺激来发挥扶正祛邪、通调经脉的作用,目前仍归属于刺法灸法学的内容范畴。在临床上,较常用的是电针(又称腧穴脉冲电刺激)、穴位敷贴、穴位注射等。

五、特殊部位刺法技术

特殊部位刺法技术是指通过现代针灸实践发现,在人体的某些特定部位(如耳郭、头皮、眼周、腕踝等)分布有与全身各部相对应的穴位系统,在临床上可选取相应的穴位或反应点(如耳穴、头针治疗线、眼针治疗区、腕踝针进针点等)进行针刺治疗,获取治疗效果,由于这些穴位系统分布浅表,因此其针法大多也应采用相应的浅刺或沿皮刺。

第四节 针 灸 的 宜 忌

一、施术部位

针灸施术时所选择的腧穴都有确切的位置,要求术者必须熟悉腧穴的局部解剖特点,除了以刺血络、刺筋骨为目的的特殊刺法外,都应避开要害部位,以免刺伤内脏或重要血管、筋骨等处。《素问·刺禁论篇》说:"脏有要害,不可不察。"《素问·诊要经终论篇》也说:"凡刺胸腹者,必避五脏。"就是说人体的内脏各有一定的要害之处,不可不了解,应熟悉重要脏器所在,针刺时应当十分谨慎,如果刺之过深,就会发生不良后果。又如《素问·刺禁论篇》说:"刺跗上,中大脉,血出不止,死。""刺郄中大脉,令人仆、脱色。""刺臂太阴脉,出血多,立死。"说明一旦刺伤重要血管,就会引起出血不止,甚至死亡。对于特殊部位的腧穴,在针刺时尤应严格掌握针刺的深浅、进针的角度。例如,后项部内为延髓,不可深刺;对于胸腹和腰背部,必须掌握分寸,严禁深刺;大血管附近的腧穴,操作时要慎重,如邻近动脉的委中、箕门、气冲、曲泽、经渠、冲阳等,乳中、脐中和小儿囟门部位不宜针刺。

关于禁刺的腧穴,历代文献记载很多,都是古人在医疗实践中不断总结流传下来的,有的具有普遍性,有的仅为偶然性。分析禁针和禁深刺的缘由,大多与腧穴所在部位的禁忌有关,凡所涉及穴位,关键在于操作时小心谨慎,要掌握各腧穴部位的解剖特点,古人有关腧穴禁忌的理论,至今仍有不可忽视的重要意义。

关于禁灸的部位,凡皮薄肌少筋聚处、妊娠期妇女的腰骶部和下腹部、睾丸、乳头、阴部均不可施灸,颜面更不宜直接灸,防止形成瘢痕,有碍美容。此外,凡关节处亦不宜直接瘢痕施灸。历代文献中关于禁灸穴位很多,临床时亦应予重视。

二、患者体质

人的体质有强弱、肥瘦、老幼的不同,体质的类型也各有异,针刺时必须区别对待。《灵枢·逆顺肥瘦》说:"年质壮大,血气充盈,肤革坚固,因加以邪,刺此者,深而留之……广肩腋,项肉薄,厚皮而黑色……刺此者,深而留之,多益其数也……瘦人者,皮薄,色少,肉廉廉然,薄唇轻言,其血清气滑,易脱于气,易损于血,刺此者,浅而疾之……刺壮士真骨,坚肉缓节,监监然,此人重则气涩血浊,刺此者,深而留之,多益其数;劲则气滑血清,刺此者,浅而疾之……婴儿者,其肉脆,血少气弱,刺此者,以毫刺,浅刺而疾发针,日再可也。"以上是指不同体质的患者进行针刺的原则。此外,孕妇尤其有习惯性流产史者,应慎用针刺。

关于施灸的标准,亦应结合体质条件掌握,如《外台秘要》中指出:"凡灸有生熟,候人盛衰及老小也。衰老者少灸,盛壮强实者多灸。"一般地讲,凡是初病、体质强壮者艾炷宜大,壮数宜多;久病、体质虚弱者、妇女和儿童,艾炷宜小,壮数宜少。

三、病情性质

应用针灸方法治疗疾病,临床上必须详察病情,选择适应证,不可盲目从事,从病情实际出发,宜针宜灸,宜补宜泻,均需详辨。

(一)危重证候慎刺

《灵枢·五禁》说:"形肉已夺,是一夺也;大夺血之后,是二夺也;大汗出之后,是三夺也;大泄之后,是四夺也;新产及大血之后,是五夺也,此皆不可泻。"此"五夺"皆属元气耗伤、气血大亏的病候。此篇还载有:"病与脉相逆"之"五逆",即"热病脉静,汗已出,脉盛躁,是一逆也;病泄,脉洪大,是二逆也;著痹不移,腘肉破,身热,脉偏绝,是三逆也;淫而夺形,身热,色夭然白,及后下血衃,血衃笃重,是四逆也;寒热夺形,脉坚搏,是五逆也。"这些是脉与证不符的危重病证,不宜针刺。表明临床上有许多病证在针刺禁忌之列,必须详察病情,否则易导致不良后果,这些经验也值得借鉴。

(二)气散脉乱禁刺

《素问·刺禁论篇》说:"无刺大醉,令人气乱;无刺大怒,令人气逆;无刺大劳人,无刺新饱人,无刺大饥人,无刺大渴人,无刺大惊人。"《灵枢·终始》也说:"凡刺之禁,新内勿刺……大惊、大恐,必定其气,乃刺之;乘车而来者,卧而休之,如食顷,乃刺之;出行来者,坐而休之,如行十里顷,乃刺之。凡此十二禁者,其脉乱气散,逆其营卫,经气不次,因而刺之……是谓失气也。"说明针刺前后,患者的起居、饮食等方面是不可忽视的。若不了解禁忌,妄施针刺,就会导致不良后果。

(三)疾病性质宜忌

《灵枢·终始》说:"脉实者,深刺之,以泄其气;脉虚者,浅刺之,使精气无得出。"这是根据病情的虚实以区别针刺深浅、进行补泻的例证。病情有表里、寒热、虚实的不同,临床应在辨证的基础上,选择不同的刺灸方法给予适当的治疗。一般表证者宜浅刺,表寒者可用温针,表热者应疾出针。里证者宜深刺,里寒者可用补法,里热者应行泻法。虚证者用补法,虚寒者宜少针,虚热者可多针。实证者用泻法,表实者宜浅刺,里实者可深刺。寒证者宜深刺,久留针。热证者宜浅刺,疾出,并可刺出血。

《灵枢·九针十二原》曰:"凡将用针,必先诊脉,视气之剧易,乃可以治也。"指出在针灸治疗之前必须要先进行脉诊,以确定患者疾病的状态和性质。《灵枢·邪气脏腑病形》曰:"病之六变者,刺之奈何?……是故刺急者,深内而久留之;刺缓者,浅内而疾发针,以去其热;刺大者,微泻其气,无出其血;刺滑者,疾发针而浅内之,以泻其阳气而去其热;刺涩者,必中其脉,随其逆顺而久留之,必先按而循之……诸小者,阴阳形气俱不足,勿取以针,而调以甘药也。"也说明了脉诊在判断针灸治疗时机和方法方面的重要性。

四、针灸时间

针刺时间,包括留针的久暂和施术时间或时令,后者为时间针法的内容。

(一) 留针的久暂

对表热证,宜疾出针;对里证和虚寒证,一般均需留针,留针主要是为了延长针刺作用的时间。留针的宜忌,如《灵枢·经脉》说:"热则疾之,寒则留之。"《灵枢·终始》说:"刺热厥者,留针反为寒;刺寒厥者,留针反为热。"《灵枢·根结》说:"气滑即出疾,其气涩则出迟;气悍则针小而入浅,气涩则针大而入深,深则欲留,浅则欲疾。"这就是说慓悍滑利者,其人易脱于气,不宜久留;相反,气涩迟钝者,则宜久留以致气。

(二) 因时而刺

《素问·八正神明论篇》说:"凡刺之法,必候日月星辰,四时八正之气,气定乃刺之。是故天温日明,则人血淖液而卫气浮,故血易泻,气易行;天寒日阴,则人血凝泣而卫气沉。"说明人体生理功能与天时的变化有一定关系。正因为如此,古人结合日月的运行盈亏,推论人体气血的周期性活动,根据气的开阖而行补泻,所谓"是以因天时而调血气也,是以天寒无刺,天温无凝,月生无泻,月满无补,月郭空无治,是谓得时而调之"。《内经》这些记载,可供针灸临床进一步研究。"天温无凝",是指人的气血易行,适宜针刺,故后人多于夏季伏天施行针刺,以治疗宿疾。"候时而刺"的思想,后世发展为"子午流注"的时间针法等。

结合时序的递变,人体的气血活动和肥瘦情况也有不同。《灵枢·终始》说:"春气在毛,夏气在皮肤,秋气在分肉,冬气在筋骨。刺此病者,各以其时为齐。故刺肥人者,以秋冬之齐;刺瘦人者,以春夏之齐。"这是指出春夏季节与瘦人宜刺浅,秋冬季节与肥人宜刺深。当然,在临床上还必须根据病情的实际情况灵活运用。

第二章 毫 针

导学

本章主要介绍毫针法,这是刺法灸法学中最重要、最基本的内容。通过学习,要求掌握毫针的结构和规格、针刺前的准备、毫针基本刺法、其他毫针刺法、分部腧穴操作的注意事项,以及针刺异常情况的预防和处理等内容,为针灸临床工作奠定基础。

毫针为古代"九针"之一,是临床应用最为广泛的一种针具。《标幽赋》中说:"观夫九针之法,毫针最微。七星上应,众穴主持。"说明精细纤巧的毫针通用于全身任何穴位,应用面最广。因此,毫针刺法是针灸临床所必须掌握的基本技术。

毫针基本操作技术包括毫针的持针法、进针法、行针法、留针法、出针法等针刺方法。每一种方法,都有严格的操作规程和明确的目的要求,其中以针刺的术式、手法、量度、得气等关键性技术尤为重要。因此,毫针法是各种针法的基础,是针灸医师必须掌握的基本方法和操作技能。

第一节 毫针的结构和规格

一、毫针的结构

(一)制针材料

毫针是用金属制成的,其中以不锈钢为制针材料者最常用。不锈钢毫针具有的特点:较高的强度和韧性,针体挺直滑利,能耐高热、防锈,不易被化学物品等腐蚀,故目前被临床广泛采用。此外,也有用其他金属制作的毫针,如金针、银针,其传热、导电性能虽优于不锈钢针,但针体较粗,强度、韧性远不如不锈钢针,加之价格昂贵,除特殊需要外,一般已很少应用。

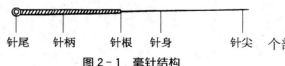

针尾　针柄　　针根　针身　　　针尖

图 2-1 毫针结构

(二)毫针结构

毫针的构成,分为针尖、针身、针根、针柄、针尾 5 个部分(图 2-1)。

1. **针尖**　是针身的尖端部分,亦称针芒,是刺入腧穴肌肤的关键部位。

2. **针身**　是针尖至针柄间的主体部分,又称针体,是毫针刺入腧穴内相应深度的主要部分。

3. **针根**　是针身与针柄连接的部分,是观察针身刺入腧穴深度和提插幅度的外部标志。

4. **针柄**　是用金属丝缠绕呈螺旋状,为从针根至针尾的部分,是医者持针、行针的操作部位,也是施行温针灸法时装置艾绒的部位。

5. **针尾**　是针柄的末端部。

(三) 毫针的分类

根据毫针针柄与针尾的构成和形状不同(图 2-2),可分为:

1. **环柄针**　又称圈柄针,即针柄用镀银或经氧化处理的金属丝缠绕成环形针尾者。

2. **花柄针**　又称盘龙针,即针柄中间用两根金属丝交叉缠绕呈盘龙形者。

3. **平柄针**　又称平头针,即针柄用金属丝缠绕至针柄终端者。

4. **管柄针**　即针柄用金属薄片制成管状者。

上述 4 种毫针中,平柄针和管柄针主要在进针器或进针管的辅助下使用。

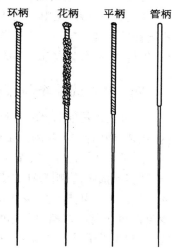

图 2-2　毫针柄的形状

二、毫针的规格

毫针的不同规格,主要以针身的直径和长度而区分。毫针的粗细规格见表 2-1,毫针的长短规格见表 2-2。

表 2-1　毫针的粗细规格表

直径(mm)	0.45	0.42	0.38	0.34	0.32	0.30	0.28	0.26	0.24	0.22	0.20
号　数	26	27	28	29	30	31	32	33	34	35	36

表 2-2　毫针的长短规格表

规格(寸)	0.5	1	1.5	2	3	4	5
针身长度(mm)	15	25	40	50	75	100	125

一般临床以粗细为 26～30 号(0.38～0.32 mm)和长短为 1～3 寸(25～75 mm)者最常用。短毫针主要用于耳穴和浅在部位的腧穴作浅刺之用,长毫针多用于肌肉丰厚部位的腧穴作深刺和某些腧穴作横向透刺之用;毫针的粗细与针刺的刺激强度有关,供辨证施治时选用。

三、毫针的选择

(一) 针具质量的选择

衡量毫针的质量,主要看针具的"质"与"形"。

"质",是指制针选料的优劣。不锈钢针,根据中华人民共和国国家标准 GB2024-94 关于《针灸针》的规定,不锈钢毫针的针体应以 GB/T4240 中规定的 $OCr_{19}Ni_9$ 或其他奥氏体不锈钢丝制成。针柄的材料虽未做统一规定,但如采用塑料,必须用医用无毒塑料。

"形",是指毫针的形状、造型。在具体选择时应注意以下几点。① 针尖要端正不偏,光洁度高,尖中带圆,圆而不钝,形如"松针",锐利适度,使进针阻力小而不易钝涩、钩毛。② 针身要光滑挺直,圆正匀称,坚韧而富有弹性。③ 针根要牢固,无剥蚀、伤痕。④ 针柄的金属丝要缠绕均匀、牢固而不松脱或断丝,针柄的长短、粗细要适中,便于持针、运针。

（二）针具规格的选择

《灵枢·官针》指出:"九针之宜,各有所为,长短大小,各有所施也。不得其用,病弗能移。"说明不同针具有其各自的特点和作用,故不同病证应选用相应的针具。临床上可根据患者的体质、体形、年龄、病情和腧穴部位等的不同,选用长短、粗细不同规格的毫针。

四、毫针的检查与保养

毫针在使用前后,要严格检查。对于一次性无菌针灸针,要注意检查其包装及有效期。有效期内,包装完好者方可使用。如发现有损坏等不合格者,应予剔除。

除了一次性应用的毫针外,凡反复使用的毫针,在使用时和使用后都应注意保养。若保养不善,则容易损坏,影响毫针的使用。因此,既要重视毫针的检查,又要重视毫针的保养。毫针保养一般要注意下列几点:① 毫针应放置在垫有纱布的针盒、针盘内,或放在两端塞有干棉球的针管中,避免损伤针尖。② 暂时不用的毫针,可在针身涂上少量的凡士林,包扎妥当后放在硬质针盒或针管内,储藏于干燥处。③ 如用药液浸泡法消毒毫针时,应根据要求掌握浸泡时间,以免药液腐蚀针具。

第二节 | 针刺前的准备

一、毫针操作的基本训练

熟练掌握毫针操作,并自如运用于临床,是每一个针灸医师必须达到的基本功。要达到如此水平,只有通过不断的练习。手法操作熟练者,不仅进针快,透皮时不痛,行针自如,患者乐于接受,而且能够调整经气,起到热补或凉泻的作用,亦可气至病所,取得迅速的临床疗效。

毫针的操作练习,基本是对指力和手法的锻炼。毫针的针身细软,如果没有一定的指力,就很难顺利进针和随意进行捻转、提插等各种手法。所以说,良好的指力是掌握好针刺手法的基础,对于指力应反复进行锻炼。在锻炼指力的同时,还要练习手法。熟练的手法是针刺的必备条件,主要是反复练习毫针的左右捻转和上下提插等法,使手法能运用自如。

毫针操作不仅要课上练针,还要注意利用课间时间进行练习。这样积少成多,练习日久,手指的力量和灵活度就会明显提高。练针要求环境安静,动作规范,凝神聚意,以加强治神,体验针感。

1. **纸垫练针法** 用松软的细草纸或毛边纸,折叠成厚度约 2 cm,长和宽分别为 8 cm、5 cm 的纸垫,外用棉线呈"井"字形扎紧。在此纸垫上可练习进针指力和捻转动作。

练习时,一手拿住纸垫,另一手如执笔式持针,使针身垂直于纸垫上,当针尖抵于纸垫后,拇、示、中三指捻转针柄,将针刺入纸垫内,同时手指向下渐加一定压力,待刺透纸垫背面后,再捻转退针,另换一处如前再刺。如此反复练习至针身可以垂直刺入纸垫,并能保持针身不弯、不摇摆、进退自如时,说明指力已达到基本要求。练针必须循序渐进,先用短针,后用长针。

做捻转练习时,可将针刺入纸垫后,在原处不停地来回做拇指与示、中二指的前后交替捻转针柄的动作。要求捻转的角度均匀,运用灵活,快慢自如,一般每分钟可捻转90～150次。纸垫练针初时可用1～1.5寸长的短毫针,待有了一定的指力和手法基本功后,再用2～3寸长的毫针练习。同时还应进行双手行针的练习,以适应临床持续运针的需要(图2-3)。

2. **棉球练针法**　取棉絮一团,用棉线缠绕,外紧内松,做成直径为6～7 cm的圆球,外包白布一层缝制,即可练针。因棉球松软,可以练习提插、捻转、进针、出针等各种毫针操作手法的模拟动作。做提插练针时,以执毛笔式持针,将针刺入棉球,在原处做上提下插的动作,要求深浅适宜,幅度均匀,针身垂直。在此基础上,可将提插与捻转动作配合练习,要求提插幅度上下一致,捻转角度来回一致,操作频率快慢一致,达到动作协调、得心应手、运用自如、手法熟练的程度(图2-4)。

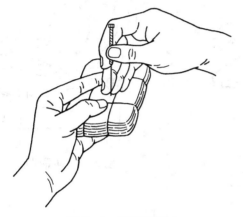

图2-3　纸垫练针法

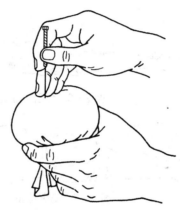

图2-4　棉球练针法

3. **自身练针法**　通过纸垫、棉球等物体练针,具有了一定的指力和手法基础后,可以在自己身上进行试针练习,以亲身体会指力的强弱、针刺的感觉、行针的手法等。要求自身练针时,能逐渐做到进针无痛或微痛,针身挺直不弯,刺入顺利,提插、捻转行针自如,用力均匀,手法熟练。同时,要仔细体会指力与进针、手法与得气的关系,以及持针手指的感觉和受刺部位的感觉。

4. **相互练针法**　在自身练习比较成熟的基础上,模拟临床实际,两人交叉进行试针练习。要求从实际出发,按照规范操作方法,相互交替对练,练习内容与"自身练针法"相同。通过相互试针练习,以便进入临床实际操作时做到心中有数,以不断提高毫针刺法的基本技能。

二、患者的体位

针刺时患者体位选择的是否适当,对腧穴的正确定位、针刺的施术操作、持久的留针和防止晕针、滞针、弯针甚至折针等都有很大影响。如病重体弱或精神紧张的患者采用坐位,易使患者感到疲劳,往往易于发生晕针。又如体位选择不当,在针刺施术时或在留针过程中,患者常因移动体位而造成弯针、滞针甚至发生折针事故。因此,针刺时根据处方对患者体位的选择,是既有利于腧穴的正确定位又便于针灸的施术操作和较长时间的留针。临床针刺时常用的体位主要以卧位和仰靠坐位为主。

临床常用体位有以下几种：

1. **仰卧体位**　适用于前身部腧穴(图2-5)。
2. **俯卧体位**　适用于后身部腧穴(图2-6)。
3. **侧卧体位**　适用于侧身部腧穴(图2-7)。
4. **仰靠坐位**　适用于头面、前颈、上胸和肩臂、腿膝、足踝等部腧穴(图2-8)。
5. **俯伏坐位**　适用于顶枕、后项和肩背等部腧穴(图2-9)。
6. **侧伏坐位**　适用于顶颞、耳颊等部腧穴(图2-10)。

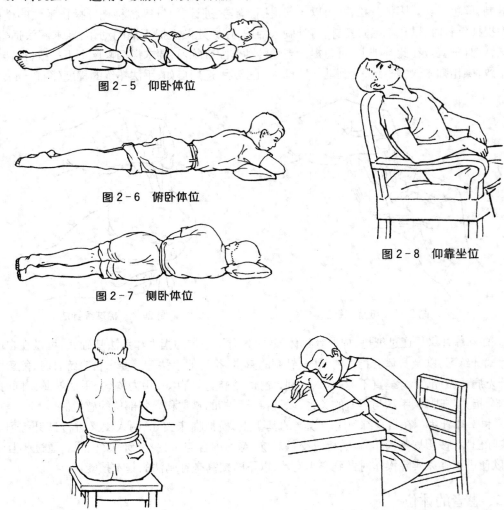

图2-5　仰卧体位

图2-6　俯卧体位

图2-7　侧卧体位

图2-8　仰靠坐位

图2-9　俯伏坐位

图2-10　侧伏坐位

三、定穴和消毒

(一) 定穴

腧穴定位正确与否，直接关系到针刺的疗效。可根据处方选穴的要求，按照腧穴的定位方法，逐穴进行定取。为了求得定穴正确，可用手指按压、揣穴，以探求患者的感觉反应。

（二）消毒

在使用毫针时，除一次性的无菌针外，由于不消毒或消毒不严，容易引起交叉感染。因此，针刺操作时要有严格的无菌观念，切实做好消毒工作。消毒包括针具的消毒、医者双手的消毒、患者施术部位的消毒和治疗室内的消毒。

1. **针具、器械的消毒**　其方法很多，以高压蒸汽灭菌法为佳。

（1）高压蒸汽灭菌法：将毫针等针具用布包好，放在密闭的高压蒸汽锅内灭菌。一般在 1.0～1.4 kg/cm² 的压力、115～123℃的高温下保持 30 min 以上，可达到消毒灭菌的要求。

（2）药液浸泡消毒法：将针具放入 75%乙醇内浸泡 30～60 min，取出用消毒巾或消毒棉球擦干后使用。也可置于一般器械消毒液内浸泡，如"84"消毒液，可按规定浓度和时间，进行浸泡消毒。直接与毫针接触的针盘、针管、针盒、镊子等，可用 2%戊二醛溶液（保尔康）浸泡 10～20 min，达到消毒目的。经过消毒的毫针，必须放在消毒过的针盘内，外用消毒巾或消毒纱布遮盖好。

（3）煮沸消毒法：只限于针具及可行煮沸的用品。将毫针等器具用纱布包扎后，放入盛有清水的消毒煮锅内，进行煮沸。一般在水沸后再煮 15～20 min，亦可达到消毒目的。如在水中加入碳酸氢钠使成 2%溶液，可以提高沸点至 120℃，且可降低沸水对器械的腐蚀作用。因碳酸氢钠易腐蚀金属用品，故煮后的金属用品最好放在 75%乙醇中浸洗。

已消毒过的毫针，应用时只能一针一穴。消毒毫针只能使用一次，不能重复使用。

2. **医者手指的消毒**　在针刺操作之前，医者应先用肥皂水将手洗刷干净，待干再用 75%乙醇棉球擦拭后，方可持针操作。持针施术时，医者应尽量避免手指直接接触针身，如某些刺法需要触及针身时，必须用消毒干棉球做间隔物，以确保针身无菌。

3. **针刺部位的消毒**　在患者需要针刺的腧穴皮肤上用 75%乙醇棉球擦拭消毒，或先用 2%碘伏涂擦，稍干后，再用 75%乙醇棉球擦拭脱碘。擦拭时应从腧穴部位的中心点向外绕圈消毒。当腧穴皮肤消毒后，切忌接触污物，防止重新污染。

4. **治疗室内的消毒**　针灸治疗室内的消毒，包括治疗台上用的床垫、枕巾、毛毯、垫席等物品，要按时换洗晾晒，如采用一人一用的消毒垫布、垫纸、枕巾则更好。治疗室也应定期消毒净化，保持空气流通，环境卫生洁净。

第三节　毫针的基本刺法

一、持针法

针刺方法有着很高的技术要求和严格的操作规程，医师必须熟练地掌握从进针到出针这一系列的操作技术。

（一）刺手与押手

在进行针刺操作时，一般应双手协同操作，紧密配合。《灵枢·九针十二原》记述："右主推之，左持而御之。"《难经·七十八难》说："知为针者信其左，不知为针者信其右。"《针经指南·标幽赋》

更进一步阐述其义："左手重而多按，欲令气散，右手轻而徐入，不痛之因。"临床上一般用右手持针操作，主要是以拇、示、中三指夹持针柄，其状如持毛笔，故右手称为刺手。左手爪切按压所刺部位或辅助针身，故称左手为押手。

刺手的作用，是掌握针具，施行手法操作，进针时运指力于针尖，使针刺入皮肤，行针时便于左右捻转、上下提插和弹震刮搓以及出针时的手法操作等。

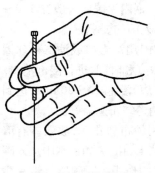

图 2-11　持针法

押手的作用，主要是固定腧穴位置，夹持针身协助刺手进针，使针身有所依附，保持针身垂直，力达针尖以利于进针，减少刺痛和协助调节、控制针感。

（二）持针姿势

持针的姿势，状如执持毛笔，故称为执毛笔式持针法（图 2-11）。根据用指的多少，一般又分为二指持针法、多指持针法。

1. **二指持针法**　即用右手拇、示二指指腹夹持针柄，针身与拇指呈 90°角。一般用于短毫针浅刺的持针法。

2. **多指持针法**　即用右手拇、示、中、环指指腹执持针柄，小指指尖抵于针旁皮肤，支持针身垂直。一般用于长针深刺的持针法。

二、进针法

进针法是指毫针在两手的密切配合下，运用各种手法将针刺入腧穴的方法。具体的进针方法，临床常用有以下几种。

1. **单手进针法**　多用于较短的毫针。

（1）插入法：用右手拇、示二指持针，中指端紧靠穴位，指腹抵住针体中部，当拇、示二指向下用力时，中指也随之屈曲，将针刺入，直至所需的深度（图 2-12）。本法三指并用，尤适宜于双穴同时进针。此外，还有用拇、示二指夹持针体，中指尖抵触穴位，拇、示二指持针沿中指尖端迅速刺入，不施捻转。针入穴位后，中指即离开应针之穴，此时拇、示、中指可随意配合，施行补泻。

（2）捻入法：即指针尖抵于腧穴皮肤时运用指力稍加捻动将针刺入皮下的手法。

2. **双手进针法**

（1）指切进针法：又称爪切进针法，用左手拇指或示指指端切按在腧穴位置上，右手持针，紧靠左手指甲面将针刺入腧穴（图 2-13）。本法适宜于肌腱、神经、血管附近腧穴的进针。

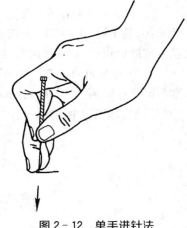

图 2-12　单手进针法

（2）夹持进针法：或称骈指进针法，即用严格消毒的左手拇、示二指夹住针身下端，将针尖固定在所刺腧穴的皮肤表面，右手捻动针柄，将针刺入腧穴（图 2-14）。本法适用于肌肉丰厚位置进针或透穴操作时长针进针。

（3）舒张进针法：用左手示、中二指或拇、示二指将所刺腧穴部位的皮肤向两侧撑开，使皮肤绷紧，右手持针，使针从左手示、中二指或拇、示二指的中间刺入（图 2-15）。本法适用于皮肤松弛部位的腧穴。

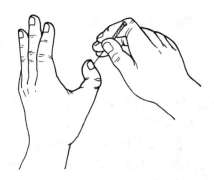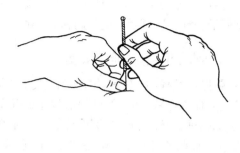

图 2 - 13 指 切 进 针 法

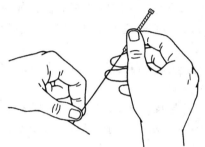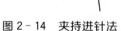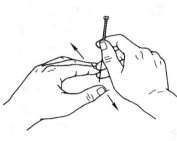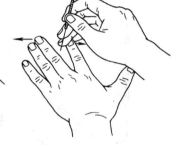

图 2 - 14 夹 持 进 针 法　　　　　　　　　图 2 - 15 舒 张 进 针 法

（4）提捏进针法：用左手拇、示二指将所刺腧穴部位的皮肤提起，右手持针，从捏起部的上端将针刺入（图 2 - 16）。本法适用于皮肉浅薄部位的腧穴。

3. **针管进针法**　将针先插入用玻璃、塑料或金属制成的比针短 3 分左右的小针管内，放在穴位皮肤上，左手压紧针管，右手示指对准针柄一击，使针尖迅速刺入皮肤，然后将针管去掉，再将针刺入穴内（图 2 - 17）。也有用安装弹簧的特制进针器进针者。本法进针时无痛感，多用于儿童和惧针者。

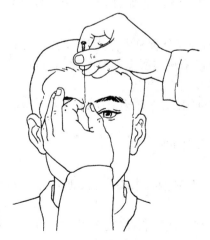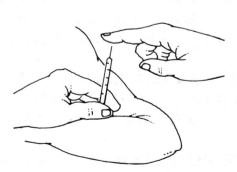

图 2 - 16 提捏进针法　　　　　　　图 2 - 17 针管进针法

以上各种进针法,在临床应用时需根据腧穴所在部位的解剖特点、针刺深度、手法要求等具体情况,以便于进针、易于得气、避免痛感为目的,灵活选用相应的进针法。

三、针刺的角度、方向、深度

在针刺操作过程中,正确掌握针刺角度、方向和深度,是毫针刺入皮下后的具体操作要求,也是增强针感、提高疗效、防止意外事故发生的关键。取穴操作的正确,不应仅限于体表的位置,还必须与正确的进针角度、方向、深度等有机地结合起来,才能充分发挥其应有的效应。临床上同一腧穴,由于针刺的角度、方向、深度的不同,所产生的针感强弱、感传方向和治疗效果常有明显的差异,要根据施术腧穴所在的具体位置、患者体质、病情需要和针刺手法等实际情况灵活掌握。

1. **角度**　指进针时针身与皮肤表面所形成的夹角(图2-18),它是根据腧穴所在的位置和医者针刺时所要达到的目的结合起来而确定的,一般分为以下3种角度。

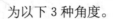
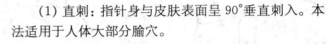
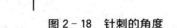

图2-18　针刺的角度

(1) 直刺:指针身与皮肤表面呈90°垂直刺入。本法适用于人体大部分腧穴。

(2) 斜刺:指针身与皮肤表面呈45°左右倾斜刺入。本法适用于肌肉浅薄处或内有重要脏器,或不宜直刺、深刺的腧穴。

(3) 平刺:即横刺、沿皮刺,指针身与皮肤表面呈15°左右或沿皮以更小的角度刺入。本法适用于皮薄肉少部位的腧穴,如头部的腧穴等。

2. **方向**　针刺方向一般根据经脉循行方向、腧穴分布部位和所要求达到的组织结构等情况而定。有时为了使针感到达病所,也可将针尖朝向病痛部。

针刺方向与针刺角度是密切相关的,如头面部腧穴多用平刺,颈项、咽喉部腧穴多用斜刺,胸部正中线腧穴多用平刺,侧胸部腧穴多用斜刺,腹部腧穴多用直刺,腰背部腧穴多用斜刺或直刺,四肢部腧穴一般多用直刺。

3. **深度**　指针身刺入人体内的深浅度,以既有针感又能保证安全为基本原则。具体到每个腧穴的针刺深度,在腧穴各论中已有详述;临证时主要根据腧穴所在部位的解剖特点和治疗需要确定,并结合患者的体质、体型、年龄、病情、病位等因素综合考虑。

(1) 年龄:年老体弱,气血衰退,小儿娇嫩,稚阴稚阳,均不宜深刺;中青年身强体壮者,可适当深刺。

(2) 体质:形瘦体弱者,宜相应浅刺;形盛体强者,宜深刺。

(3) 病情:阳证、新病宜浅刺;阴证、久病宜深刺。

(4) 部位:头面、胸部及皮薄肉少处的腧穴宜浅刺;四肢、臀、腹及肌肉丰厚处的腧穴宜深刺。

针刺的角度和深度关系极为密切。一般来说,深刺多用直刺,浅刺多用斜刺、平刺。对天突、风府、哑门等穴以及眼区、胸背和重要脏器部位的腧穴,尤其应注意掌握好针刺角度和深度。至于不同季节对针刺深浅的影响,也应予以重视。

四、行针的基本手法

毫针刺入穴位后,为了使患者产生针刺感应,或进一步调整针感的强弱,以及使针感向某一方向扩散、传导而采取的操作方法,称为行针,亦称运针。行针的基本手法是毫针刺法的基本动作,临床常用的主要有提插法和捻转法两种。两种基本手法在临床施术时既可单独应用,又可配合应用。

(一)提插法

提插法是将针刺入腧穴一定深度后,施以上提下插的操作手法。使针由浅层向下刺入深层的操作谓之"插",从深层向上引退至浅层的操作谓之"提",如此反复地做上下纵向运动就构成了提插法(图2-19)。

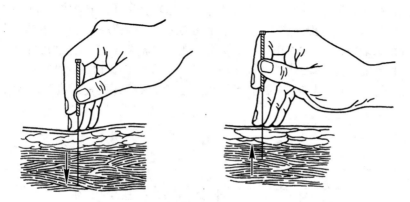

图2-19 提 插 法

对于提插幅度的大小、层次的变化、频率的快慢和操作时间的长短,应根据患者的体质、病情、腧穴部位和针刺目的等灵活掌握。使用提插法时的指力一定要均匀一致;幅度不宜过大,一般以3~5分为宜;频率不宜过快,每分钟60次左右;保持针身垂直,不改变针刺角度、方向。通常认为,行针时提插的幅度大,频率快,刺激量就大;反之,提插的幅度小,频率慢,刺激量就小。

(二)捻转法

捻转法是将针刺入腧穴一定深度后,施以向前向后捻转动作使针在腧穴内反复前后来回转动的行针手法(图2-20)。捻转角度的大小、频率的快慢、时间的长短等,需根据患者的体质、病情、腧穴的部位、针刺目的等具体情况而定。使用捻转法时,指力要均匀;角度要适当,一般应掌

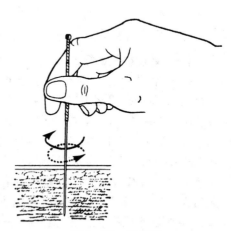

图2-20 捻转法

握在180°左右;不能单向捻针,否则针身易被肌纤维等缠绕,引起局部疼痛和导致滞针而使行针、出针困难。一般认为捻转角度大,频率快,其刺激量就大;捻转角度小,频率慢,其刺激量则小。

五、留针与出针

(一) 留针

留针是将针刺入腧穴并施行手法后,使针留置穴内。留针的目的是为了加强针刺的作用和便于继续行针施术。一般病证只要针下得气而施以适当的补泻手法后,即可出针或留针 10~20 min。但对一些特殊病证,如急性腹痛、破伤风、角弓反张,寒性、顽固性疼痛或痉挛性病证,可适当延长留针时间,有时留针可达数小时,以便在留针过程中做间歇性行针,以增强、巩固疗效。在临床上留针与否或留针时间的长短,不可一概而论,应根据患者具体病情而定。

(二) 出针

出针,又称起针、退针。在施行针刺手法或留针达到预定针刺目的和治疗要求后,即可出针。

出针的方法,一般是以左手拇、示二指持消毒干棉球轻轻按压于针刺部位,右手持针做轻微的小幅度捻转,并随势将针缓慢提至皮下(不可单手用力过猛),静留片刻,然后出针。出针时,依补泻的不同要求,分别采取"疾出"或"徐出"以及"疾按针孔"或"摇大针孔"的方法出针。

出针后,除特殊需要外,都要用消毒棉球轻压针孔片刻,以防出血或针孔疼痛。当针退出后,要仔细查看针孔是否出血,询问针刺部位有无不适感,检查、核对针数有否遗漏,还应注意有无晕针延迟反应现象。

第四节 | 针刺得气与操作

一、针刺得气

(一) 针刺得气的概念

得气,古称"气至",近代又称"针感",是指毫针刺入腧穴一定深度后,施以提插或捻转等行针手法,使针刺部位获得经气感应。针下是否得气,可以从两个方面分析判断,即患者对针刺的感觉、反应和医者刺手指下的感觉。当针刺腧穴得气时,患者的针刺部位有酸胀、麻重等自觉反应,有时还出现热、凉、痒、痛、抽搐、蚁行等感觉,或呈现沿着一定的方向和部位传导、扩散的现象。少数患者还会出现循经性肌肤瞤动、震颤等反应,有时还可见到针刺腧穴部位的循经性皮疹带或红、白线状现象。当患者有自觉反应的同时,医者的刺手亦能体会到针下沉紧、涩滞或针体颤动等反应。若针刺后未得气,患者则无任何特殊感觉或反应,医者刺手亦感觉到针下空松、虚滑。正如《标幽赋》所说:"轻滑慢而未来,沉涩紧而已至……气之至也,如鱼吞钩饵之浮沉;气未至也,如闲处幽堂之深邃。"这可以说是对得气与否所作的最形象描述。

(二) 针刺得气的意义

得气,是针刺产生治疗作用的关键,也是判定患者经气盛衰、病情预后、医者定穴行针是否正确的依据。古今医家无不重视针刺得气,得气的意义如下。

1. **得气是获取疗效的关键** 《灵枢·九针十二原》说:"刺之要,气至而有效。"针刺的根本作用在于通过针刺腧穴,激发经气,调整阴阳,补虚泻实,达到治病的目的。针刺气至,说明经气通畅,气血调和,并通过经脉、气血的通畅,调整"元神"(人体内在调整功能),使元神发挥主宰功能,则相应的脏腑器官、四肢百骸功能亦平衡协调,消除病痛。所以,针刺得气与否和治疗效果有着密切的关系。

2. **得气有助于判断病情轻重与转归** 针下得气是人体正气在受刺腧穴的应有反应。针下气至的速迟,虽然表现在腧穴局部或所属经络范围,但是能够观测机体的正气盛衰和病邪轻重,从而对判断病情好转或加重的趋向以及针治效果的快慢等有一个基本了解。《针灸大成》说:"针若得气速,则病易痊而效亦速也;若气来迟,则病难愈而有不治之忧。"一般而论,针后得气迅速,多为正气充沛、经气旺盛的表现。正气足,机体反应敏捷,取效相应也快,疾病易愈。若针后经气迟迟不至者,多是正气虚损、经气衰弱的表现。正气虚,机体反应迟缓,收效则相对缓慢,疾病缠绵难愈。若经反复施用各种行针候气、催气手法后,经气仍不至者,多属正气衰竭,预后每多不良。临床上常可见到,初诊时针刺得气较迟或不得气者,经过针灸等方法治疗后,逐渐出现得气较速或有气至现象,说明机体正气渐复,疾病向愈。

3. **得气是施行补泻手法的基础** 针下得气,是进一步施行补泻手法的基础和前提。《针灸大成》说:"若针下气至,当察其邪正,分清虚实。"说明针下得气,尚有正气、邪气之分。如何分辨,则根据《灵枢·终始》所说"邪气来也紧而疾,谷气来也徐而和"的不同,辨别机体的气血、阴阳、正邪等盛衰情况,施以或补或泻的手法。

二、针刺得气的方法

(一) 候气法

《针灸大成》说:"用针之法,以候气为先。"当针下不得气时,需取留针候气的方法以待气至。亦可采用间歇运针,施以提插、捻转等手法,以待气至。留针候气,要有耐心,不可操之过急。

(二) 催气、守气法

催气是通过各种手法,催促经气速至的方法。临床上除采用行针的基本手法促使气至外,辅助手法如刮动针柄、弹摇针柄、沿经循摄等法,也都有催气的作用,常用的催气方法有以下6种。

1. **循法** 指医者用手指沿着经脉的循行径路,在腧穴的上下部轻柔循按的方法(图 2 - 21)。针刺不得气时,可以用循法催气。《针灸大成》指出:"凡下针,若气不至,用指于所属部分经络之路,

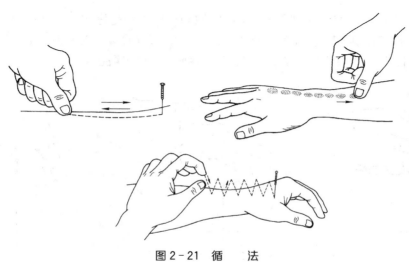

图 2 - 21 循 法

上下左右循之,使气血往来,上下均匀,针下自然气至沉紧。"说明本法能推动气血,激发经气,促使针后易于得气。

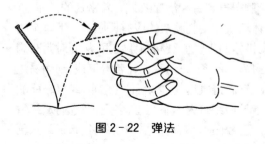

图 2-22 弹法

2. **弹法** 指针刺后在留针过程中,以手指轻弹针尾或针柄,使针体微微振动的方法(图 2-22)。《针灸问对》曰:"如气不行,将针轻弹之,使气速行。"本法有催气、行气的作用,以加强针感,助气运行。

3. **刮法** 指毫针刺入一定深度后,经气未至,以拇指或示指的指腹抵住针尾,用拇指、示指或中指指甲,由下而上或由上而下频频刮动针柄,或者用拇指、中指固定针柄,以示指指尖由上至下刮动针柄的方法(图 2-23)。本法在针刺不得气时用之可激发经气,如已得气者可以加强针刺感应的传导和扩散。

4. **摇法** 指毫针刺入一定深度后,手持针柄,将针轻轻摇动的方法(图 2-24)。《针灸问对》有"摇以行气"的记载。其法有二:一是直立针身而摇,以加强得气的感应;二是卧倒针身而摇,使经气向一定方向传导。

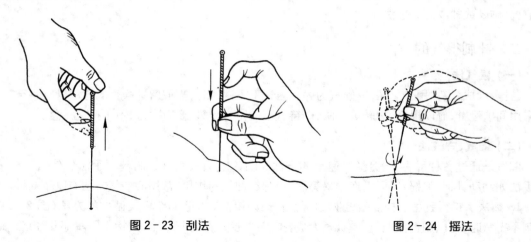

图 2-23 刮法　　　　　　　　　　图 2-24 摇法

5. **飞法** 针后不得气者,用刺手拇、示二指执持针柄,细细捻搓数次,然后张开两指,一搓一放,反复数次,状如飞鸟展翅,故称飞法(图 2-25)。《医学入门》载:"以大指次指捻针,连搓三下,如手颤之状,谓之飞。"本法的作用在于催气、行气,并使针刺感应增强。

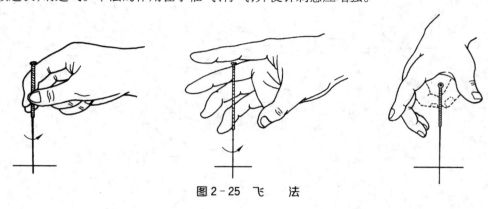

图 2-25 飞 法

6. **震颤法** 指针刺入一定深度后,刺手持针柄,用小幅度、快频率的提插、捻转手法,使针身轻微震颤的方法(图2-26)。本法可促使针下得气,增强针刺感应。

弹法、刮法可应用于一些不宜施行大角度捻转的腧穴,飞法可应用于某些肌肉丰厚部位的腧穴,摇法、震颤法可用于较为浅表部位的腧穴。

守气是守住所得之经气,使已经出现的得气感应,保持一定的强度和时间。《灵枢·小针解》曰:"针以得气,密意守气勿失也。"针家有"得气容易守气难"之说,得气后若随意改变针尖方向或盲目提插,很容易使已出现的得气感应消失,故必须细心体察,密意守之。

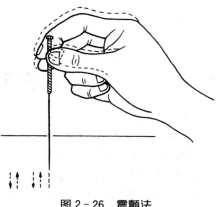

图2-26 震颤法

(三) 行气法

行气法是指能使已至之气沿经脉循行路线向一定方向扩散、传导的各种方法,亦称引气法、通气法和导气法,临床上常用的行气法有捻转、循摄、搓弹、按压、青龙摆尾、白虎摇头、苍龟探穴、赤凤迎源等。

三、影响得气的因素

在一般情况下,毫针刺入腧穴后,运用一定的行针手法即能得气。如不得气或气至不够理想时,就要分析原因,针对有关影响得气的因素,采取相应方法,促使得气。影响针刺得气的因素很多,主要有下述几个方面。

(一) 与患者的关系

针刺得气与患者的精神状态、体质强弱和机体阴阳盛衰等情况密切相关。一般地说,新病、体形强壮、病证属实者,针后出现感应较快、较强;久病体衰、病证属虚者,针下出现感应较慢、较弱,甚或不得气。有些患者阳气偏盛、神气敏感,容易得气,并可出现循经感传。多数患者机体阴阳之气无明显偏颇者,气血润泽通畅,脏腑功能较好,故针刺时感应既不迟钝,亦不过于敏感,得气适时而平和。如属阴气偏盛的患者,多需经过一定的行针过程方有感应,或出针后针感仍然明显存在等,必须因人而异。

(二) 与医者的关系

《灵枢·邪气脏腑病形》曰:"中气穴,则针游于巷。"如取穴不准,操作不熟练,未能正确掌握好针刺的角度、方向、深度和强度,或施术时患者的体位和行针手法选用不当等,都是影响针刺不能得气或得气较慢、较弱的因素。若医者在施术时精神不集中、注意力分散,不能"治神",也会影响针刺得气。

(三) 与环境的关系

环境对于机体无时无刻不在发生影响,就气候而言,在晴天、气候较温暖时,针刺容易得气;而阴天、气候较寒冷时,针刺得气较慢或不易得气。如《素问·八正神明论篇》所说:"天温日明,则人血淖液而卫气浮,故血易泻,气易行。天寒日阴,则人血凝泣而卫气沉……是以因天时调气血也。"环境因素很多,除气候的阴晴、冷热外,还有空气、光线、湿度、海拔高度、电磁、音响、气味、卫生等,都会对针刺得气产生直接或间接的影响。

第五节　治神与守神

　　治神与守神包括对医者与患者两方面精神状态的调摄,是针刺治疗的前提与根本,贯穿于整个针刺过程,并影响针刺疗效。

　　中医学认为,"神"是人体的生命活动现象的总称,包括人的精神活动及知觉、运动等功能。"神"的状态可以通过面色、目瞳、脉象等外在的各种表现来反映,也可以通过全身相关症状表现出来。针灸学认为"神"不仅分布于全身,还游行于经络腧穴之中,如《灵枢·九针十二原》曰:"所言节者,神气之所游行出入也。""神"以气血为物质基础,是气血阴阳对立的两个方面共同作用的产物。正如《灵枢·本神》所说:"血气者,人之神。"《灵枢·小针解》说:"神者,正气也。"均说明神是精、气、血所生成。

　　针刺的过程就是一个通过适宜刺激来激发人体正气、发挥调节作用的过程,所谓针感就是人体神气(正气)被触发和启动,进入相应调控程序的标志。因此,针刺治病重视机体的反应性,着眼于调动机体的内因,提高机体的抗病能力,来消除致病因素,恢复机体的平衡与稳态。针刺是一种"施治于外,调节于内"的治疗方法,针刺的过程就是根据机体内在状况,在特定部位给予适宜刺激,来激发经络穴位中的经气(神气),达到疏通气血、扶正祛邪,调和阴阳的目的。近代《金针梅花诗钞》说:"用针者人也。医者之精神治,则造化通,料事明,决断果,使之临危则不乱,卒遇大恐而不能惊。病者之精神治,则思虑蠲,气血充,使之信针不移,信医不惑,则取效必宏,事半而功倍也。"足见治神与守神的重要。

一、治神

　　治神是要求医者在针刺治疗过程中必须全神贯注,聚精会神,掌握和重视患者的精神状态和机体变化。精神因素在针灸临床治疗中对医患双方都有密切关系,它对于针刺操作手法要求是否成功,针刺疗效能否提高,都有其重要意义。《素问·宝命全形论篇》说:"凡刺之真,必先治神。"《灵枢·本神》中也说:"凡刺之法,先必本于神。"十分强调治神的重要性。《灵枢·九针十二原》曰:"神在秋毫,属意病者。"要求医师在进针时必须做到"必一其神,令志在针"(《灵枢·终始》)。行针时做到"目无外视,手如握虎,心无内慕,如待贵人"(《标幽赋》)。都是强调医师在针灸施术时应全神贯注,精神集中,专心致志地体会针下感觉和患者反应,以便准确判断机体状态,及时调整方法,达到最佳疗效。

二、守神

　　守神是要求医师在针刺治疗中,调适患者神的变化和反应,要求患者心定神凝,体会针刺感应,并及时施以恰当的针刺补泻手法,促使气至。《灵枢·九针十二原》曰:"粗守形,上守神。""粗守关,上守机。"明确指出上工与粗工的区别,在于是否能够根据患者的气血盛衰、邪正虚实,洞察气机的变化,掌握其时机,施以恰当的针刺手法。《灵枢·本神》中也说:"是故用针者,察观病人之态,以知精神魂魄之存亡得失之意。"说明医师既要观察疾病的表现,又要了解患者的精神状态和思想情绪。在全面掌握上述情况的前提下,运用与之相适应的针刺手法,才能获得预期的治疗效果。《标幽赋》曰:"凡刺者,使本神朝而后入;既刺也,使本神定而气随;神不朝而不刺,神已定而可施。"指出医者用针之际,要使患者宁神凝意,神志专一。至于如何守神,可参《素问·针解篇》:"必正其神,欲瞻病人目,制其神,令气易行也。"在针刺过程中,医者守神可静候气至,正确体察针下指感以辨气,准确判断机体状态,合理调整针刺深浅、方向和手法;引导患者守神则可意守病所,促使针下得气,使经气畅达。当经气已至,要慎守勿失,获取理想的调控效果。

第六节　针刺补泻

中医学认为,"阴平阳秘,精神乃治"。针灸之所以能治病,就是因其具有调节阴阳相对平衡的作用。在针刺治疗中,则是通过补泻手法来实现的。而补泻效果决定于机体的功能状态、腧穴的特性及针刺手法等方面。

针刺补泻中,凡是能够使机体虚弱的功能状态恢复正常生理状态的针刺方法,称为补法;凡是能够使机体亢盛的功能状态恢复正常生理状态的针刺方法,称为泻法。针刺补泻,是通过针刺腧穴,采用与机体状态和疾病性质相适应的术式和手法,以激发经气,起到补益正气,疏泄病邪,调整人体的脏腑、经络功能,促使阴阳平衡,气血和调,恢复健康。

针刺补泻,是根据《灵枢·经脉》所载"盛则泻之,虚则补之,热则疾之,寒则留之,陷下则灸之,不盛不虚以经取之"的原则而确立的,以补虚泻实为目的的两类不同针灸法。其中所说的补、泻是针对虚、实,即不足、有余不同病证而施以相应的治则和方法。后世医家所言的针刺补泻,一般指具体的手法操作。由此可见,针刺补泻既是针对疾病虚实在治疗上的原则性提示,又是指一些具体的针刺手段。

一、单式补泻

1. 基本补泻(表2-3)

(1) 捻转补泻:针下得气后,捻转时拇指向左向前、示指向右向后(左转用力为主)者为补法。捻转时拇指向右向后、示指向左向前(右转用力为主)者为泻法(图2-27)。

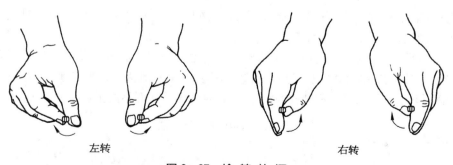

左转　　　　　　　　　　右转

图2-27　捻转补泻

(2) 提插补泻:针下得气后,先浅后深,重插轻提,以下插用力为主者为补法;先深后浅,轻插重提,以上提用力为主者为泻法(图2-28)。

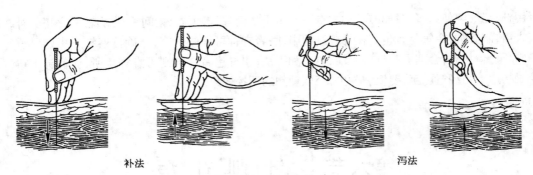

图 2-28 提插补泻

2. 其他补泻(表 2-3)

(1) 疾徐补泻：又称徐疾补泻(图 2-29)。进针时徐徐刺入,再将针缓慢地向内推进到一定深度,或分层而进;退针快速,或一次即将针由深层退至皮下,反复操作。出针时,快速拔出。手法重在徐入者为补法。进针时疾速刺入,再疾速插入深层,或一次即将针由浅层插入深层;缓慢退针至皮下,或分层而退,反复操作。出针时,缓慢出针。手法重在徐出者为泻法。

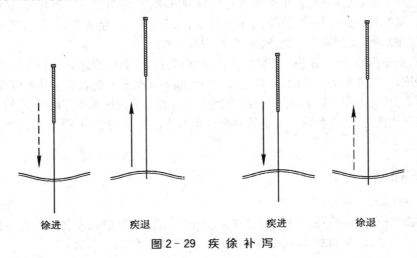

| 徐进 | 疾退 | 疾进 | 徐退 |

图 2-29 疾徐补泻

(2) 迎随补泻：进针时针尖随着经脉循行去的方向刺入为补法,即顺经而刺。针尖迎着经脉循行来的方向刺入为泻法,即逆经而刺。

(3) 呼吸补泻：当患者呼气时进针、插针,吸气时退针、出针为补法,可嘱患者采用鼻吸口呼法。当患者吸气时进针、插针,呼气时退针、出针为泻法,可嘱患者采用口吸鼻呼法(图 2-30)。

(4) 开阖补泻：出针后迅速按针孔为补法;出针时摇大针孔而不按压针孔为泻法(图 2-31)。

表 2-3 常用单式补泻手法

名 称	补 法	泻 法
捻转补泻	捻转时拇指向前、示指向后(左转用力为主)	捻转时示指向前、拇指向后(右转用力为主)
提插补泻	先浅后深,重插轻提,以下插用力为主者	先深后浅,轻插重提,以上提用力为主者
疾徐补泻	进针时徐徐刺入,疾速出针者	进针时疾速刺入,徐徐出针者

续 表

名 称	补 法	泻 法
迎随补泻	针尖随着经脉循行去的方向刺入	针尖迎着经脉循行来的方向刺入
呼吸补泻	在患者呼气时进针,吸气时出针	在患者吸气时进针,呼气时出针
开阖补泻	出针后迅速按针孔	出针时摇大针孔而不按

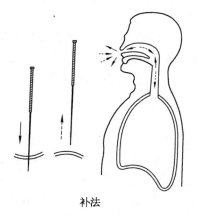

补法

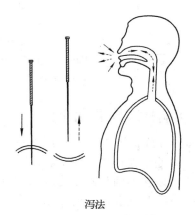

泻法

图 2-30 呼吸补泻

二、复式补泻

复式补泻手法,是将多种单式补泻法手法配合应用,操作较为繁复的针刺补泻法。针灸临床采用补泻手法时大多是以综合应用的形式,即根据具体的证情有针对性地组合多种单式补泻手法加以综合运用,即按相关术式、浅深分层、操作次数或节律等配伍成一定的程式,施行于相应的经络腧穴,起到调和阴阳、补虚泻实的作用,这从《内经》有关的论述多有展示。如《灵枢·官能》说"泻必用员,切而转之,其气乃行,疾而徐出,邪气乃出,伸而迎之,摇大其穴,气出乃疾。补必用方,外引其皮,令当其门,左引其枢,右推其肤,微旋而徐推之……气下而疾出之,推其皮,盖其外门,真气乃存。"金元时

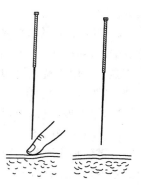

图 2-31 开阖补泻

代以后的针灸医家根据《内经》补泻理论发展创立了热补凉泻手法;明代针灸医家提出的"烧山火""透天凉""阳中隐阴""阴中隐阳""子午捣臼""龙虎交战"等则是经典的复式补泻手法;近现代针灸医家创用的"二龙戏珠""喜鹊登梅"等颇具特色的手法,进一步丰富了复式针刺治疗手法的运用。

三、平补平泻手法

针刺得气后,施行均匀、平和的行针动作即为平补平泻手法。《灵枢·五乱》曰:"徐入徐出,谓之导气,补泻无形,谓之同精,是非有余不足也。"

1. 操作方法 进针至穴位一定深度,用缓慢的速度,均匀平和用力,边捻转、边提插,上提与下

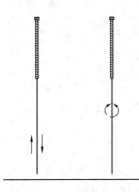

图 2 - 32　平补平泻手法

插、左转与右转的用力、幅度、频率相等,并注意捻转角度要在 90°～180°,提插幅度尽量要小(图 2 - 32),从而使针下得气,留针 20～30 min,再缓慢平和地将针渐渐退出。

2. 临床应用　平补平泻法适用于虚实兼杂及虚实不太明显的病证,已成为目前临床普遍应用的针刺手法。平补平泻法以"适宜的刺激"来提高机体的免疫力,保证身体处于最佳状态,既是一种治病方法,也是一种保健方法。对于现代的"亚健康"状态来说,有很好的发展前景。

3. 注意事项　现在临床的平补平泻手法大多是根据现代神经生理学观点来解释其应用原理的,多取中等强度的刺激量,刺激强度要防止太过伤正、不足留邪之弊,以针下气至,切中病机为要。

四、影响补泻效果的因素

1. 机体的功能状态　在不同的病理状态下,针刺可以产生不同的调整作用(即补泻效果)。当机体处于虚惫状态而呈虚证时,针刺可以起到扶正补虚的作用。若机体处于虚脱状态时,针刺还可以起到回阳固脱的作用。当机体处于邪盛状态而呈实热、邪闭的实证时,针刺可以起到清热启闭、祛邪泻实的作用。例如,胃肠功能亢进而痉挛疼痛时,针刺可解痉止痛;胃肠功能抑制而蠕动缓慢、腹胀纳呆时,针刺可加强胃肠蠕动,提高消化功能,消除腹胀,增进食欲。大量的临床实践和实验研究表明,针刺当时的机体功能状态,是产生针刺补泻效果的主要因素。

2. 腧穴作用的相对特异性　腧穴的主治功用,不仅具有普遍性,而且具有相对特异性。人体不少腧穴,如关元、气海、命门、膏肓、足三里及原穴、背俞穴等,都能鼓舞人体正气,促使功能旺盛,具有强壮作用,适宜于补虚。此外,很多腧穴,如水沟、委中、十二井、十宣及荥穴、郄穴等,都能疏泄病邪,抑制人体功能亢进,具有祛邪作用,适宜于泻实。当施行针刺补泻时,应结合腧穴作用的相对特异性,以便取得较好的针刺补泻效果。

3. 针刺补泻手法　针对机体不同的虚实状态,采用相应的针刺补泻手法,是获得补虚泻实效果的关键。临床观察和实验研究结果表明,针刺补泻手法作用于机体时,可以产生"补"和"泻"所特有的规律性效应,是产生补泻效果、促使机体内在因素转化的主要手段。上述各种单式、复式补泻手法,就是古今针灸医家在长期的医疗实践中创造和总结出来的。因此,要想获得满意的补泻效果,其施术手法至关重要,必须恰当施用。

第七节　其他毫针刺法

一、透穴刺法

透穴刺法是针刺时借助不同的针刺角度、深度与方向的调整,以达到一针透达两穴或两个以上穴位的针刺方法。此法又称为"透穴法""透刺法"。

透穴刺法具有临床用针数量少、刺激穴位多、针刺感应强、适应范围广等特点,既可减少进针的疼痛,又可通过多穴位协同提高疗效。

1. **透穴刺法的分类**

(1) 直透针法:选择肢体上阴阳表里相对的两个腧穴,从肢体的一侧直刺,透向对侧某穴。临床上多取四肢的穴位,如外关透内关、阳陵泉透阴陵泉等,适用于病涉表里和病邪较深者。

(2) 横透针法:选择肢体上同一层面、位置邻近的两个腧穴。以平刺法进针,针体平卧小于15°角,缓缓透针至对侧穴位。如太阳透率谷、上星透神庭等。适用于病位浅表或肌肤较薄的部位,如头面、胸背等。

(3) 斜透针法:选择肢体上阴阳表里相对的两个腧穴,先在一穴直刺2～3分,再斜向透刺至另一穴。临床上多取四肢的穴位或同一经脉的穴位,如曲池透手三里、阳陵泉透足三里。适用于同一经脉的病证或相邻经脉同病。

(4) 多穴透针法:即刺入一穴后,先向一个方向透刺,再退回至皮下,又向另一方向透刺。如从地仓透向四白,再退回原处,透向颊车等。多适用于面积大而又较表浅的病证,或肌肉丰厚的部位。

针具选择一般根据病情病位而定,头面胸背及四肢肌肉较薄处,宜用短针,选提捏进针法;四肢肌肉较丰处,宜用长针,选夹持捻转进针法。不论选用何种透刺法,所透之穴一定要有针感,针感是透穴刺法获得疗效的关键因素之一。

2. **透穴刺法的作用**

(1) 协调阴阳,疏通经络:透穴刺法可以直接沟通表里阴阳二经经气,并能加强经络与经络、腧穴与腧穴、经穴与脏腑之间的联系,能促使阴阳经气通接。对病程日久、证情顽固之疾,采用阴阳经透刺法,以达"阴阳相求";若久病伤阴者,可从阳经腧穴透刺阴经腧穴,即可"从阳引阴";若病在阳的患者,可从阴经腧穴透刺阳经腧穴,又可"从阴引阳"。

(2) 经气流通,上下相接:透穴刺法具有"接气通经"之功。何若愚在《流注指微论》中指出:"手三阳接而九呼,过经四寸;手三阴接而七呼,过经五寸。足之三阳,接而一十四呼,过经四寸;足之三阴,接而一十二呼,过经五寸。"透刺法结合呼吸息数,能激发和推动经气运行加快,促使邪气外出、正气来复,从而提高针刺疗效。临床上可根据证情虚实,分别采用迎随透刺法,"泻者迎之""补者随之"。如证情为阳证、实证,应迎其经络循行透刺,以祛邪外出;病情为阴证、虚证,应顺其经络循行透刺,以扶正祛邪。经络气血流通,则诸病自除。

(3) 免伤卫气,扩大针感:卫为人体卫外屏障,古人非常重视顾护人体卫气。采用透刺法,取穴少而精,尽可能减少刺破皮肤次数,免伤卫气,亦可减少患者畏痛的恐惧感。局部透穴多在病变处围透,集中针力,逐渐缩小病灶。透刺法可使针感直接扩散至患处,以达益气助阳、托邪外出、祛腐生肌、舒筋和络、活血止痛之功。

3. **透穴刺法的注意事项**

(1) 熟悉腧穴解剖结构,避免针刺意外情况的发生。

(2) 以针刺得气为度,不可刺透对侧腧穴皮肤。

(3) 透刺过程中的行针手法不宜过强。

(4) 灵活掌握针刺角度和深度,透刺时如遇到阻力,可稍稍调整针尖方向再透;透刺手法留针时间一般为20～30 min。

二、局部多针刺法

局部多针刺法是指针刺时使用多支毫针，以不同的组合与排列方式，同时刺激病变局部或者腧穴，以达到多针协同增效的针刺方法。

《灵枢·官针》记载的"九刺""五刺""十二刺"等刺法中的傍针刺、齐刺、扬刺，以及现代临床常用的围刺法等均属于此范畴。

1. **傍针刺法** 以病变局部或腧穴为中心，直刺一针，再于其近旁斜向加刺一针，正傍配合，故称傍针刺法。此法源于《灵枢·官针》："傍针刺者，直刺、傍刺各一，以治留痹久居者也。"

(1) 操作方法：一般以痛点或某一腧穴为中心，直刺一针，得气后，再在其旁 0.5～1 寸处斜向刺入一针，针尖靠近直刺的毫针针尖，两针的针刺深度大致相同。

(2) 临床应用：适用于痛点固定、压痛明显、病程日久的病证，如头痛、关节痛、腰背痛、足跟痛、腰椎增生症和肌纤维组织炎等。也可用于滞针时出针困难，采用傍针刺法，以宣散气血，达到缓解肌肉紧张之效果。

2. **齐刺法** 以病变局部或腧穴为中心，直刺一针，再于其两旁各刺一针，三针齐用，故称齐刺法。此法源于《灵枢·官针》："齐刺者，直入一，傍入二，以治寒气小深者。或曰三刺，三刺者，治痹气小深者也。"

(1) 操作方法：一般以痛点为中心，直刺一针，得气后，再在其两旁(或上下或左右)0.5～1 寸处斜向刺入两针。针尖靠近直刺的毫针针尖，三针的针刺深度大致相同。

(2) 临床应用：与傍针刺法的临床应用相近。

3. **扬刺法** 在病变中心部位直刺一针，然后在其四周各浅刺一针，刺的部位较为分散，故称扬刺。此法源于《灵枢·官针》："扬刺者，正内(纳)一，傍内(纳)四而浮之，以治寒气之博大者也。"

(1) 操作方法：选取病变中心部位直刺一针，得气后，再于其上下左右(即病变部位的周边)向病变中心各斜刺一针，五针的针刺深度大致相同。

(2) 临床应用：适用于病变范围大、病变位置较浅、寒邪凝滞为主的病证，如风湿痛、皮神经炎和软组织损伤等。近代的梅花针叩刺法即为扬刺法的演变。

4. **围刺法** 以病变部位为中心，在其边缘多针直刺或平刺，形成包绕病变之势的多针刺法。此法由扬刺法发展而来，应用更为广泛。

(1) 操作方法：根据病变的大小、深浅，选择长短适宜的毫针，围绕病变区域周边，或斜刺或平刺数针，进针深浅与针刺方向可针具病变性质和病灶大小决定。

(2) 临床应用：适用于局限性肿块、结节、麻木等症，以及部分皮肤病变。如四肢关节软组织损伤、肱骨外上髁炎、荨麻疹、带状疱疹等。

在传统傍针刺、齐刺、扬刺等刺法的基础上，局部多针刺法在近现代进一步发展，出现了鼠爪刺法、双针刺法、倒马刺法、丛刺法等多种局部多针刺法。局部多针刺法利用邻近穴位的协同针刺作用，从一穴多针刺法，发展到多穴多针刺法。针刺方法也由原来的正刺后傍刺一针、二针、四针，发展到双针并刺和数量不等的围刺、丛刺等。在增强针刺镇痛作用的同时，增强了腧穴的特殊作用、双向调节作用。广泛应用于中风、痹证、三叉神经痛、眩晕、郁病等多种疾病的治疗。

三、运动针法

运动针法是指在针刺得气的基础上，医者实施行针手法的同时，令患者主动或被动活动患处或相关部位,以促进患部气血运行,通过医患配合,提高临床疗效的针刺方法。本法的特点在于以"动"为核心贯穿整个治疗过程,在医者进行针刺治疗的同时,强调患者的运动配合,因而又称互动式针刺法。

1. **操作方法**

(1)针刺方法:常规针刺操作得气后,医者继续实施提插、捻转,或两者相结合的行针手法1～2 min,亦可辅助弹、刮、摇、飞等手法,同时指导或者辅助患者做相关的功能活动,每隔5～10 min施行1次,2～3次为宜。若病程短、施行运动针法后见效快,随即出针;若病程长,则适当留针,其间视情况仍可继续进行运动针法操作;若病在胸腹、脏腑,或气郁、神志病变时,亦可配合按摩导引。实施行针手法应注意由弱变强,并注意观察患者反应,防止过于疼痛或发生晕针。

(2)运动方式:患病部位不同,患者进行的功能活动方式也有所不同。关节部位的运动方式以屈伸、旋转形式为主,如做行走、举臂、摇臂,甚或负重举臂、手指精细动作等。五官九窍等部位的运动方式以其生理活动为主,如做吞咽、叩齿、发声、提肛等动作。内脏或胸腹部的运动方式以呼吸活动为主,如岔气、胸闷等病证的患者以做胸式或腹式深呼吸为主,精神类疾患则以调整呼吸配合意识导引为主。治疗以活动障碍恢复正常或不适症状明显减轻为止,功能活动可以间歇进行,某些病证可逐步向疼痛明显的方向去强化活动。

(3)选穴原则:以远道取穴为主。一般是病在上取之下,病在下取之上,多适用于颈项部、腰部的扭挫伤;病在左取之右,病在右取之左,多适用于肩、肘、腕、髋、膝、踝等关节的扭挫伤;病在中,取之外,适用于某些内脏挫伤或疼痛;还有前后配穴法,则适用于胸背部的撞击伤等。运动针法的取穴特点类似于《内经》所载"巨刺"与"缪刺"的交叉取穴法,通过脉气的交会贯通来治疗疾病。

2. **临床应用**　运动针法所适病证的病理特点主要为经络阻滞、气血运行不畅,以针刺配合运动可加强气至病所,起到提高疗效的目的。此法适用于急性腰扭伤、肩关节周围炎、落枕、颞下颌关节紊乱、软组织损伤、肌肉痉挛和中风偏瘫等运动障碍性疾病。如治疗急性腰扭伤时,多选取昆仑、后溪、外关、腰痛点、委中等施以强刺激手法(泻法为主),配合患者主动活动腰部,如前屈、后伸、左右旋转等,活动范围以能达到腰部疼痛明显为度,可配合针刺局部取阿是穴、腰俞、大肠俞等。运动针法治疗急性腰扭伤时往往较单纯针刺见效更快、治愈效果更好。

3. **注意事项**

(1)患者的体位选择要适合活动患处,并保持针刺部位的相对稳定,因需反复施行手法,加之患者的活动,要防止滞针、弯针、折针、晕针等意外情况。

(2)无论患部做何种方式的运动,其速度都应由慢渐快,幅度由小到大,且在生理活动限度之内。

第八节　分部腧穴针刺法

由于人体各部解剖特点存在差异,故腧穴的针刺方法和要求也各不相同,其具体操作主要取决于所在部位和病情。一般部位邻近的腧穴,其针刺方法相似。腧穴邻近重要的内脏、器官,或分布于大的血管、神经附近,或位于关节等有特殊解剖结构之处时,若针刺不当则极易发生意外,因此必须严格按照操作要求进行。本节从针刺的深度、角度、方向及手法等方面对全身腧穴分部位操作宜忌进行介绍。

一、头面颈项部

（一）头部腧穴

头发覆盖部位（项部除外）的腧穴，因穴下皮薄肉少，一般可直刺 0.1～0.2 寸或平刺 0.5～0.8 寸。针刺时宜快速刺入头皮下，使针尖抵达帽状腱膜下层，手法以捻转行针为主。出针后需用消毒干棉球沿针刺方向按压针孔片刻，以防出血。在小儿囟门未闭时囟会穴禁刺，《针灸聚英》曰："八岁以下不得针，缘囟门未合，刺之恐伤其骨，令人夭。"

（二）眼部腧穴

眼部诸穴皮下组织内血管丰富，组织疏松，使血管移动性大，如承泣、睛明、球后等穴又分布于眼球周围，深刺可累及视神经，故针刺时应注意做到：① 进针前，嘱患者闭目，左手将眼球推开并固定，以充分暴露针刺部位。② 进针时，针沿眶骨边缘缓缓刺入 0.3～0.7 寸，最深不可超过 1.5 寸。③ 进针后，一般不行提插捻转手法。④ 出针时，动作要轻缓，慢慢地出针。⑤ 出针后，用消毒干棉球压迫针孔 2～3 min，以防止出血。

针刺眼区穴时，若进针过快，或进针后行提插捻转手法，则易刺伤血管，引起局部不同程度的皮下出血，局部呈青紫色。如此，应先冷敷止血，24 h 后再改用热敷，以促进瘀血的吸收。

若进针时未固定眼球或过于贴近眼球，则易刺中眼球。眼区穴针尖刺过皮肤、眼睑后，针下有空松感。若针下有滞针感，则可能是刺中了眼球壁外层十分坚韧的巩膜表层，此时应立即退针。

若进针过深超过 1.5 寸，则有可能累及视神经，患者可有眼内火光闪发、头痛、头晕，甚至恶心、呕吐等症状。此时应立即出针，对症处理。若继续深刺，则针尖可透过眶上裂至海绵窦，造成颅内出血，引起剧烈头痛、恶心、呕吐，以致休克、死亡。

由于眼区穴位针刺越深，手法越重，其危险性越大。因此，针刺时一定要用轻刺激，做到慢刺、浅刺、压刺。

（三）耳部腧穴

耳前的耳门、听宫、听会穴，针刺时均需张口，针尖由前外向后内刺入 0.5～1 寸，留针时可将口慢慢闭上。耳后的完骨穴，斜刺 0.5～0.8 寸；翳风穴直刺 0.8～1 寸，或从后外向内下方斜刺 0.5～1 寸。翳风穴深部正当面神经从颅骨穿出处，故进针不宜过深，以免损伤面神经。尤其是面瘫初期，针刺手法不宜过强。

（四）面部腧穴

1. **四白穴** 直刺或向下斜刺 0.2～0.5 寸。此穴正对眶下孔，为眶下动脉穿出眶下管处。若针刺过深可直入眶下管，眶下动、静脉在管内不易移动，极易刺伤，造成出血。所以，此穴不可深刺，出针后亦需按压针孔，防止出血。正如《铜人腧穴针灸图经》所云："凡用针稳审方得下针，若针深即令人目乌色。"

2. **额部及颞部腧穴** 一般平刺 0.3～1 寸。其中，印堂穴一般向下平刺；丝竹空、瞳子髎、太阳穴一般向后平刺；攒竹穴治疗目疾可向下透睛明，治疗面瘫可向外透鱼腰。

3. **面部其他腧穴** 一般直刺或斜刺 0.3～0.8 寸。其中，水沟、素髎一般向上斜刺；地仓、颊车治疗面瘫可以互相透刺;迎香治疗鼻病可直刺,亦可向鼻内斜刺,治疗胆道蛔虫症应向外上方透四白穴。

(五) 项部腧穴

一般向下方斜刺 0.5～1 寸。

1. **哑门、风府穴** 两穴应向下颌方向缓慢刺入 0.5～1 寸。针刺不可过深,切忌超过 1.5 寸或向上方斜刺,以免误入枕骨大孔,通过寰枕后膜、硬脊膜等深层结构而刺伤延髓。当针至寰枕后膜时,可有阻力增大的感觉;当针进入蛛网膜下腔时,则有突破感;当针进入延髓时,针下为松软感,同时患者有全身触电感,并恐慌惊叫、精神异常。轻者可伴有头项强痛、头晕、眼花、心慌、出汗、呕吐等症。如不及时处理,可出现呼吸困难,继而昏迷,此种现象一般为延髓出血。

2. **风池穴** 针刺此穴应向鼻尖方向缓慢刺入 0.5～1 寸,以不超过 1.2 寸较为安全。风池穴深部是寰枕关节,关节囊比较松弛。在关节囊的内侧是延髓的起始部,外侧有椎动脉通过。延髓与椎动脉距皮肤一般为 1.5 寸以上,若针刺方向、角度、深度稍有偏差,就有可能造成严重的不良后果。所以,针刺时向鼻尖方向刺入,针尖通过皮肤、皮下组织、肌层,到达寰椎横突,此方向可避免与延髓下段所在部位相对应,而不致发生意外。

(六) 颈部腧穴

一般应避开颈动脉缓慢刺入 0.3～0.8 寸。

1. **天突穴** 针刺时应先直刺 0.2～0.3 寸,再将针尖转向下方,沿胸骨柄后缘、气管前缘缓慢刺入 0.5～1 寸。若直刺过深,可刺中气管;若未贴胸骨柄后缘向下刺入,可刺中气管和主动脉弓等大血管;向两侧偏离可刺中肺脏。在针刺过程中,若针下坚韧而有弹性,患者感觉喉中作痒,此时为刺中气管;若患者出现剧烈咳嗽或咳血痰,则为刺破血管;若针下柔软而有弹性,搏动明显,为刺中主动脉弓等大血管。出现上述情况时,应立即退针。若针后患者出现逐渐加重的呼吸困难,应怀疑气胸,按气胸处理。

2. **人迎穴** 针刺前,用左手扪住搏动的颈总动脉。进针时,在指尖的引导下,于动脉内侧缓慢刺入 0.2～0.5 寸,最深可达 1 寸。此穴深部偏外有颈总动脉、颈内静脉、迷走神经。若针刺时针感黏滞,针下有明显的搏动感,为刺中颈总动脉。但是由于血管壁较坚韧,一般不致造成出血。若进针过快,刺激过强,则可刺破动脉导致出血。若进针过于偏外,则可刺穿颈内静脉而刺中迷走神经。当其受到刺激时,可严重抑制心脏活动,使心率减慢,冠状血管收缩,患者自觉心悸、胸闷、面色苍白等,常可导致严重后果,以致危及生命。正如《针灸甲乙经》所说:"过深不幸杀人。"因此,针刺人迎穴时一定要避开动脉,注意针感,把握针刺方向、深度、角度,做到缓慢、轻刺,切不可偏外、过深,以及手法过重。

二、胸腹部

(一) 胸部腧穴

胸部腧穴一般斜刺或平刺 0.5～0.8 寸。

1. **任脉上的腧穴** 因穴位下是胸骨,故只能平刺。其中,膻中穴一般向下平刺,治疗乳疾时则应向外平刺。

2. **乳中穴** 不针不灸,仅作为定位标志。

3. **胸部其他腧穴** 因内有心、肺等重要脏器,针刺时针身与皮肤的夹角应小于 25°,以免刺伤心肺。位于肋间隙中的腧穴，一般沿肋间隙向外斜刺或平刺，但乳根穴要向上方平刺。

（二）胁部腧穴

胁部内有肝脾等脏器，故章门、京门等穴不宜深刺、直刺，尤其不可向上斜刺，应向下斜刺0.5～0.8寸，对肝脾肿大者更应注意。

（三）腹部腧穴

腹部腧穴大多可直刺0.5～1.5寸。

1. **上腹部近胸部的腧穴**　不可深刺、向上斜刺。若深刺可进入腹膜腔而刺中胃；若深刺加大幅度提插捻转，则可能将胃内容物带入腹腔，引发腹膜炎；胃充盈时更应禁针。若针尖向上深刺，则有可能刺伤肝前缘，引起肝出血。如鸠尾穴正对腹腔内的肝脏，上方则是膈肌正对胸腔内的心脏，除不可深刺外，也不可向上斜刺，以免刺伤肝脏和心脏。

2. **神阙穴**　因消毒不便，多用艾灸、穴位贴敷和拔罐等。但采用穴位贴敷时不可使用刺激性较大的药物。

3. **下腹部腧穴**　孕妇禁用或慎用。在正常情况下，肠道通过蠕动可自动避让异物。但肠梗阻等肠蠕动减弱或消失的患者，其避让功能随之消失，此时下腹部诸穴进针宜缓慢，不可大幅度提插捻转，防止刺破肠壁。正常成人的膀胱位于小骨盆的前部，其前方是耻骨联合。膀胱空虚时膀胱尖不超过耻骨联合上缘，膀胱充盈时膀胱尖可高出耻骨联合以上。因此，针刺脐下横骨、曲骨、中极、关元等腧穴时，均应先排空小便，以防刺伤膀胱。

三、背腰骶部

（一）背部腧穴

1. **督脉腧穴**　因胸椎棘突彼此叠掩，呈覆瓦状，故位于胸椎棘突下的督脉腧穴应向上斜刺，针刺深度均为0.5～1寸。针刺时，针尖通过皮肤后，针下比较轻松，到达棘间韧带后，针尖下的阻力增大；针尖穿过黄韧带进入椎管后，阻力突然消失而出现明显的落空感，此时应立即停止进针，否则可伤及脊髓。

2. **膀胱经腧穴**　因背两侧深部有肺脏，故不可直刺、深刺，一般向内侧斜刺或平刺0.5～0.8寸，针刺的角度以针身与皮肤夹角小于45°为安全。

（二）腰部腧穴

腰部腧穴一般直刺0.5～1.5寸。腰椎棘突呈垂直板状，几乎水平地凸向后方，故位于腰椎棘突下的督脉腧穴直刺即可。因脊髓圆锥下端平齐第1腰椎体下端，故悬枢穴不宜深刺；命门穴也不可向上斜刺过深，以免刺伤脊髓。第12胸椎至第2腰椎脊柱两侧的腧穴，如胃俞、三焦俞、肾俞、志室等，不可深刺或向外侧深刺，以防刺穿腹腔后壁而损伤肾脏。

（三）骶部腧穴

1. **八髎穴**　八髎穴位置与骶后孔相应，因第1骶后孔并非直对体表，而是稍向内下方偏斜，故针刺上髎穴时，针尖应稍向内即耻骨联合方向进针，方可透过骶后孔通向骨盆，针刺深度1～1.5寸，不宜过深，以防刺伤直肠。而次髎、中髎、下髎直刺1寸左右，以刺达骶后孔为宜。

2. **尾骶部腧穴**　长强、腰俞穴均向上斜刺0.5～1寸。直肠位于尾骶骨前方，上段与骶骨的曲度一致，形成一凸向后的弯曲，下段绕尾骨尖弯向后下方形成凸向前的弯曲，针刺长强穴时针尖向上与尾骨平行,在直肠与尾骨之间刺入,避免刺穿直肠引起感染。蛛网膜下腔的下端止于第 2 骶椎平面,针刺腰俞穴不可进入骶管过深,以免引起蛛网膜下腔出血。

四、四肢部

(一)上肢部腧穴

1. **肩腋部腧穴** 肩部肌肉较为丰厚,故肩部腧穴一般可针刺 1～1.5 寸。肩井穴深部正当肺尖,不可深刺,孕妇亦当慎用或不用。极泉穴下正当腋动脉,故应避开腋动脉针刺。进针前,用手扪住腋动脉,在指尖引导下刺入 0.5～1 寸。针刺入腋腔后,不可大幅度提插以免刺伤腋部血管,引起腋内血肿。因腋内除腋动脉外,其内下方还有伴行的腋静脉。且腋腔内组织疏松,腋静脉与深筋膜附着,保持其扩张状态,如不慎刺破该血管,易造成血肿。

2. **上臂部腧穴** 均可直刺 0.8～1.5 寸,肩髃、臂臑、肩髎等穴还可斜刺 1～1.5 寸。上臂部腧穴针刺时应防止刺伤深部动脉;肘窝部穴位如尺泽、曲泽等点刺出血时,应刺浅小静脉而不能伤及动脉。

3. **前臂部腧穴** 除位于骨骼边缘的列缺、偏历、养老穴外,其余均可直刺 0.5～1.2 寸。心包经前臂部的腧穴,其深部有正中神经,针刺时如有触电样感觉向中指放射,这是刺中了正中神经,应立即退针,改变角度再刺,以免损伤正中神经。且在行针时,切忌大幅度反复提插。

4. **手部腧穴** 太渊等穴应避开动脉针刺。合谷、后溪等穴透刺时,局部针感较强,并可向手指端放射,应注意不要伤及掌深弓。手部井穴、十宣、四缝等可点刺放血。手部其他腧穴的针刺角度是直刺还是斜刺,取决于所在部位的具体情况或治疗目的,但深度一般不超过 1 寸。

(二)下肢部腧穴

1. **大腿部腧穴** 大腿部肌肉丰厚,可适度深刺,一般直刺 1～3 寸。针刺环跳穴应取侧卧屈股体位,治疗腰腿痛时针感向足部放射者效果较好。针刺气冲、箕门、冲门、阴廉、急脉等穴,应注意避开动脉。

2. **小腿部腧穴** 一般直刺 0.5～2 寸。犊鼻穴针刺需取屈膝位,从外稍向内、向关节腔刺入,或向内膝眼透刺 0.5～1.5 寸;因针达关节腔,位于半月板与股骨外侧髁关节面之间,故出针前不可伸膝,以防折针。凡刺入关节腔的腧穴,均应严密消毒,避免导致关节腔的感染;同时还必须注意手法轻重,既不可损伤关节面,更不可使关节液流出。

3. **足部腧穴** 针刺冲阳穴应避开足背动脉;针刺照海穴不宜偏向后侧,以免刺破胫后动、静脉。足部井穴、八风等除浅刺外,亦可点刺出血。足部其他腧穴的针刺角度是直刺还是斜刺,取决于所在部位的具体情况或治疗目的,但深度一般不超过 1 寸。此外,一些具有活血通经作用的腧穴,如昆仑、至阴等穴,孕妇慎用。

第九节 | 针刺异常情况的预防与处理

针刺治疗虽然比较安全,但如操作不慎,疏忽大意,或犯刺禁,或针刺手法不当,或对人体解剖部位缺乏全面的了解,在临床上有时也会出现一些不应有的异常情况。常见者有以下几种。

一、晕针

晕针是在针刺过程中患者发生的晕厥现象，这是可以避免的，医者应该注意预防。

原因　患者体质虚弱，精神紧张，或疲劳、饥饿、大汗、大泻、大出血之后，或体位不当，或医者在针刺时手法过重，或取穴过多，而致针刺时或留针过程中发生此现象。

现象　患者突然出现精神疲倦，头晕目眩，恶心欲吐，心慌气短，多汗，面色苍白，四肢发冷，血压下降，脉象沉细，或神志不清，扑倒在地，唇甲青紫，二便失禁，脉微细欲绝。

处理　立即停止针刺，将针全部起出。使患者平卧，头部放低，松解衣带，注意保暖，轻者仰卧片刻，给饮温开水或糖水后，即可恢复正常。重者在上述处理基础上，可刺水沟、素髎、内关、足三里，也可灸百会、关元、气海等穴，即可恢复。若仍不省人事，呼吸细微，脉细弱者，可考虑配合其他治疗或采用急救措施。在晕针情况缓解后，仍需适当的休息，方可离开。

预防　对于晕针应重在预防。如初次接受针刺治疗或精神过度紧张、身体虚弱者，应先做好解释，消除其对针刺的顾虑，同时选择舒适持久的体位，最好采用卧位。选穴宜少，手法要轻。若饥饿、疲劳、大渴时，应令进食、休息、饮水后再予针刺。医者在针刺治疗过程中，要精神专一，随时注意观察患者的神色，询问其感觉。一旦有不适等晕针先兆，应及早采取处理措施，防患于未然。

二、滞针

滞针是指在行针时或留针后，医者感觉针下涩滞，捻转、提插、出针均感困难而患者则感觉剧痛的现象。

原因　患者精神紧张，当针刺入腧穴后，患者局部肌肉强烈收缩；或行针手法不当，向单一方向捻针太过，以致肌肉组织缠绕针体；或针后患者移动体位而成滞针。若留针时间过长，有时也可出现滞针。

现象　针在体内，提插、捻转、出针均感困难，若勉强捻转、提插时，则患者痛不可忍。

处理　若患者精神紧张，局部肌肉过度收缩时，可于滞针腧穴附近进行循按或叩弹针柄，或在附近再刺一针，以宣散气血，而缓解肌肉的紧张。若行针不当，单向捻针而致者，可向相反方向将针捻回，并用刮柄、弹柄法，使缠绕的肌纤维回释，即可消除滞针。若因患者体位移动所致，需帮助其恢复原来的体位；切忌强力硬拔。

预防　对精神紧张者，应先做好解释工作，消除患者的顾虑。注意行针的操作手法，避免单向捻转。若用搓法时，应注意与提插法的配合，则可避免肌纤维缠绕针身而防止滞针的发生。选择较舒适的体位，避免留针时移动体位。

三、弯针

弯针是指进针时或将针刺入腧穴后，针身在体内形成弯曲的现象。

原因　医者进针手法不熟练，用力过猛、过快，以致针尖碰到坚硬的组织器官，或患者在针刺或留针时移动体位，或因针柄受到某种外力压迫、碰击等，均可造成弯针。

现象　针柄改变了进针或刺入留针时的方向和角度，提插、捻转及出针均感困难，而患者感到疼痛。

处理　出现弯针后，即不得再行提插、捻转等手法。如针柄轻微弯曲，应慢慢将针起出。若弯曲角度过大时,应顺着弯曲方向将针起出。若由患者移动体位所致,应使患者慢慢恢复原来体位,待局部肌肉放松后,再将针缓缓起出。切忌强行拔针,以免将针体折断,留在体内。

预防 医者进针手法要熟练,指力要均匀,并要避免进针过快、过猛。选择舒适体位,在留针过程中,嘱患者不要随意变动体位,注意保护针刺部位,针柄不得受外物硬碰和压迫。

四、断针

断针又称折针,是指针体折断在人体内的现象。

原因 针具质量欠佳,针身或针根有损伤剥蚀,进针前失于检查;针刺时将针身全部刺入腧穴,行针时强力提插、捻转,肌肉猛烈收缩;留针时患者随意变更体位,或弯针、滞针未能进行及时正确处理等,均可造成断针。

现象 行针时或出针后发现针身折断,其断端部分针身尚露于皮肤外,或断端全部没入皮肤之下。

处理 医者态度必须从容镇静,嘱患者切勿更动原有体位,以防断针向肌肉深部陷入。若残端部分针身显露于体外时,可用手指或镊子将针起出。若断端与皮肤相平或稍凹陷于体内者,可用左手拇、示二指垂直向下挤压针孔两旁,使断针暴露体外,右手持镊子将针取出。若断针完全陷于皮下或肌肉深层时,应在 X 线下定位,手术取出。

预防 为了防止折针,应认真仔细地检查针具,对不符合质量要求的针具应剔除不用;避免过猛、过强的行针;在行针或留针时,应嘱患者不要随意更换体位。针刺时更不宜将针身全部刺入腧穴,应留部分针身在体外,以便于针根折断时取针。在进针、行针过程中,如发现弯针时,应立即出针,切不可强行刺入、行针。对于滞针等亦应及时正确地处理,不可强拉硬拔。

五、血肿

血肿是指针刺部位出现皮下出血而引起肿痛的现象。

原因 针尖弯曲带钩,使皮肉受损,或刺伤血管所致。

现象 出针后,针刺部位肿胀疼痛,继则皮肤呈现青紫色。

处理 若微量的皮下出血而局部小块青紫时,一般不必处理,可以自行消退。若局部肿胀疼痛较剧,青紫面积大而且影响到功能活动时,可先做冷敷止血,再做热敷或在局部轻轻揉按,以促使局部瘀血消散吸收。

预防 仔细检查针具,熟悉人体解剖部位,避开血管针刺,出针时立即用消毒干棉球按压针孔。

六、针后异常感

针后异常感是指出针后患者遗留酸痛、沉重、麻木、酸胀等不适的感觉。

原因 多半是行针手法过重;或留针时间过长;或体位不适。

现象 出针后患者不能移动肢体或体位;或遗留酸痛、沉重、麻木、酸胀等不适的感觉;或原症状加重。

处理 一般出针后让患者休息片刻,不要急于离去。用手指在局部上下循按,或在不适部位用艾条施灸,即可消失或改善。

预防 行针手法要均匀适当,避免手法过重和留针时间过长。一般病证,出针后用手指在局部上下循按,避免出现针后异常感。

七、气胸

针刺引起创伤性气胸是指针具刺穿了胸腔且伤及肺组织,气体积聚于胸腔,出现呼吸困难等现象。

原因 主要是针刺胸部、背部和锁骨附近的穴位过深,针具刺穿了胸腔且伤及肺组织,气体积聚于胸腔而造成气胸。

现象 患者突感胸闷、胸痛、气短、心悸,严重者呼吸困难、发绀、冷汗、烦躁、恐惧,到一定程度会发生血压下降、休克等危急现象。检查:患侧肋间隙变宽,胸廓饱满,叩诊鼓音,听诊肺呼吸音减弱或消失,气管可向健侧移位。如气窜至皮下,患侧胸部、颈部可出现握雪音,X线胸部透视可见肺组织被压缩现象。有的病情轻的,出针后并不出现症状,而过一定时间才慢慢感到胸闷、疼痛、呼吸困难。

处理 一旦发生气胸,应立即出针,采取半卧位安静卧床休息,要求患者心情平静,切勿恐惧而翻转体位,尽量减少呼吸的幅度。一般漏气量少者,可自然吸收。同时,要密切观察,随时对症处理,如给予镇咳、消炎药物,以防止肺组织因咳嗽扩大创孔,加重漏气和感染。对严重病例如发现呼吸困难、发绀、休克等现象需组织抢救,给予胸腔排气、少量慢速输氧、抗休克等治疗。

预防 针刺治疗时,医者必须思想集中,选好适当体位,根据患者体型肥瘦,掌握进针深度,施行提插手法的幅度不宜过大。对于胸部、背部及缺盆部位的腧穴,最好平刺或斜刺,且不宜太深,一般避免直刺,留针时间不宜过长,更不可用粗针深刺该部腧穴。

八、刺伤神经系统

针刺对神经系统的损伤,包括中枢神经和周围神经。针刺损伤涉及脑干、小脑、脊髓、四肢及头面的一些神经干、支,还有内脏神经。

(一) 刺伤中枢神经

刺伤中枢神经系统即刺伤脑、脊髓,是指针刺项背部腧穴过深,针具刺入脑、脊髓,引起头痛、恶心等现象。

原因 脑、脊髓是统帅周身各种机体组织的总枢纽、总通道,而它的表层却分布有督脉及华佗夹脊等许多针刺要穴,如风府、哑门、大椎、风池、华佗夹脊等。针刺过深或进针方向不当,均可伤及脑、脊髓,造成严重后果。

现象 如误伤延髓时,可出现头痛、恶心、呕吐、表情淡漠、痴呆或嗜睡,重者可见神志昏迷、抽搐、瘫痪,以致死亡。如刺伤脊髓,可出现触电样感觉向肢端放射,如刺激过强,患者可出现短暂的肢体瘫痪。

处理 应立即出针。轻者,应安静休息,经过一段时间,可自行恢复。重者应配合有关科室如神经外科进行及时的抢救。

预防 凡针刺督脉腧穴及华佗夹脊穴时,都要认真掌握进针深度和进针方向。风府、哑门,不可向上斜刺,也不可过深。悬枢穴以上的督脉穴及华佗夹脊穴均不可过深针刺。行针中只可用捻转手法,尽量避免提插,更不可行捣刺。

(二) 刺伤周围神经

刺伤周围神经是指针刺引起的周围神经损伤,损伤部位出现感觉异常、肌肉萎缩等现象。

原因　在有神经干或主要分支分布的腧穴上，行针手法过重，刺激时间过长，操作手法不熟练，留针时间过长。

现象　如误伤周围神经，当即出现一种向末梢分散的麻木感，一旦造成损伤，该神经分布区可出现感觉障碍，包括麻木、发热和痛觉、触觉及温度觉减退等。同时，有程度不等的功能障碍、肌肉萎缩。

处理　应该在损伤后 24 h 内即采取针灸、按摩等治疗措施，并嘱患者加强功能锻炼。

预防　在有神经干或主要分支分布的腧穴上，操作要熟练，行针手法不宜过重，刺激时间、留针时间不宜过长。

九、刺伤内脏

刺伤内脏是指针刺内脏周围腧穴过深，针具刺入内脏引起内脏损伤而出现各种症状的现象。

原因　主要是医者缺乏解剖学和腧穴学知识，对腧穴和脏器的部位不熟悉，加之针刺过深而引起。

现象　刺伤肝、脾时，可引起内出血，患者可感到肝区或脾区疼痛，有的可向背部放射，如出血不止，腹腔内聚血过多，会出现腹痛、腹肌紧张，并有压痛及反跳痛等急腹症症状。刺伤心脏时，轻者可出现强烈的刺痛，重者有剧烈的撕裂痛，引起心外射血，立即导致休克、死亡。刺伤肾脏时，可出现腰痛，肾区叩击痛，血尿，严重时血压下降、休克。刺伤胆囊、膀胱、胃肠等空腔脏器时，可引起局部疼痛、腹膜刺激征或急腹症症状。

处理　轻者，卧床休息后一般即可自愈。如果损伤严重或出血明显，应密切观察病情的变化，特别是要定时检查血压。一旦出现休克、腹膜刺激征者，应迅速采取相应措施，急救处理。

预防　掌握腧穴定位，明了穴下脏器组织；注意体位，避免视角产生的差异。对于肝、脾、胆囊肿大和心脏扩大的患者，胸、背、胁、腋的穴位不宜深刺；尿潴留、肠粘连的患者，腹部穴位不宜深刺，应以针尖仅达腹壁各层，不进入腹腔为度。

第三章 古代医籍论刺灸法

导学

本章主要介绍《内经》《难经》《金针赋》《针灸大成》《医宗金鉴》中的经典刺灸法，为针灸临床提供丰富的治疗手段。通过学习，要求熟悉《内经》《难经》《金针赋》《针灸大成》《医宗金鉴》中毫针刺法及灸法的相关论述。

第一节 《内经》论刺灸法

《黄帝内经》包括《素问》《灵枢》两部分，是我国现存最早的较为系统论述医学内容的典籍，创立了中医学独特的理论体系，为中医学的发展奠定了基础。《灵枢》，又名《针经》，论述了九针及各种针刺补泻法、针刺得气、守神等，形成了我国针灸学早期的基础理论。

一、论刺法

《灵枢·官针》记载的各种刺法，主要讨论九针用来治疗不同的病证，其中"五刺"是针对五脏有关病变而提出的；有针对九种病变而设立的"九刺"；有根据病变的深浅、大小等不同，提出刺浅、刺深和发针多少，以及运用不同的针刺角度，以适应十二经的各种病证的"十二刺"。

1. **五刺** 《灵枢·官针》曰："凡刺有五，以应五脏。"这是从五脏应合五体(皮、脉、筋、肉、骨)的关系分成五种刺法，故又名五脏刺(表3-1)。

表3-1 《内经》五刺表

名　　称	方　　法	内 应 五 脏
半刺	浅刺，疾出，以取皮气	肺(主皮毛)
豹文刺	多针刺，出血中脉	肝(主筋)
关刺	刺尽筋上	心(主血脉)
合谷刺	刺分肉间，一针多向斜刺	脾(主肌肉)
输刺	直入直出，深刺至骨	肾(主骨)

（1）半刺："半刺者,浅内而疾发针,无针伤肉,如拔毛状,以取皮气,此肺之应也。"这种刺法是浅刺于皮肤,刺得浅,出针快,好像拔出毫毛一样。因其刺入极浅,不是全刺,故称半刺,主要作用是宣泄浅表部的邪气。因为肺主皮毛,故和肺脏相应,临床上适宜治疗风寒束表、发热咳嗽喘息等与肺脏有关的疾病和某些皮肤病,近代用皮肤针刺小儿时多用此法。这种刺法与九刺中的毛刺相类似。

（2）豹文刺："豹文刺者,左右、前后针之,中脉为故,以取经络之血者,此心之应也。"这是一种以穴位为中心,进行散刺出血的刺法。因其针刺出血点多,形如豹文,故称为豹文刺。本法与九刺中的络刺、十二刺中的赞刺同属浅刺出血的方法。因为心主血脉,故本法与心气相应,能治红肿热痛等症。

（3）关刺："关刺者,直刺左右尽筋上,以取筋痹,慎无出血,此肝之应也。"这种刺法多在关节附近的肌腱上进行针刺,因为筋会于节,四肢筋肉的尽端都在关节附近,故名关刺,可治筋痹证。因针刺较深,必须注意不宜伤脉出血。由于肝主筋,故与肝脏相应。

（4）合谷刺："合谷刺者,左右鸡足,针于分肉之间,以取肌痹,此脾之应也。"这种刺法是在肌肉比较丰厚处,当进针后,退至浅层又依次再向两旁斜刺,形如鸡爪的分叉。"肉之大会为谷",故称合谷刺。本法刺于分肉之间,脾主肌肉,故能应合脾气,临床上用于治疗痹证。《灵枢・卫气失常》说"重者,鸡足取之",指出这是一种重刺法。《儒门事亲》卷七增举一治例:"用《灵枢》中鸡足法,向上卧针,三进三引讫;复卓针起,向下卧针。"《黄帝内经太素》中本法的名称无"谷"字,称"合刺"。

（5）输刺："输刺者,直入直出,深内之至骨,以取骨痹,此肾之应也。"这是一种直进针、直出针、深刺至骨骼的一种刺法,与十二经中的短刺、输刺相类似。"输",是内外输通的意思,故称输刺。由于肾主骨,故本法能与肾气相应,故用治骨痹(包括深部病证)。

2. 九刺　《灵枢・官针》说:"凡刺有九,以应九变。"所谓变者,是指不同性质的病变,故九刺的主要内容就是讨论九类不同性质的病变,应用九种不同的刺法(表3-2)。

表3-2　《内经》九刺表

名　　称	《内经》刺法	现代方法
输刺	刺诸经荣输、脏腧	取荣穴、输穴、背俞穴
远道刺	病在上取之下,刺腑输	上病下取
经刺	刺大经之结络经分	刺大经
络刺	刺小络之血脉	刺血络
分刺	刺分肉之间	刺肌肉
大写刺	刺大脓,以铍针	泻脓、泻水
毛刺	刺浮痹皮肤	皮肤浅刺
巨刺	左取右,右取左	左右交叉取穴
焠刺	刺燔针取痹	烧针后刺,随痛处取穴

（1）输刺："输刺者,刺诸经荣输、脏腧也。"这是一种五脏有病时的针治方法。如脏腑疾病,可取有关经脉的肘、膝关节以下的荣穴和输穴,以及背部相关的五脏俞(如肺俞、心俞、肝俞、脾俞、肾俞)。《灵枢・寿夭刚柔》说"病在阴之阴者,取阴之荣输",即取四肢荣、输穴以治五脏病。《素问・咳论篇》中所记载的"治脏者,治其俞",也属于这种刺法的范围。由于它突出针刺本输穴和背俞穴

的作用,故称为输刺。

(2) 远道刺:"远道刺者,病在上,取之下,刺腑输也。"这是上病下取、循经远道取穴的一种刺法。腑输原指六腑在足三阳经的下合穴,一般适宜于治疗六腑的疾病。《灵枢·刺节真邪》中有刺六腑的输穴治疗六腑病的记载,在《灵枢·邪气脏腑病形》中还明确指出"合治内腑"。六腑之合均在足三阳经,腑在躯干,位居下肢之上方,内腑有病而取合穴施治,故曰"病在上,取之下"。此外,因足三阳经脉从头走足相隔已远,故称远道刺法。这种选穴方法,目前临床上颇为常用,如胃病取足三里,胆病取阳陵泉,肠病取上巨虚、下巨虚等。从广义上来看,凡头面、躯干、脏腑的病证,刺四肢肘膝关节以下的穴位都可称远道刺,如头痛取太冲、至阴,齿痛取合谷、内庭等。

(3) 经刺:"经刺者,刺大经之结络经分也。"这是刺经脉所过部位中气血瘀滞不通有结聚现象的地方(如瘀血、硬结、压痛等)。这种刺法主要治疗经脉本身的病变,并单独取用病经的腧穴治疗,故称经刺。

(4) 络刺:"络刺者,刺小络之血脉也。"这是浅刺体表瘀血的细小络脉使其出血的一种方法。由于这种刺法以刺血络为主,故称络刺,又称刺络,多用实证、热证。《素问·调经论篇》说:"神有余,则泻其小络之血,出血勿之深斥,无中其大经,神气乃平。"目前临床上应用的各种浅刺放血法,如三棱针(古称锋针)、皮肤针或滚筒重刺出血法等属于本法范围。"刺络拔罐法"就是在本法基础上再结合使用拔罐法的一种方法。

(5) 分刺:"分刺者,刺分肉之间也。"这是指针刺直达肌肉部的一种刺法,分肉指附着于骨骼部的肌肉。《素问·调经论篇》说:"病在肉,调之分肉。"治疗肌肉的痹证、痿证或陈伤等,均可选用此法,以调其经气。

(6) 大写刺:"大写刺者,刺大脓以铍针也。"这是切开引流、排脓放血、泻水的刺法。治疗外科痈肿等症。"写"通"泻",排除泻出的意思,故称大写刺。

(7) 毛刺:"毛刺者,刺浮痹于皮肤也。"因浅刺在皮毛,故称毛刺。过去用镵针,现代临床上所用的皮肤针、滚筒针之类的工具,也就是受本法的启示改进而成的,治疗范围也有扩大。

(8) 巨刺:"巨刺者,左取右,右取左。"这是一种左病取右、右病取左、左右交叉取穴施治的方法。《素问·调经论篇》说:"病在于左,而右脉病者,巨刺之。"由于经脉在人体大多有左右交会的腧穴,如手足三阳皆左右交会在督脉的大椎穴,足之三阴也都左右相交会在任脉的中极、关元穴,因而脉气能左右交贯,故左经有病,取右经的腧穴也能治疗;右经有病,常可取左经的腧穴而有效。这种刺法称为巨刺,"巨"字有可能是"互"字的传写错误。

与"巨刺"类似的,还有一种"缪刺"也出自《内经》,其法在左病取右、右病取左的交叉取穴这一点上与巨刺是相同的,但在适应证和方法上是有区别的,《素问·调经论篇》说:"身形有痛,九候莫病,则缪刺之。"邪在于络,未传入经脉,故九候之脉象没有出现病脉,这时就适宜用缪刺法。《素问·缪刺法篇》即详论此法,取穴以四肢末端井穴为主,视其络脉,出其血。并说:"邪客于经,左盛则右病,右盛则左病,亦有移易者,左痛未已而右脉先病,如此者必巨刺之,必中其经,非络脉也。故络病者,其痛与经脉缪处,故命曰缪刺。"《素问·调经论篇》王冰注:"巨刺者,刺经脉,左痛刺右,右痛刺左。缪刺者。刺络脉,左痛刺右,右痛刺左。"

(9) 焠刺:"焠刺者,刺燔针则取痹也。"这是将针烧红后刺入体表的一种方法,用来治疗寒痹、瘰疬、阴疽等病证。《素问·调经论篇》称"焠刺";唐代王冰注:"焠针,火针也。""焠"字原是火入水,焠刺当是指烧针后再刺。"燔"也是火烧的意思,《针灸大成》卷四:"火针,一名燔针。"但《类经》张介宾注:"燔针者,盖纳针之后,以火燔之使暖也;此言焠针者,用火先赤其针而后刺之,不但暖也,寒毒固结,非此不可。"意指燔针是进针之后用火烧针使暖,有似后世所称的温针,焠针即火针。《灵枢·经筋》治痹多用"燔针劫刺,以知为度,以痛为输"。

3. 十二刺　《灵枢·官针》说:"凡刺有十二节,以应十二经。""节"是节要的意思。由于刺法有十二节要,故能应合于十二经的病证,又称"十二节刺"(表3-3)。

表3-3　《内经》十二刺表

名　称	方　法	主　治
偶刺	前后配刺[一刺前(胸腹),一刺后(背),直对病所]	心痹
报刺	刺而再刺(刺后不即拔针,以左手按病痛处,再刺)	痛无常处
恢刺	多向刺,活动关节(刺筋傍,或向前,或向后,以恢筋急)	筋痹
齐刺	三针同用(正入一针,傍入二针)	寒痹小深者
扬刺	五针同用(正入一针,傍入四针)	寒痹广大者
直针刺	沿皮刺(引起皮肤乃刺入)	寒痹之浅者
输刺	提插深刺(直入直出,慢退针而深入)	气盛而热者
短刺	近骨刺(稍摇而深入)	骨痹
浮刺	肌肉斜刺(傍入其针而浮之)	肌肤急而寒
阴刺	左右同用(左右同时并刺)	寒厥
傍针刺	两针同用(正入一针,傍入一针)	留痹久居者
赞刺	多针浅刺出血(直入直出,多针而浅,出血)	痈肿

(1) 偶刺:"偶刺者,以手直心若背,直痛所,一刺前,一刺后。以治心痹。刺此者,傍针之也。"本法以一手按前心,相当于胸部募穴等处,另一手按其后背,相当于相应的背俞处,当前后有压痛处进针。这种一前一后、阴阳对偶的针法,称为偶刺,又称"阴阳刺"。临床上对脏腑病痛以胸腹部募穴和背俞穴相配同刺,即属本法。

(2) 报刺:"报刺者,刺痛无常处也。上下行者,直内无拔针,以左手随病所按之,乃出针复刺之也。"本法是治游走性病痛的针刺方法,根据患者所报之处下针,施行手法后,询问患者针处是否痛止,另再在其他痛处下针。"报",亦作"复"解,即出针后复刺的意思。

(3) 恢刺:"恢刺者,直刺傍之,举之前后,恢筋急,以治筋痹也。"这种刺法是专对筋肉拘急痹痛的部位四周针刺。先从傍刺入,得气后,令患者做关节功能活动,不断更换针刺方向,以疏通经气,舒缓筋急。"恢",有恢复其原来的活动功能的意思。

(4) 齐刺:"齐刺者,直入一,傍入二,以治寒气小深者。或曰三刺,三刺者,治痹气小深者也。"这种针法是正中先刺1针,并于两旁各刺1针,三针齐用,故名齐刺(图3-1)。这种刺法与恢刺相反,恢刺为一穴多刺或多向刺;齐刺为三针集合,故又称三刺。适宜治疗病变范围较小而部位较深的痹痛等症。

(5) 扬刺:"扬刺者,正内一,傍内四,而浮之,以治寒气之博大者也。"这种刺法是在穴位正中先刺一针,然后在上下左右各浅刺1针,刺的部位较为分散,故称扬刺(图3-2)。《黄帝内经太素》中,将"扬刺"作"阳刺",与阴刺对举。本法适宜治疗寒气浅而面积较大的痹证。近代梅花针叩刺法,即为扬刺的演变产物。

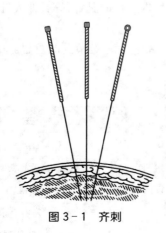

图 3-1 齐刺

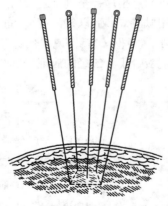

图 3-2 扬刺

（6）直针刺："直针刺者，引皮乃刺之，以治寒气之浅者。"这种刺法是先夹持捏起穴位处皮肤，然后将针沿皮下刺之。"直"是直对病所的意思，近代多称沿皮刺或横刺。本法进针较浅，适宜治疗浅表络脉等部位的病证。

（7）输刺："输刺者，直入直出，稀发针而深之，以治气盛而热者也。"这种刺法是垂直刺入较深处候气，得气后慢慢将针退出，乃从阴引阳、疏泄热邪的一种手法，以泻病邪，故称输刺。

（8）短刺："短刺者，刺骨痹稍摇而深之，致针骨所，以上下摩骨。"这种刺法是慢慢进针，稍摇动其针而深入，在近骨之处将针上下轻轻捻转。"短"是接近的意思，故称短刺。治骨痹等深部病痛。

（9）浮刺："浮刺者，傍入而浮之，以治肌急而寒者也。"这种刺法是斜针浅刺的一种方法，故名浮刺，浅刺勿深以治肌肉寒急。近代应用皮内针法，就是本法的演变。浮刺与毛刺、扬刺同属浅刺法，但是毛刺为少针而浅刺，扬刺是多针而浅刺，与本法均有所不同。

（10）阴刺："阴刺者，左右率刺之，以治寒厥，中寒厥，足踝后少阴也。"这种刺法是左、右两侧穴位同用的刺法。如下肢寒厥，可同刺左右两侧的足少阴太溪穴，以治阴寒。左、右两侧同名穴位相配同刺，近代临床应用较为普遍。

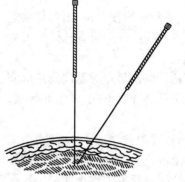

图 3-3 傍针刺

（11）傍针刺："傍针刺者，直刺、傍刺各一，以治留痹久居者。"这种刺法多应用在压痛比较明显，且固定不移，久久不愈的痹证。是先直刺 1 针，再在近傍斜向加刺 1 针，由于正傍配合而刺，故称傍针刺（图 3-3）。这种刺法与齐刺相似，都以加强局部压痛处的通经活络作用而设，临床上可以相互参用。

（12）赞刺："赞刺者，直入直出，数发针而浅之出血，是谓治痈肿也。"这种刺法是直入直出，刺入浅而出针快，是连续分散浅刺出血的刺法，用治痈肿、丹毒等症。"赞"是赞助其消散的意思，故称赞刺。本法与九刺中的络刺、五刺中的豹文刺都是放血刺法，只是归类不同。

二、论补泻

人体疾病的本质是阴阳失去平衡，导致阴阳偏盛偏衰，使人体的气血、脏腑、经络产生虚实的变化。《素问·通评虚实论篇》曰："邪气盛则实，精气夺则虚。"治疗疾病就是使用各种方法做到扶正驱邪,从而恢复机体的阴阳平衡。《灵枢·九针十二原》说:"虚实之要,九针最妙,补泻之时,以针为之。"这说明《内经》极为重视用针刺促使"阴阳平复"来恢复人体健康,达到治病的目的。《内经》论针刺补泻的内容丰富,篇章繁多,这里仅就补泻的原则、补泻的依据、补泻的方法介绍如下。

1. **补泻原则**　《灵枢·官能》曰:"用针之服,必有法则。"用针刺治病,需要遵守的原则很多,其最基本的是补泻原则。《灵枢·九针十二原》说:"凡用针者,虚则实之,满则泄之,宛陈则除之,邪胜则虚之。"这是对全身疾病总的补泻原则而言。对于经络,《灵枢·经脉》中说:"盛则泻之,虚则补之,热则疾之,寒则留之,陷下则灸之,不盛不虚以经取之。"这两者总的精神是一致的,但后者比前者有更具体的针刺要求,如"疾之""留之""灸之""以经取之"等,这说明针刺的补泻是与具体的针刺操作紧密相联系的。了解和掌握好这一特点非常重要,因针刺手法是否恰当是能否实现补与泻的关键。

《灵枢·小针解》还说:"气盛不可补也……气虚不可泻也。"这亦是不可违背必须遵守的原则。否则,会如《灵枢·邪气脏腑病形》说的那样:"补泻反则病益笃。"《难经·七十三难》也说:"补者不可为泻,泻者不可为补。"《难经·八十一难》又叮嘱说:"无实实虚虚,损不足而益有余。"

单纯的虚或实的补与泻,比较好掌握,如果发生了虚实相倾、阴阳相移的复杂情况,则又要遵循补泻的先后。《灵枢·终始》曰:"阴盛而阳虚,先补其阳,后泻其阴而和之;阴虚而阳盛,先补其阴,后泻其阳而和之。"先保其正气,后祛其邪气,是处理复杂情况的根本所在。

《灵枢·根结》说:"形气不足,病气不足,此阴阳气俱不足也,不可刺之,刺之则重不足,重不足则阴阳俱竭。"《灵枢·邪气脏腑病形》针对此提出:"阴阳形气俱不足,勿取以针,而调以甘药。"这说明运用针刺补泻治疗疾病是有一定范围的,在人体阴精阳气、形体气血俱虚的情况下,用针刺是不宜的,仍需用药物来治疗。

《内经》所制定的以上诸项针刺补泻原则,对现代针灸的临床运用仍起着重要的指导作用。

2. **补泻依据**

(1) 辨别虚实:《灵枢·九针十二原》说:"凡将用针,必先诊脉,视气之剧易,乃可以治也。"《灵枢·根结》还讲:"必审五脏变化之病,五脉之应,经络之实虚,皮之柔粗,而后取之。"施治前必须通过四诊合参对病证作出正确的判断,辨明虚实,作为针刺补泻的依据。人体疾病的虚或实,不但脏腑有、经脉有、脉象有、皮肤有,而且《素问·调经论》还指出:"神有余有不足,气有余有不足,血有余有不足,形有余有不足,志有余有不足。"面对这样一些复杂情况,更要按照《灵枢·通天》说的那样:"谨诊其阴阳,视其邪正,安容仪,审有余不足,盛则泻之,虚则补之,不盛不虚以经取之。"因此,先谨慎地对有余、不足作出准确的虚或实的判断,然后才能正确施用补泻治疗。《内经》还十分强调以脉象的变化作为补泻的依据,《灵枢·终始》曰:"脉实者深刺之,以泄其气;脉虚者浅刺之,使精气无得出,以养其脉,独出其邪气。"《灵枢·小针解》曰:"所谓虚则实之者,气口虚而当补之也。满则泄之者,气口盛而当泻之也。宛陈则除之者,去血脉也。邪胜则虚之者,言诸经有盛者,皆泻其邪也。"脉象是病证反映的重要部分,故将它作为补泻依据是有道理的。

《灵枢·刺节真邪》说:"用针者,必先察其经络之实虚,切而循之,按而弹之,视其应动者,乃后取之而下之。"说明经络的虚实现象,可以从切循、按弹和针下感应而加以辨别,凡表现麻痹、厥冷、陷下、瘦弱、针下空虚和感觉迟钝等现象为虚;表现疼痛、红肿、硬结、肥大、针下紧涩和感觉过敏等现象为实。《灵枢·小针解》曰:"粗守关者,守四肢而不知血气正邪之往来也。上守机者,知守气也……其来不可逢者,气盛不可补也。其往不可追者,气虚不可泻也。"这说明针法补泻的一些特点。一般的针灸医师只知道在四肢关节以下的穴位针刺能治疗各种疾病,不注意用持针指端来辨别气血往来、正邪盛衰的细微变化。高明的针灸医师则不然，将针刺入穴位后，细心地体察指下气血、正邪活动的状态，根据经气的虚实情况而施行补泻。

（2）审察形神：《灵枢·终始》说："凡刺之法，必察其形气。"《灵枢·寿夭刚柔》说："人之生也，有刚有柔，有弱有强，有短有长，有阴有阳。"说明针刺治疗前必须诊察患者体质、形态的强弱与神气的盛衰。《灵枢·小针解》说："神者，正气也。"《素问·八正神明论篇》说："故养神者，必知形之肥瘦，营卫血气之盛衰。血气者，人之神，不可不谨养。"张介宾说："形者神之体，神者形之用，无神则形不可活，无形则神无以生。故形之肥瘦，营卫血气之盛衰，皆入神之所赖也。故欲养神者，不可不谨养其形。"张志聪又指出："知形之肥瘦，则知用针之浅深；知血气之盛衰，则知方圆之补泻。血气者，五脏之神气也。能知形之肥瘦，气之盛衰，则针不妄用，而神得养也。"

人的形态和气质，《灵枢》分别为"五态"，《灵枢·通天》说："盖有太阴之人、少阴之人、太阳之人、少阳之人、阴阳和平之人。凡五人者，其态不同，其筋骨气血各不等。"并指出："古之善用针艾者，视人五态乃治之，盛者泻之，虚者补之。"在临床上虽然不能机械地拘守"五态"来施行治法，但必须了解患者平素体质的强弱及阴阳属性，作为施治的参考和依据。一般地说，偏于刚者为阳，偏于柔者为阴，阴阳不分强弱其平衡者为阴阳和平之人。

针刺的效果与人的精神活动有密切关系，故《灵枢·本神》说："凡刺之法，必先本于神。""是故用针者，察观病人之态，以知精神魂魄之存亡得失之意，五者已伤，针不可以治之也。"

（3）明辨经络：施行针灸一定要熟悉经络理论。《灵枢·本输》说："凡刺之道，必通十二经络之所终始，络脉之所别处，五输之所留，六腑之所与合……阔数之度，浅深之状，高下所至。"这里讲的十二经络之所终始，不单指十二经脉循行起止点，还与根结有关。《灵枢·根结》指出："九针之玄，要在终始，故能知终始，一言而毕，不知终始，针道咸绝。太阳根于至阴，结于命门……阳明根于厉兑，结于颡大。"终始根结的理论直接指导着针刺治疗的上病下取、下病上取的原则。"络脉之所别处"，指的是十五络从经脉别出的穴位，如《灵枢·经脉》说："手太阴之别，名曰列缺，起于腕上分间……其病实则手锐掌热，虚则欠㰦，小便遗数。"络脉的循行分布、虚实病证与针刺补泻关系极为密切，不能忽视。"五输之所留"，指的是《灵枢·本输》所论述"五输穴"的穴名、属性、气血流注状态等，这部分输穴是针刺的最常用穴，一定要掌握好。"六腑之所与合"，既指脏与腑的六对相合，也指六腑下合穴，这些穴位是清降六腑之气的要穴，更要重视它。经络气血的多少与盛衰，邪客于经络的部位都直接关系到针法的具体施行。

《灵枢·卫气失常》说："夫病变化，浮沉深浅，不可胜穷，各在其处。病间（轻）者浅（刺）之，甚（重）者深（刺）之，间者小之，甚者众之，随变而调气。"意指根据病变部位的深浅和病情的轻重等情况，分别采用适当的刺法以达到调气。这种辨证施治的思想，在后世针灸书籍中也有阐发。如杨继洲说："变通随乎证，不随乎法。"汪机说："夫病变无穷，灸刺之法亦无穷。或在上，下取之；或在下，上取之；或正取之，或直取之，审经与络，分血与气，病随经所在，穴随经而取，庶得随机应变之理。"这些论述，都是强调经络理论的重要性。

3. 补泻方法 "补虚泻实"是针灸治疗的总则，《灵枢·九针十二原》说："虚实之要，九针最妙。补泻之时，以针为之。"用针刺实现补泻，补法在于顺其气，或将气向内推送，使正气有所补益；泻法就是逆其气，折其病势，将气向外引伸，使邪气有所散逸。补泻手法贯穿于从进针到出针全过程中，其效应还应受到患者体质和功能状态的影响。所以，补泻手法的应用，必须根据实际情况来掌握，不能千篇一律地生搬硬套。

（1）迎随法："迎随"意指逆顺，这是补泻法的总则，又可概称各种补泻法为"迎随"。《灵枢·九针十二原》说："往者为逆,来者为顺,明知逆顺,正行无问。逆而夺之,恶得无虚;追而济之,恶得无实。迎之、随之,以意和之,针道毕矣。"《灵枢·小针解》说:"针以得气,密意守气勿失也。其来不可逢者,气盛不可补也;其往不可追者,气虚不可泻也……知其往来者,知气之逆顺盛虚也……往者为逆,言气之虚而小,小者为逆也。来者为顺者言形气之平,平者为顺也。明知逆顺……迎而夺之者泻也,追而济之者补也。"《灵枢·终始》说:"阴者主脏,阳者主腑,阳受气于四末,阴受气于五脏。故泻者迎之,补者随之,知迎知随,气可令和。和气之方,必通阴阳。"综上所说,迎随讲的不是具体的补泻针刺法,而是各种具体的针刺补泻法都要依据人体经气的盛衰、大小、逆顺和阴阳脏腑受气的部位而采取"实者,迎而夺之",逆其气,折其势;"虚者,随而济之",顺其气,扶正气的措施来达到补虚泻实之目的。

(2)徐疾法:"徐"是慢的意思,"疾"是快的意思。《灵枢·九针十二原》说:"刺之微,在速迟。""徐而疾则实,疾而徐则虚。"《灵枢·小针解》说:"知气之虚实,用针之徐疾也。"《灵枢·邪客》说:"持针之道,欲端以正,安以静,先知虚实而行疾徐。"《灵枢·官能》说:"明于调气,补泻所在,徐疾之意。"《内经》这样多次强调用针刺的不同速度,去实现补虚泻实的目的,这足以说明《内经》是把"用针之徐疾"作为针刺补泻具体操作的基本原则来对待的。

徐疾只是一种用针的快慢速度,用徐疾来实现补泻必须结合具体的针法,如进出针、提插、捻转、开阖来施行。徐疾的不同速度,经过后人的实践和摸索,认为在施行时还必须结合用力的大小,"紧""慢"的操作才能真正实行补与泻,使之能将正气向内推,达到补益的目的;反之,能将邪气向外伸引达到散逸的目的。

(3)提插法:"提插"二字《内经》中没有直接提出,《灵枢·官能》说:"泻必用员……疾而徐出,伸而迎之。""补必用方……微旋而徐推之……疾出之……"其中所说的"伸"就是提的意思,"推"就是插的意思。其实《内经》中的"内"和"出"虽然主要指进针和出针的概念,但一次的进针和出针对人体的生理功能起不了多大的影响,必须多次的"内针"和"出针"才能起作用,可见"内"和"出"也有提插的含义。上述引文指出,泻法着重在"伸而迎之"的提针手法上,但它是在"疾内徐出"的基础上施行的;补法着重在"徐推之"慢慢插针的操作上,但仍要结合"疾出之"的手法来实现使"真气乃存"。上述所说与《灵枢·小针解》讲的:"徐而疾则实言徐内而疾出也;疾而徐则虚言疾内而徐出也"的主张是一致的,将用针徐疾的不同速度,结合到具体的提插法中去,才能实现引阳气深入或引邪气外出的目的。

(4)捻转法:《灵枢·官能》说:"泻必用员,切而转之,其气乃行,疾而徐出,邪气乃出,伸而迎之,摇大其穴,气出乃疾。补必用方,外引其皮,令当其门……推其肤,微旋而徐推之……欲微以留,气下而疾出之,推其皮,盖其外门,真气乃存。"捻转在补泻中的应用,《内经》只此一段讲得比较详细。泻法时用"切而转之",补法时用"微旋"。两者比较,泻法转动针身时,用力重,角度大,速度也快;补法只是微旋针身,用力轻,角度小,速度也慢,这说明捻转法也有徐疾不同的用针速度。从上述引文从中还可看出,捻转的泻法一定要与针的疾进徐出同用,才能使"其(经)气乃行""气出乃疾"。捻转的补法一定要与针的"徐推""疾出"同用,才能使"真气乃存"。这段引文的旨意,补泻手法的核心是徐疾的提插法,捻转只是协同提插完成引阳气入深,或引邪气外达的补泻作用。

《内经》对于捻转针法的描述很粗略,只有"转针"和"微旋"的记载,这与处在《内经》时代的针具结构有关。当时的毫针针柄是扁四棱形,操作时不可能用拇、示二指搓动针柄使之做360°以上的来回转动,只能在180°以下做微旋或转动针身。到了宋代以后,毫针的针柄制成了圆柱形,用手指搓动针柄使针身旋转成为可能,从而促使了捻转针法的发展。捻转以平面转动为主,必须结合针身的上下提插才能达到引阳入深或引阴外出的作用。操作时拇指向前捻结合下按(插),拇指向后捻结合上提。左右捻转和上下提插一样,都是相对反复动作。以拇指和示指末节的指腹部来回转针,有进有退,只是从用力轻重和速度的快慢来区分是以"左"为主,还是以"右"为主,而不是指单方向的连续捻转。

(5) 呼吸法:是在用针刺补泻时与患者的呼吸相配合的方法,《素问·离合真邪论篇》说:"吸则内针,无令气忤;静以久留,无令邪布;吸则转针,以得气为故;候呼引针,呼尽乃去,大气皆出,故命曰泻。""呼尽内针,静以久留,以气至为故……候吸引针,气不得出,各在其处,推阖其门,令神气存,大气留止,故命曰补。"这是当患者吸气时进针、转针,呼气时退针,为泻法;相反呼气时进针、转针,吸气时退针,为补法。在进、出针时配合患者的呼吸符合迎随补泻总则,故称为呼吸补泻法。元明时代针灸家还以呼吸配合提插及左右转针,如左转配合呼气、右转配合吸气等。这时代的针灸家还主张,医者的针刺手法操作,主动地配合患者的自然呼吸,称为"自然呼吸"。若要求患者的呼吸被动地去配合医者的针刺手法操作,称为"使然呼吸"。这是医者根据自己的手法操作,随时发出命令,要求患者呼气或吸气来配合医者对毫针的提插或捻转。呼吸除用于配合补泻之外,还用于配合候气和催气。如缓慢而深沉的腹式呼吸,有助于针感的传导。呼吸补法采用鼻吸口呼、泻法采用口吸鼻呼有助于诱导针下产生凉热针感。在进针、出针时配合呼吸,还可以减轻针刺的痛感。

(6) 开阖法:《灵枢·官能》说:"泻必……摇大其穴,气出乃疾;补必……气下而疾出(针)之,推其皮,盖其外门,真气乃存。"《灵枢·终始》说:"一方实,深取之,稀按其痏,以极出其邪气;一方虚,浅刺之,以养其脉,疾按其痏,无使邪气得入。"《素问·刺志论篇》说:"入实者,左手开针孔也;入虚者,左手闭针空也。"综上所述,其具体操作方法是:补法,在施针引阳入深后,出针时疾按针孔,使"真气乃存","以养其脉",达到补的作用。泻法,在施针伸而迎之,摇大针孔,使"极出其邪气",以达到泻邪治病的作用。这实际上是对针刺所产生的引阳入深、引阴外出而采取的一种辅助措施,以进一步促使补泻效果得以实现,而开阖本身并不能直接产生补或泻的效果。

至于《素问·针解篇》所说"补泻之时,与气开阖相合也",则是指营卫气血流注的盛衰而言。张介宾注:"气至时谓之开,已过未至谓之阖。补泻之时者,凡诸经脉气昼夜周行五十度,各有所至之时……故《卫气行》曰:谨候其气之所在而刺之,是谓逢时。此所谓补泻之时也。又若针下之气来,谓之开,可以迎而泻之;针下之气去谓之阖,可以随而补之,此皆针与气开阖相合之义。"后世将此法发展为子午流注针法中的"纳支法"。

三、论灸法

灸法作为针灸学的重要组成部分,在《内经》中也有一些论述,虽然不像针法论述的那样完整、全面和详细,但也阐明了一些重要思想、法则及具体应用的病证。灸法在《内经》中常与针刺、砭石、药物并列,各有所施,据证而治。

1. 灸法作用与应用法则

(1) 针所不为,灸治所宜:《灵枢·官能》说"针所不为,灸治所宜……阴阳皆虚,火自当之。厥而寒甚,骨廉陷下,寒过于膝,下陵三里。阴络所过,得之留止,寒入于中,推而行之;经陷下者,火则当之;结络坚紧,火所治之。"另《灵枢·刺节真邪》说:"宗气留于海,其下者注于气街,其上者走于息道。故厥在于足,宗气不下,脉中之血,凝而留止,弗之火调,弗能取之。"指出了"阴阳皆虚"、"厥而寒甚"、"经陷下"、"结络坚紧"、"厥在于足",是灸法擅长治疗的病证或者说不是针法的优势病证,说明灸法的作用性质和主治范围与针法不同,突显了灸法在临床上有其特殊的功效。

（2）寒则热之、治寒以热：《素问·至真要大论篇》提出了寒证的治疗原则"寒则热之""治寒以热"。《内经》中，对寒证使用灸法的论述较多。灸法治疗寒证，包括内寒与外寒。《素问·异法方宜论篇》说："北方者，天地所闭藏之域也。其地高陵居，风寒冰冽，其民乐野处而乳食，脏寒生满病，其治宜灸焫。故灸焫者，亦从北方来。"这里所说的"脏寒"是由于寒凝于内，伤及中土之阳导致的胀满发生。《灵枢·禁服》说："陷下者，脉血结于中，中有著血，血寒，故宜灸之。"《灵枢·刺节真邪》也说："治厥者，必先熨调和其经，掌与腋、肘与脚、项与脊以调之，火气已通，血脉乃行。"这些是指的阳气不足，不能振奋脉气而陷下，由于阳虚内寒，则血凝不畅，著血不行，而结于脉中。其治以灸为宜。因血得温而行速，得寒则行迟，故当令其温而行之，血行则病可除。

（3）陷下则灸之，病生于脉治之与灸刺："陷下则灸之"是《内经》中提出的灸法的一个重要法则。《灵枢·经脉》在每十二脉病候后面，都列举了治疗原则，"为此诸病，盛则泻之，虚则补之，热则疾之，寒则留之，陷下则灸之，不盛不虚，以经取之"。原文直接提示，无论何病，"脉陷下"是使用灸法的指征，是有别于针刺治疗的适应病候。一般认为，《灵枢·经脉》是引用《灵枢·禁服》的文字，《灵枢·禁服》有更加具体的阐述，"盛则泻之，虚则补之，紧则先刺而后灸之，代则取血络而后调之，陷下则徒灸之。陷下者，脉血络于中，中有著血，血寒，故宜灸。不盛不虚，以经取之。"

"病生于脉治之与灸刺"也为灸法的法则之一。《灵枢·九针论》记载不同组织（脉、筋、肉）疾病时，对于治疗方法的选择，"形乐志苦，病生于脉，治之以灸刺。形苦志乐，病生于筋，治之以熨引。形乐志乐，病生于肉，治之以针石"。而病生于脉，可以选择灸法与刺法治疗。此外，还有"紧则先刺而后灸之"，提示灸法和针刺的配合使用。

（4）虚损诸证多宜灸之：对于虚损诸证的治疗，《内经》中论述较多，灸法即是常用的方法。《灵枢·官能》说："阴阳皆虚，火自当之。"《素问·阴阳应象大论篇》说："形不足者，温之以气。"《素问·至真要大论篇》也说："劳者温之……损者温之。"《素问·通评虚实论篇》更具体指出："络满经虚，灸阴刺阳；经满络虚，刺阴灸阳。"这些都说明了灸法具有温阳、益气、补虚的作用而适宜于虚损诸证的治疗。

（5）五脏之病灸其五俞：《灵枢·背腧》说："胸中大腧在杼骨之端，肺腧在三焦之间，心腧在五焦之间，膈腧在七焦之间，肝腧在九焦之间，脾腧在十一焦之间，肾腧在十四焦之间。皆挟脊相去三寸所，则欲得而验之，按其处，应在中而痛解，乃其输也。灸之则可，刺之则不可。"这里所说的五脏之腧穴即指五脏的背俞穴。《素问·阴阳应象大论》说"阴病治阳"，五脏属阴，背部属阳，五脏之病取之背俞是谓阴病治阳，且宜用灸法来治之。

（6）艾灸通调经气：《灵枢·经水》记载："十二经之多血少气，与其少血多气，与其皆多血气，与其皆少血气，皆有大数。其治以针艾，各调其经气。"原文阐述了灸法具有温经调气的作用。

2. 灸法操作要点及注意事项　《内经》中还就灸法操作中的相关关键技术进行了阐述。归纳如下。

（1）得气穴为定：《灵枢·四时气》针对黄帝的疑问"灸刺之道，何者为定？"岐伯回答说："四时之气，各有所在，灸刺之道，得气穴为定。"指出了灸法治疗中，也重视和强调腧穴定位、取穴的重要性。

（2）五脏背俞"灸之则可，刺之则不可"：《灵枢·背腧》在叙述完五脏背俞穴后，指出"灸之则可，刺之则不可"。可能是因为针刺背俞穴出现过医疗事故，故而留下这样的文字。但是，《素问·血气形志篇》记载五脏背俞穴定取方法后，指出"是谓五脏之俞，灸刺之度也"，提示背俞穴并非不能针刺。所以，此句当辨证视之。

(3) 灸有度量：《灵枢·经水》讨论了灸法的度量。首先针对针灸临床治疗，提出量化，"刺之深浅，灸之壮数"；其次，借用刺法来说明灸之量，"夫经水之应经脉也，其远近浅深，水血之多少各不同，合而以刺之，奈何？……其少长、大小、肥瘦，以心撩之，命曰法天之常。灸之亦然"，而假如艾灸过量，则"得恶火则骨枯脉涩"；最后，又强调由于个体差异的存在，"其可为量度者，取其中度也，不甚脱肉，而血气不衰。若失度之人，消瘦而形肉脱者，恶可以量度制乎……因适而为之真也"。这里提示《内经》时代对于灸量(壮数)的把握，既有原则性又有灵活性，关键是"法天之常"、"取其中度"、"因适而为之真"。

(4) 灸有补泻：《灵枢·背腧》依据补虚泻实原则，指出了艾灸补泻方法："以火补者，毋吹其火，须自灭也。以火泻者，疾吹其火，传其艾，须其火灭也。"我们必须看到，艾灸过程中，吹不吹火，直接关系到灸火的大小、燃烧的快慢等因素。这两个因素又是构成艾灸量的基本要素。

第二节 | 《难经》论刺法

《难经》是一部阐述《内经》中有关脉学、经络、脏腑、疾病、腧穴、针法等问题的著作，全书以质疑问难形式共分八十一难，其中第六十九难至八十一难主要讨论针法及其补泻法的运用。《难经》进一步丰富了《内经》的理论，对后世刺法学术的发展有重要影响。

一、荣卫补泻

《难经·七十六难》："何谓补泻，当补之时，何所取气？当泻之时，何所置气？然：当补之时，从卫取气；当泻之时，从荣置气。其阳气不足，阴气有余，当先补其阳，而后泻其阴；阴气不足，阳气有余，当先补其阴，而后泻其阳。荣卫通行，此其要也。"卫为阳，行于体表，荣为阴，行于脉中。补应取卫阳之气，泻应弃营阴之物。

荣卫补泻的具体操作，《难经·七十八难》曰："得气，因推而内之，是谓补；动而伸之，是谓泻。"就是说：补法是进针到浅层得气后，将针推进下插，引卫分阳气深入；泻法是进针到深层得气后，将针动而上提，引荣分阴血浅出。

二、针刺深浅

1. 依荣卫分深浅 人体营卫之气的运行，卫气行于皮肤，先充络脉，散布在浅表；营气行于经隧，处于深里。因此，《难经》主张刺卫者宜浅，刺营者宜深；刺营无伤卫，刺卫无伤营。

《难经·七十一难》曰："针阳者，卧针而刺之；刺阴者，先以左手摄按所针荣俞之处，气散乃内针。"针卫阳时，只宜浅刺，用沿皮横刺(卧针)，以免伤及深层营气。当刺营阴时，为了不损伤在表的卫阳之气，须先用左手按压穴位，使浅层的卫气散开然后针刺。这要求针刺候气时对深浅度做到心中有数，有的放矢。

2. 依四时分深浅 除《内经》论述的影响针刺深浅的因素，如针刺部位、病情需要、针感程度外，《难经》还主张针刺深浅需参考季节因素。

《难经·七十难》曰："春夏者，阳气在上，人气亦在上，故当浅取之；秋冬者，阳气在下，人气亦在下,故当深取之。"根据"天人相应"的原则,春夏季,自然界的阳气向上,人体的阳气也趋于体表,故针刺宜浅;秋冬季,自然界的阳气向下,人体的阳气也趋向深层,故针刺宜深。

三、四时针刺

《难经》不但主张因四时不同而针刺深浅有别,而且还提出五输穴在四时的不同应用。

1. **从阳引阴,从阴引阳**　《难经·七十难》:"春夏各致一阴,秋冬各致一阳者,何谓也? 然:春夏温,必致一阴者,初下针,沉之至肾肝之部,得气,引持之阴也。秋冬寒,必致一阳者,初内针,浅而浮之至心肺之部,得气,推内之阳也。是谓春夏必致一阴,秋冬必致一阳。"意指春夏宜从深层(肝肾部)引出阴气(一阴),秋冬则宜从浅层(心肺之部)纳入阳气(一阳)。

2. **五季、五脏应五输**　《难经·七十四难》曰:"《经》言春刺井,夏刺荥,季夏刺输,秋刺经,冬刺合者,何谓也? 然:春刺井者,邪在肝;夏刺荥者,邪在心;季夏刺输者,邪在脾;秋刺经者,邪在肺;冬刺合者,邪在肾……四时有数,而并系于春夏秋冬者也。针之要妙,在于秋毫者也。"

第三节　其他医籍论刺灸法

一、《金针赋》

《金针赋》是一篇专论针法的著作,目前首见于明初针灸学家徐凤所编著的《针灸大全》。据《金针赋》序所说,其作者号称泉石(真实姓名不详)。泉石先生于洪武戊辰年(1388 年)开始学习针法,受业于倪孟仲(洞玄先生)和彭九思(东隐先生)。经过两位老师的指导,以及他本人的钻研,对针灸学有了较深的造诣。至永乐己丑年(1409 年),退寓西河,自称泉石先生。正统己未年(1439 年)春末,他因病休养,乃将当时流传的针法书籍"删繁撮简",写成了这篇《金针赋》。徐凤将其刊载于《针灸大全》卷五之中,徐氏在《金针赋》序之前,有这样一段收载说明:"此《金针赋》,乃先师秘传之要法。得之者,每每私藏而不以示人,必待价之金乃可得也。予今以活人为心,更不珍藏,载于卷中,与同志之士共知。学者慎勿轻视,若能熟读祥味,久当见之,则用针之法,尽于此矣。"

《金针赋》汇集了前人针法之精华,并加与发挥、创新,故备受明清以来针灸医家的重视与推崇,在历史上对针法的发展起到了承前启后的作用。全书共分九节,内容以针刺手法为主,简明扼要,便于记诵,其中的"飞经走气四法""治病八法"对后世影响很大,在《医学入门》《针灸问对》《针灸大成》等书中都有所论述。近人所称综合补泻手法也大都来源于此,现就其有关针法的内容进行介绍。

(一)下针十四法

针刺基本手法,窦汉卿《针经指南》中归纳为手指十四法,即动、摇、进、退、搓、盘、弹、捻、循、扪、摄、按、爪、切等法。《金针赋》对此做了总结归纳,把它连贯起来说:"爪而切之,下针之法;摇而退之,出针之法;动而进之,催针之法;循而摄之,行气之法;搓则去病;弹则补虚;肚腹盘旋,扪为穴闭;重沉豆许曰按,轻浮豆许曰提;一十四法,针要所备。"这里将捻归并入"搓",另加"提",以与"按"

对举。

（二）飞经走气四法

飞经走气包括青龙摆尾、白虎摇头、苍龟探穴、赤凤迎源四法，简称"龙虎龟凤"，均属"通经接气之法"。"若关节阻涩，气不过者"，可起"过关过节催运气"的作用。适用于经络气血壅滞之证，或用于在关节附近针刺而不得气者，作为通经接气的催气手法，以促使针感通经过关而达病所。

1. 青龙摆尾 《金针赋》："青龙摆尾，如扶船舵，不进不退，一左一右，慢慢拨动。"其针法是：斜刺进针，得气后提针至天部，按倒针身，针尖指向患处。执住针柄不进不退，向左右摇摆九阳数，缓缓将针拔出，以棉签急闭针孔。"一左一右，慢慢拨动"，能够达到通关过节、催发经气、通络散结的目的，可以治疗因病邪阻滞经络关节所致的经气不通。本法在《针灸大成·三衢杨氏补泻》中称"苍龙摆尾"。

2. 白虎摇头 《金针赋》："白虎摇头，似手摇铃，退方进圆，兼之左右，摇而振之。"其针法是：进针至地部，得气后两指扶针尾向外退针，再行退方进圆的手法，左右摇动，有如摇铃，其间要有停顿，以使针体振动，能够达到行气、疏通经络、推行经气的目的，可以清热泻火、祛风化痰、行气活血。

3. 苍龟探穴 《金针赋》："苍龟探穴，如入土之象，一退三进，钻剔四方。"其针法是：直刺进针，得气后自深层退至浅层皮下。依先上后下，自左向右的次序斜刺进针，更换针向。每一方向，由浅入深，分三部徐徐而行，待取得针感后，则一次退至浅层，再改变针向进针，出针后按闭针孔。"钻"指扩大针法的刺激面积，"剔"指增强对局部组织的刺激量，两种操作配合运用，不仅能达到探索、增强针感的目的，如龟入土探穴四方钻剔，向不同方向探刺以寻找最佳针刺感应，而起到疏通经络、推行经气的作用；并且经脉居深，该刺法有引气入深的作用。

4. 赤凤迎源 《金针赋》："赤凤迎源，展翅之仪，入针至地，提针至天，候针自摇，复进其元（指人部、中层），上下左右，四围飞旋。"其针法是：消毒后直刺进针至深层，再退针至浅层，待针下得气，针体自摇，插针至中层，边提插，边捻转，然后用刺手拇、示二指呈交互状，力度要均匀一致，以达四围飞旋之状，出针后按闭针孔，从而起到行气、守气、疏通经络的作用。

（三）治病八法

《金针赋》描述了烧山火、透天凉、阳中隐阴、阴中隐阳、子午捣臼、进气（龙虎交战）、留气、抽添等手法，称为治病八法，成为后世补泻手法中的主要内容。由于这些手法的操作步骤较多，所以对其中一些动作规范化，定出了一定的次数。即分别以九或六作为基数，一般补法用九阳数，泻法用六阴数。如补法用三九二十七，或七七四十九（少阳），或九九八十一（老阳）数。泻法用三六一十八，或六六三十六（少阴），或八八六十四（老阴）数。"指下玄微，胸中活法，一有未应，反复再施"。

1. 烧山火、透天凉 《金针赋》："一曰烧山火，治顽麻冷痹。先浅后深，用九阳而三进三退，慢提紧按，热至紧闭插针，除寒气有准。"其针法是：视穴位的可刺深度，分作浅、中、深三层操作。先浅后深，每层（部）依次各做紧按慢提（或用捻转补法左转）九数，然后一次将针从深层退至浅层，三进一退，称之为一度（图3-4）。如此反复施术数度，使针下产生温热感，即插针至深层留针。本法也可结合其他补泻手法中的补法同用，如在患者呼气时进针插针，吸气时退针出针，出针后迅速扪闭针孔等。《医学入门》有曰："扳倒针头，令患人吸气五口，使气上行，阳回阴退。"

烧山火一法，为针刺补法的综合应用。通过手法使阳气入内，可使患者在局部或全身出现有温热感，所以称作"烧山火"。《素问·针解篇》："刺虚则实之者，针下热也，气实乃热也。"所以说，烧山火适用于顽麻冷痹等虚寒之证。

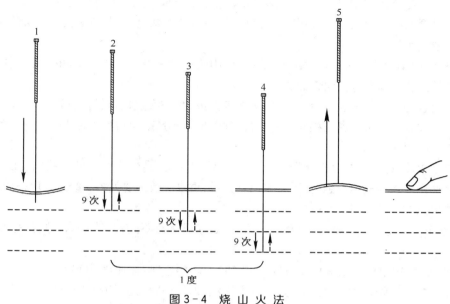

图 3-4　烧 山 火 法

《金针赋》:"二曰透天凉,治肌热骨蒸。先深后浅,用六阴而三出三入,紧提慢按,徐徐举针,退热之可凭。"《针灸问对》:"一次疾插入地,三次慢按至天,故曰疾按慢提。"其针法是:视穴位的可刺深度,分作浅、中、深三层操作。针刺入后直插深层,先深后浅,依次在每一层中各紧提慢按(或右转)六数,逐层退出,一进三退,称之为一度(图 3-5)。如此反复施术数度,使之能引起凉感。本法也可结合其他补泻手法中的泻法同用,如在患者吸气时进针插针,在呼气时退针出针,出针时摇大其孔,不扪其穴等。

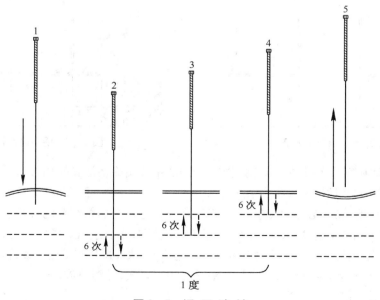

图 3-5　透 天 凉 法

透天凉一法与烧山火相对,为针刺泻法的综合应用。通过手法使阴气向外,可使患者出现凉感,所以称作"透天凉"。《素问·针解篇》:"满而泄之者,针下寒也,气虚乃寒也。"所以说,透天凉适用于肌热骨蒸等热证。

综合来看,烧山火与透天凉两法主要以徐疾法中的三进一退或一进三退和提插法中的紧按慢提或紧提慢按结合九六数等法组合而成。

三进一退,即分三部(浅、中、深三层)依次逐步推进,而一次直接退针。三进而一退,体现了徐进疾出的补法原则。一进三退则相反,一次推进到深层,再分三部依次逐步退针。一进而三退,体现了疾进徐出的泻法原则。

应用烧山火或透天凉法,以选用肌肉比较丰厚处的穴位为宜,头面、胸壁、肢端等肌肉浅薄处的穴位不宜使用。当得气感应强时,手法也不宜太重,重复次数不要太多。经过数度操作而始终未引起温热或凉感的,更不可强为其难。

临床上烧山火和透天凉两法的具体操作方法,各家虽略有不同,但其基本原则都是遵循《金针赋》的手法。

2. 阳中之阴(阳中隐阴)、阴中之阳(阴中隐阳)　阳中之阴(阳中隐阴)为先补后泻法。《金针赋》:"三曰阳中之阴,先寒后热。浅而深,以九六之法,则先补后泻也。"(图3-6)

阴中之阳(阴中隐阳)与阳中之阴(阳中隐阴)对称,为先泻后补法。《金针赋》:"四曰阴中之阳,先热后寒。深而浅,以六九之方,则先泻后补也。"(图3-7)

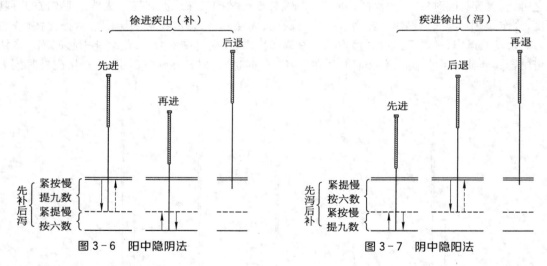

图3-6　阳中隐阴法　　　　　　　　图3-7　阴中隐阳法

阳中之阴(阳中隐阴)和阴中之阳(阴中隐阳)两法主要由徐疾法和提插法,亦可用捻转法组合而成,均属补泻兼施法,适用于虚实夹杂之证。

3. 子午捣臼、进气法(龙虎交战)　子午捣臼是一种捻转提插相结合的针刺手法。"子午",指左右捻转;"捣臼",指上下提插。《金针赋》:"五曰子午捣臼,水蛊膈气。落穴之后,调气均匀,针行上下,九入六出,左右转之,千遭自平。"其针法是:进针得气后,先紧按慢提九数,再紧提慢按六数,同时结合左右捻转,反复施行(图3-8)。本法导引阴阳之气,补泻兼施,又有消肿利水作用,可用于水肿、气胀等顽固性病证。

进气法与龙虎交战均是针对疼痛症状施行的手法。《金针赋》:"六曰进气之诀: 腰背肘膝痛,浑身走注疼。刺九分,行九补,卧针五七吸,待气上行,亦可龙虎交战,左撚九而右撚六,是亦住痛之针。"

进气法主要是在深层施行补法,进针后刺入深层(九分)施行补法,如紧按慢提九数,然后将针卧,针尖向上(向心)让针下感应上行。龙虎交战则通过左右反复交替捻转以镇痛。"龙",指左转;"虎",指右转;左转右转两法反复交替进行称"交战"(图3-9)。进针后先以左转为主,即拇指向前用力捻转九数;再以右转为主,即拇指向后用力捻转六数;如此反复施行多次,也可分浅、中、深三层重复进行。进气法(龙虎交战)可温阳散寒,通经止痛,用于治疗阳虚寒凝所致的疼痛性病证。

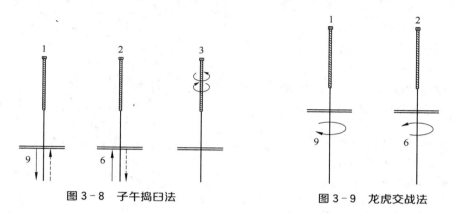

图3-8 子午捣臼法　　　　图3-9 龙虎交战法

4. **留气与抽添法** 留气法由徐疾和提插法组合而成。《金针赋》:"七曰留气之诀:痃癖癥瘕,刺七分,用纯阳,然后乃直插针,气来深刺,提针再停。"其针法是:进针后刺入中层(七分),施行补法,如紧按慢提九数,然后将针直插至深层,再提针回原处,使气留针下而消积聚。有温经行气活血的作用。

抽添法即提按出纳之状,"抽",指上提;"添",指按纳。本法操作时要浅深、上下提插搜寻,一提再提,一按再按,所以用"抽添"为名。《金针赋》:"八曰抽添之诀,瘫痪疮癞。取其要穴,使九阳得气,提按搜寻,大要运气周遍,扶针直插,复向下纳,回阳倒阴。"其针法是:进针后先提插或捻转九数以促使得气,再向周围做多向提插,然后再向下直刺按纳。抽添法可行气活血,疏通经络,治疗瘫痪麻痹等顽固性病证。

二、《针灸大成》

《针灸大成》成书于明万历辛丑年(1601年)。作者杨继洲,字济时,衢州(今浙江衢州,其地有三衢山,故又称"三衢")人。有家传《卫生针灸玄机秘要》一书,后经扩充辑集为《针灸大成》十卷。《针灸大成》是我国明代以前针灸学术发展的总结,内容极其丰富,对继承和发展我国针灸学术、推广针灸的应用、开展针灸教育等均具有重要的意义。书中引载各家针法,内容甚为丰富,除《内经》《难经》《金针赋》外,还介绍了《神应经》、南丰李(梴)氏、四明高(武)氏、三衢杨(继洲)氏诸家之法。其中,关于杨氏针法的内容尤为详备。《针灸大成》卷四为针刺手法部分,创立了12种按针刺操作步骤排序的十二字分次第手法;归纳出了下手八法;提出了补泻分"大补大泻"和"平补平泻"及家传杨氏针法,极大地丰富了针刺手法的内容。

(一) 十二字手法与下手八法

《针灸大成·三衢杨氏补泻》:"针法玄机口诀多,手法虽多亦不过:切穴持针温口内,进针循摄退针搓,指捻泻气针留豆,摇令穴大拔如梭。"杨氏将针法的基本操作步骤总结归纳为十二种(十二字分次第手法),即:爪切、指持、口温、进针、指循、爪摄、针退、指搓、指捻、指留、针摇、指拔(表3-4)。同时,又把进针时的一些基本操作归纳为"下手八法",即揣、爪、搓、弹、摇、扪、循、捻八种(表3-5)。

表3-4　杨氏十二字手法

手法	操　作	作　用
爪切	左手大指爪甲重切其针之穴	令气血宣散,然后下针不伤于营卫
指持	右手持针于穴上	准备进针
口温	入口中温热	此法今已不用
进针	神定、息匀,审穴在何部分,重切经络,少待方可下手	将针刺入
指循	用指于所属部分经络之路上下左右循之	使气血往来,上下均匀,针下自然气至沉紧
爪摄	随经络上下用大指爪甲切之	针下邪气滞涩不行者,其气自通行也
针退	分明三部,一部一部缓缓而退	由深出浅
指挫	转针如搓线之状,勿转太紧	泄气
指捻	治上大指向外捻,治下大指向内捻……如出至人部,内捻者为之补,转针头向病所,令取真气以至病所……外捻者为之泻,转针头向病所,令挟邪气退至针下出也	行气,内外移行上下
指留	出针至于天部之际,在皮肤之间留一豆许,少时方出针(出针前稍作一停留)	令营卫纵横散
针摇	以指捻针如扶人头摇之状	泻法:使孔穴开大,邪气出如飞
指拔	待针下气缓不沉紧,用指捻针如拔虎尾	起针

表3-5　下针八法表

手法	作　用	方　法
揣	取准孔穴	凡点穴,以手揣摸其处,以法取之,按而正之,以大指爪切掐其穴,于中庶得,进退方有准
	免伤荣卫	刺荣掐按其穴,以针而刺;刺卫撮起其穴,卧针而刺
爪	宣散气血,欲使不痛	爪而下之,左手重而切按,右手轻而徐入
搓	补泻	搓而转者,如搓线之貌,勿转太紧,左补右泻
弹	补	先弹针头,待气至,却进一豆许,先浅后深,自外推内
摇	泻	先摇动针头,待气至,却退一豆许,乃先深后浅
扪	补	欲补时,出针扪闭其穴
循	令气血宣散,邪气散泄	凡泻针,必以手指于穴上四旁循之
捻	行气	治上,大指向外捻;治下,大指向内捻。如出针,内捻令气行至病所,外捻令邪气至针下而出

下手八法中,爪、搓、摇、循、捻分别与爪切、指搓、针摇、指循、指捻五法相同。"揣",主要是"以手揣摸其处",探明穴位的准确位置。"弹",是"先弹针头(针尾)"再配合插针,是"补针之法"。"扪",是在"欲出针时,就扪闭其穴,不令气出,使血气泄,乃为真补"。

（二）补针与泻针要诀

杨氏将针法补泻归纳有补针要法和泻针要法，见于《针灸大成·经络迎随设为问答》："补针之法，左手重切十字缝纹，右手持针于穴上，次令病人咳嗽一声，随咳进针，长呼气一口，刺入皮三分。针手经络者，效春夏停二十四息；针足经络者，效秋冬停三十六息。催气针沉，行九阳之数，撚九撅九，号曰天才。少停呼气二口，徐徐刺入肉三分，如前息数足，又觉针沉紧，以生数行之，号曰人才。少停呼气三口，徐徐又插至筋骨之间三分，又如前息数足，复觉针下沉涩，再以生数行之，号曰地才。再推进一豆，谓之按，为截，为随。此为极处，静以久留，却须退针至人部，又待气沉紧时，转针头向病所，自觉针下热，虚羸痒麻，病势各散。针下微沉后，转针头向上，插进针一豆许，动而停之，吸之乃去，徐入徐出，其穴急扪之。岐伯曰：下针贵迟，太急伤血；出针贵缓，太急伤气，正谓针之不伤于荣卫也。是则进退往来，飞经走气，尽于斯矣。"

"凡泻针之法，左手重切十字纵纹三次，右手持针于穴上，次令病人咳嗽一声，随咳进针，插之三分，刺入天部，少停直入地部，提退一豆，得气沉紧，搓捻不动，如前息数尽，行六阴之数，撚六撅六，吸气三口，回针提出至人部，号曰地才。又待气至针沉，如前息数足，以成数行之，吸气二口，回针提出至天部，号曰人才。又待气至针沉，如前息数足，以成数行之，吸气回针，提出至皮间，号曰天才，退针一豆，谓之提，为担，为迎之。此为极处，静以久留，仍推进人部，待针沉紧气至，转针头向病所，自觉针下冷，寒热痛痒，病势各退，针下微松，提针一豆许，摇而停之，呼之乃去，疾入徐出，其穴不闭也。"

根据以上记述，可以看到：

1. **进、退针法**　无论补法泻法，进针都与《神应经》一样，随咳进针，以免损伤经气。补法分三部而进，是徐进的方法，先在浅层施行手法，次在中层施行手法，再在深层施行手法。泻法在刺入浅层稍停后直接刺入深层，先在深层施行手法，次在中层施行手法，再在浅层施行手法，这样分三部而退，是徐退的方法。

2. **呼吸法**　补法中随呼气而推进，泻法中随吸气而退回。

3. **撚撅法**　"撚"，就是捻转；"撅"，就是提插。参照杨氏其他手法，撚法，补可用左转，泻可用右转；撅法，补可用紧按慢提；泻可用紧提慢按。

4. **阴阳数和生成数**　补用九阳数或"生"数，泻用六阴数或"成数"。如《针灸大成·医案》："虞绍东翁患膈气之疾，形体羸瘦，药饵难愈，召予视之。六脉沉涩，须取膻中以调和其膈，再取气海以保养其源，而元气充实，脉气自盛矣。后择时针上穴行六阴之数，下穴行九阳之数，各灸七壮；遂痊愈。"古代"河图"中将一、二、三、四、五称为"生数"，将六、七、八、九、十称为"成数"。《针灸大成·医案》："王缙公乃弟患心痛疾数载矣……而刺照海、列缺，灸心俞等穴。其针待气至，乃行生成之数而愈。"

5. **担截法**　杨氏将担截法解释为提法和按法。当针分三部刺入地部后，"再推进一豆，谓之按，为截，为随也"。当针分三部退出至天部后，"退针一豆，谓之提，为担，为迎也"。"担"与"截"，见于《马丹阳天星十二穴治杂病歌》中。《针灸问对》曰："截者，截穴，用一穴也；担者二穴，或手与足二穴，或两手两足各一穴也。一说右手提引谓之担，左手推按谓之截；担则气来，截则气去。"杨氏所取为两说中的后一说。

（三）进火与进水法

进火与进水两法均由进退、摇动等法结合患者的呼吸组合而成。

进火法,属热补法。《针灸大成·三衢杨氏补泻》曰:"初进针一分,呼气一口,退三退,进三进,令病人鼻中吸气,口中呼气三次,把针摇动,自然热矣。如不应,依前导引。"其针法是:进针后,结合患者的呼吸先退后进和应用摇法,动摇针尖而进之,以促使温热感的产生。

进水法,属凉泻法。《针灸大成·三衢杨氏补泻》曰:"初进针一分,吸气一口,进三进,退三退,令病人鼻中出气,口中吸气三次,把针摇动,自然冷矣。"其针法是:进针后,结合患者的呼吸先进后退和应用摇法,动摇针柄而退之,以促使凉感的产生。

(四) 子午补泻与龙虎升降法

1. **子午补泻法** 《针灸大成·经络迎随设为问答》曰:"子午补泻……此乃宣行荣卫之法也。故左转从子,能外行诸阳;右转从午,能内行诸阴。""然病有阴阳寒热之不同,则转针取用出入当适其所宜。假令病热,则刺阳之经,以右为泻,以左为补;病寒则刺阴之经,以右为补,左为泻。此盖用阴和阳,用阳和阴,通变之法也。"子午补泻即左右捻转补泻。左转为顺转,从子转向午;右转为逆转,从午转向子。杨氏根据病证性质不同,以左右来区分补泻。

2. **龙虎升降法** 其为行气之法,《针灸大成·三衢杨氏补泻》:"龙虎升降……先以右手大指向前捻之;入穴后,以左手太指向前捻,经络得气行,转其针向左向右,引起阳气,按而提之,其气自行,如气未满,更依前法再施。"其针法是:先将针用右手拇指向前捻入穴内,再用左手拇指向前捻针,得气后左右转动针体,并下按上提(升降)。

(五) 补泻分大小

杨继洲认为"刺有大小",也就是将补泻分为大小。"有平补平泻,谓阴阳不平而后平也。阳下之曰补,阴上之曰泻,但得内外之气调则已。有大补大泻,惟其阴阳俱有盛衰,内针于天地部内俱补俱泻,必使经气内外相通,上下相接,盛气乃衰"。这一论述为杨继洲首创,以往对补泻法并无大小之分。杨继洲所说"平补,平泻"为小补小泻,"补"就是要引阳气深入,"泻"则是要引阴外出,以达到内外之气调和。大补、大泻须分天、地两部,或是天、地、人三部,对每部进行"紧按慢提"的补法或是"紧提慢按"的泻法。大小之分主要是在于分层与否。由此看出"补法"有属于弱刺激,也有属于强刺激,"泻法"也一样。也就是说,有属于弱刺激的"平补平泻",也有属于强刺激的"大补大泻"。

(六) 透穴针法

金元时代的针灸家提出"一针两穴"的透穴针法,这是采用不同的方向、角度和深度以同一针作用于两个穴位来增加针刺的强度。有四肢内外侧或前后侧相对穴位的"直透",各部上下方或前后方邻近穴位之间的"横透",以及一穴透刺多穴的多向透等法。如《玉龙歌》曰:"偏正头风痛难医,丝竹金针亦可施,沿皮向后透率谷,一针两穴世间稀。"杨氏在注解中又补充了许多实例,如风池透风府或合谷透劳宫治偏正头风;印堂透左右攒竹治小儿惊风;地仓透颊车或颊车透地仓治口眼㖞斜;头维透额角治头疼、眩晕;瞳子髎透鱼腰治目红肿痛;膝关透膝眼治膝肿痛;昆仑透太溪治腿足红肿;间使透支沟治疟疾;液门透阳池治手臂肿痛;列缺透太渊治风寒痰嗽等。采用透穴针法可扩大刺激面以增强针刺的强度,或使针刺感应易于扩散传导。

三、《医宗金鉴》

《医宗金鉴》是清政府组织吴谦等人编撰的医学丛书,全书共 90 卷,刊于乾隆七年(1742 年)。其中,《刺灸心法要诀》为原书的第 79～86 卷。此书主要取材于明代张介宾《类经图翼》,并参考了

《针灸大成》等书,节录合编而成。

《医宗金鉴·刺灸心法要诀》内容较为浅显,切合实用,简明扼要,故流传较广,对清代的针灸学产生了深远的影响。《医宗金鉴·刺灸心法要诀》正文均为歌诀,主要内容为经脉、孔穴及针灸法。此书注文多直接抄录原书。书中还附有相关的针灸图,其附图或直接取之《类经图翼》《针灸大成》原书,或据内容重新绘制。此书共有歌诀144首,图134幅,使学习针灸的人能够利用不同歌、图,达到反复熟悉经脉、孔穴及针灸法的目的。这种形式多为清代针灸书籍所借鉴。

《刺灸心法要诀》中应用的刺灸法,因部因穴而异。背部穴位强调多用灸法,如"至阳专灸黄疸病,兼灸痞满喘促声""膏肓一穴灸劳伤,百损诸虚无不良,此穴禁针惟宜艾,千金百壮效非常""肝俞主灸积聚痛,兼灸气短语声轻,更同命门一并灸,能使瞽目复重明",以及"肾俞主灸下元虚,令人有子效多奇,兼灸吐血聋腰痛,女疸妇带不能遗"等。手足部多用针刺,如手部的"内关主刺气块攻""痰火胸疼刺劳宫,小儿口疮针自轻,兼刺鹅掌风证候,先补后泻效分明",以及"商阳主刺卒中风,暴仆昏沉痰塞壅,少商中冲关冲少,少泽三棱立回生"。足部用针也很多,如"涌泉主刺足心热,兼刺奔豚疝气疼,血淋气疼痛难忍,金针泻动自安宁""伏兔主刺腿膝冷,兼刺脚气痛痹风"等有多处主张用刺法。

第四章 灸 法

导学　灸法是针灸疗法中重要组成部分，是有别于针刺方法的另一类刺激方法，在临床上有着独特的应用价值。本章内容涵盖了灸法的主要内容，通过学习，要求掌握灸法的特点、作用和操作方法，熟悉灸感、灸量的知识和灸法的适应范围，了解灸材、灸法分类和灸法的注意事项。

第一节　灸法的概念与特点

一、灸法的概念

灸法是指利用艾叶等易燃材料或药物，点燃后在穴位上或患处进行烧灼或熏熨，借其温热性刺激及药物的药理作用，以达到防病治病目的的一种外治方法。

灸法是针灸疗法中的重要组成部分。灸法与针法一样，都是建立在脏腑、经络、腧穴等理论基础上，通过刺激腧穴来调整经络与脏腑的功能而起到防病治病作用的，因而其临床适应范围也是非常广泛的。但由于灸法的刺激因素、作用方式等与针法有着明显的不同，又有着与针法不同的作用和操作特点，因此灸法在临床适应范围的选择上多有侧重。

二、灸法的特点

1. **擅长治疗虚寒病证和预防保健**　灸法的临床治疗范围十分广泛，可应用于寒、热、虚、实多种证型的疾病。由于灸法对穴位或患处产生的温热性的刺激，故一般认为其温补的作用比针法好，因此常用于寒证、虚证及预防保健。

2. **有特殊功效，可补针、药之不足**　针法、灸法和中药疗法既各具特点，又各有其局限性。许多疾病在用针刺或中药后，在无效或疗效不明显的情况下，往往用灸法能取得较好效果。《灵枢·官能》中所说的"针所不为，灸之所宜"和《医学入门》所说的"凡病药之不及，针所不到，必须灸之"，即概括了灸法在临床上的应用价值。如临床上单纯采用灸法或配合针刺，在治疗风湿性关节炎、风湿性肌纤维炎、类风湿关节炎、肩周炎和慢性支气管炎、支气管哮喘等有着显著的疗效。此外，灸法的种类很多，每一种灸法各具所长，有些灸法还为专病而设，可以大大地提高临床治疗效果。

3. 宜被患者接受和自我治疗　除化脓灸外，其他的多数灸法无痛苦，无畏惧感，很容易为患者所接受。又因其操作简便，患者容易掌握而能自我治疗，有利于常见病的家庭保健和治疗。

第二节　施 灸 材 料

灸法所用材料，古今均以艾叶加工制作的艾绒为主，但也常常针对不同病证采用其他材料施灸。

一、艾及艾制品

（一）艾、艾叶与艾绒

1. 艾　艾为菊科多年生灌木状草本植物，自然生长于山野之中，我国各地均有生长，古时以蕲州产者为佳，特称蕲艾。艾在春天抽茎生长，茎直立，高 60～120 cm，具有白色细软毛，上部有分支。茎中部的叶呈卵状三角形或椭圆形，有柄，羽状分裂，裂片椭圆形至椭圆状披针形，边缘具有不规则的锯齿，表面深绿色，有腺点和极细的白色软毛，背面布有灰白色绒毛，7～10 月开花。瘦果呈椭圆形，艾叶有芳香型气味（图 4-1）。艾产于各地，便于采集，价格低廉，几千年来一直为针灸临床所应用。

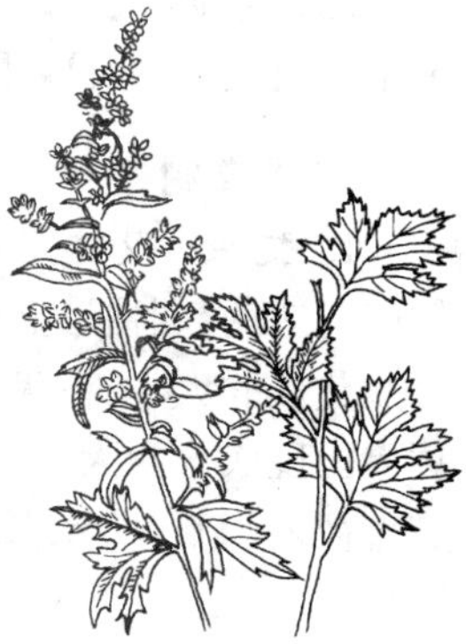

图 4-1　艾叶

2. 艾叶的化学成分　艾叶中纤维质较多，水分较少，同时还有许多可燃的有机物、溶醚与离子成分等（表 4-1）。

表 4-1　艾叶的化学成分

成　分	百分率（%）
无氮素有机物（主要是纤维质）	66.85
含氮素有机物（主要是蛋白质）	11.31
水分	8.98
溶醚成分（其中含挥发油 0.02%）	4.42
离子成分（包括钾、钠、钙、镁、铝）	8.44

3. 艾叶的性能　艾叶气味芳香，味辛、微苦，性温热，具纯阳之性。《本草从新》认为，艾叶"能回垂绝之阳，通十二经，走三阴，理血气，逐寒湿，暖子宫，止诸血，温中开郁，调经安胎……以之灸火，能透诸经而除百病"。说明用艾叶作施灸材料，有通经活络、祛除阴寒、回阳救逆等多方面的作用。

4. 艾绒的制作　艾绒是艾叶经加工制成的淡黄色细软的绒状物。用艾绒作施灸材料有两大优点：一是便于搓捏成大小不同的艾炷，易于燃烧，气味芳香；二是燃烧时热力温和，能窜透皮肤，直达组织深部。

艾绒的制作，多于每年阴历 3～5 月间，采集肥厚新鲜的艾叶，放置日光下暴晒干燥，然后放在石臼中,用木杵捣碎,筛去杂梗和泥沙,再晒再捣再筛,如此反复多次,就成为淡黄色洁净细软的艾绒。艾绒按加工(捣筛)程度不同,分粗细几种等级,临床上根据病情的需要而选用,如施艾炷灸时宜用细艾绒,制艾卷时多用粗艾绒。

艾绒质量对施灸的效果有一定影响。质量好,无杂质,干燥,存放久者,效力大,疗效好,反之则差。劣质艾绒,生硬而不易团聚,燃烧时火力暴燥,易使患者感觉灼痛,难以忍受,且杂质较多,燃烧时常有爆裂的弊端,散落燃烧的艾绒易灼伤皮肤,需加注意。

5. 艾绒的保藏 艾绒以陈久者为佳,其点燃后火力较温和,而新制艾绒内含挥发性油质较多,灸时火力过强,易伤人肌脉,故古人有用"陈艾"之说,《孟子》中也记载"七年之病,求三年之艾"。因艾绒以陈久为好,故制成后须经过一段时间的储藏。因其性吸水,故易于受潮,若保藏不善,则易霉烂虫蛀,影响燃烧。因此,平时应保藏在干燥之处,或密闭于干燥的容器内存放。比较潮湿的地区,每年当天气晴朗时要重复暴晒几次,以防潮湿和霉烂。

(二) 艾制品

1. 艾炷 艾炷即以艾绒为材料制成的圆锥形或圆柱形的小体。圆锥形艾炷为传统形式,至今仍广泛应用,圆柱形艾炷为现代生产的新式艾炷。

艾炷的大小,古代多以物比喻,最小者如黍米大,最大者如鸡卵大,常用者如麦粒大、黄豆大、蚕豆大。现代分为大、中、小三号。大艾炷的高和炷底直径均为 1 cm,如蚕豆大;中号艾炷的高和炷底直径均为 0.5 cm,如黄豆大或半个枣核大;小号艾炷的高和炷底直径均为 0.3 cm,如麦粒大。施灸时,每燃烧一个艾炷即称为 1 壮。圆柱形艾炷有商品销售,形似铆钉,也有大小号之分。

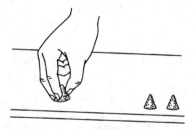

图 4-2　手工制作艾炷法

(1) 传统式艾炷的制作:一般用手捻。根据所制艾炷的大小来取适量的艾绒,放在桌面上,用拇、示、中三指一边捏,一边旋转,把艾绒捏成上尖下平的圆锥形小体即成(图 4-2)。手工制作艾炷要求紧实均匀,大小一致。

(2) 艾炷器制作:艾炷器由艾炷模、压棒和探针三部分组成,艾炷模多由铜铸或有机玻璃制成,模上有锥形空洞,洞下留一小孔透至背面。制作时将艾绒放入艾炷器的空洞中,然后用压棒直插孔内紧压,即成为圆锥形小体,再用探针从艾炷模背后的小孔中,将艾炷顶出即成(图 4-3)。用艾炷器制作的艾炷,艾绒紧实,大小一致,更便于应用。

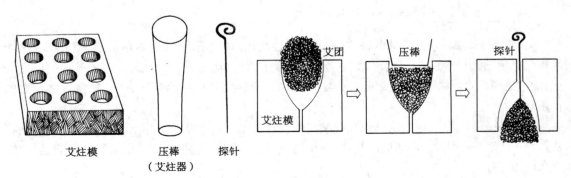

艾炷模　　　压棒　　　探针
　　　　　（艾炷器）

艾团　　压棒　　探针
艾炷模

图 4-3　艾炷器制作艾炷法

2. **艾条**　又称艾卷,是用艾绒为主要成分卷成的圆柱形长条。根据内含药物的有无,又分为纯艾条(清艾条)和药艾条两种。一般长 20 cm,直径约 1.5 cm。因其使用简便,不易起疱,不发疮,无痛苦,患者还可以自灸,故临床应用广泛。制作方法如下。

(1) 纯艾条:取艾绒 26 g,平铺在长 26 cm、宽 20 cm 的细棉纸上,不加任何药物,将其卷成直径约 1.5 cm 的圆柱形,用胶水或糨糊封口而成。卷的松紧要适中,太紧不易燃烧,太松则施灸时易掉火星。

(2) 药艾条:主要包括普通药艾条、太乙针、雷火针三种。

普通药艾条:取肉桂、干姜、木香、独活、细辛、白芷、雄黄、苍术、没药、乳香、川椒各等份,研成细末。将药末混入艾绒中,每支艾条加药末 6 g。制法同纯艾条。

太乙针:又称太乙神针,其药物配方历代各家记载各异。近代处方为:人参 125 g、参三七 250 g、山羊血 62.5 g、千年健 500 g、钻地风 500 g、肉桂 500 g、川椒 500 g、乳香 500 g、没药 500 g、穿山甲(土炮)250 g、小茴香 500 g、蕲艾 2 000 g、甘草 1 000 g、防风 2 000 g、麝香少许,共研为末。取棉皮纸一层,高方纸两层(纸宽 41 cm,长 40 cm),内置药末约 25 g,卷紧成爆竹状,越紧越好,外用桑皮纸厚糊 6～7 层,阴干待用。

雷火针:又称雷火神针,用艾绒 94 g,沉香、木香、乳香、茵陈、羌活、干姜、穿山甲各 9 g,研为细末,过筛后,加入麝香少许。取棉皮纸二方,一方平置桌上,另一方双折重复于上。铺洁净艾绒于其上,拿木尺等轻轻叩打使均匀成一矩形,然后将药料均匀铺于艾绒上,卷成爆竹状,外涂鸡蛋清,以桑皮纸厚糊 6～7 层,阴干勿令泄气待用。

一般纯艾条和药物艾条均有产品销售,无须自己制作,但若加入特殊处方药物,则需自制(图4-4)。

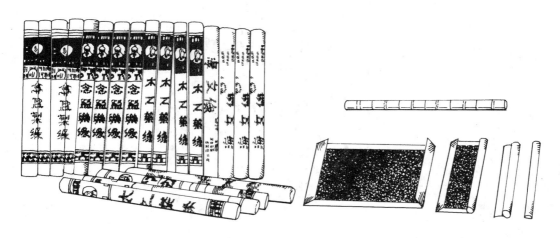

图 4-4　艾条及艾条制作图

二、其他材料

除了艾绒以外,还有其他一些物质可作为施灸的材料,包括一些天然的易燃物质如灯心草、桑枝、桃枝、硫黄、竹茹等;特制的灸材如药锭、药捻及黄蜡等。还有一些刺激性较强的药物如毛莨、斑蝥、白芥子等,作为天灸的材料,本书将其内容归于穴位贴敷疗法中。还有一些作为辅助灸材,如生姜、大蒜、附子、豆豉及食盐等。

第三节 | 灸法的分类及应用

灸法的种类十分丰富,一般依据施灸材料可分为艾灸法和非艾灸法两大类。凡以艾叶为主要施灸材料的均属于艾灸法。艾灸法是灸法的主体,临床应用最为广泛,根据操作方式的不同,又可分为艾炷灸、艾条灸、温针灸、温灸器灸及较为特殊的艾灸法,临床上以艾炷灸和艾条灸最为常用,是灸法的主体部分。在使用艾炷灸时,根据艾炷是否直接置于皮肤穴位上燃灼的不同,又分为直接灸和间接灸两法。非艾灸类包括灯火灸、黄蜡灸、药锭灸、药捻灸、药线灸、药笔灸等。灸法分类可见表4-2。

表4-2　灸 法 分 类

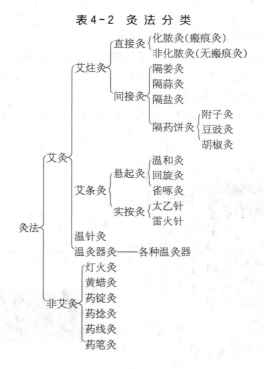

一、艾灸类

(一) 艾炷灸

将艾炷放在穴位上施灸,称为艾炷灸。艾炷灸可分为直接灸和间接灸两种。

1. **直接灸** 又称着肤灸、明灸,是将艾炷直接放在皮肤上点燃施灸的方法。根据施灸的程度不同,灸后有无烧伤化脓,又分为化脓灸(瘢痕灸)和非化脓灸(非瘢痕灸)。

(1) 化脓灸:化脓灸法灼伤较重,可使局部皮肤溃破、化脓,并留永久瘢痕,故又称烧灼灸、瘢痕灸。本法古代盛行,而现代多用于一些疑难病证如哮喘、慢性胃肠病和预防中风等,有较好疗效,但不宜被患者接受。施灸方法和灸后处理如下(图4-5)。

1) 选择适宜体位与点准穴位：既要注意体位的平整舒适，又要考虑到取穴的准确性，一般原则为坐点坐灸、卧点卧灸，取准穴后用笔做一标记。

2) 施灸：在穴位皮肤上涂少许大蒜汁，立即将艾炷(一般用中艾炷或大艾炷)黏附在穴位上，并用香火点燃。待艾炷自然燃尽，用镊子除去艾灰，另换一炷依法再灸。每换一炷需涂蒜汁1次。如此反复，灸满规定的壮数，一般每穴灸5～9壮。古人强调要用大艾炷，即炷底直径"须三分阔"。

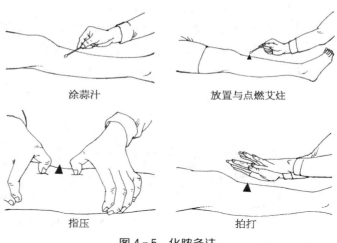

涂蒜汁　　　放置与点燃艾炷

指压　　　拍打

图4-5　化脓灸法

3) 减轻灼痛：化脓灸时，为了减轻患者的灼痛感，可采用以下两种方法。① 指压或拍打：医者用双手拇指置于穴位两旁用力按压，或于穴位附近用力拍打。② 局部麻醉：施灸前，取川乌、细辛、花椒各30 g，蟾酥1.8 g，用75%乙醇300 ml浸泡24 h，取其上清液用棉签涂于穴位上，5 min后再施灸。

4) 灸疮处理：灸后，穴位局部呈黑茄状，周围有红晕色，继而起水疱，约7 d前后，皮肤溃烂，出现无菌性化脓，脓液呈白色，此即灸疮。对灸疮的处理，可于灸后立即贴敷玉红膏、伤湿止痛膏或创可贴，可1～2 d换贴1次。数日后，灸穴逐渐出现无菌性化脓反应，如脓液多，膏药亦应勤换，经35～45 d，灸疮结痂后脱落，留有永久性瘢痕。如偶尔发现有灸疮不愈合者，可采用外科方法予以处理。

5) 灸后调理：灸后应注意休息，避免过度劳累，多食富含蛋白质的食物。应注意局部清洁，以防感染。

本法的关键在于务必使其化脓形成灸疮，这与疗效有着密切关系。如《针灸资生经》中说："凡着艾得灸疮，所患即瘥，若不发，其病不愈。"说明古代灸法，无论是治病，还是保健，一般要求达到化脓，即所谓"灸疮"，认为能否形成灸疮是取得疗效的关键。

由于现代人较难接受本法，故临床应用并不广泛，但对于一些疑难病证使用本法有着施灸次数少、疗效高的优点。

(2) 非化脓灸：本法以达到温烫为主，使穴位局部皮肤发生红晕或轻微烫伤，灸后不化脓，不留瘢痕，近现代应用较多。其方法是，先将施灸部位涂以少量凡士林，然后将小艾炷放在穴位上，并将之点燃，不等艾火烧到皮肤，当患者感到灼痛时，即用镊子将艾炷移除，更换艾炷再灸，灸满规定的壮数为止，一般每穴3～7壮，以局部皮肤出现轻度红晕为度。

本法适应证广泛，一般常见病均可应用，因其灸时痛苦小，且灸后不化脓、不留瘢痕，易为患者接受。

2. 间接灸　也称隔物灸、间隔灸，是将艾炷与皮肤之间衬隔某种物品而施灸的一种方法。本法根据所隔物品的不同，可分为数十种。所隔物品大多为药物，既可用单味药物，也可用复方药物，药物性能不同，临床应用的范围也有所异。临床常用的有隔姜灸、隔盐灸、隔蒜灸、隔附子饼灸等。

（1）隔姜灸法：切取厚约 0.3 cm 生姜 1 片，在中心处用针穿刺数孔，上置艾炷放在穴位上，用火点燃施灸，如患者感觉灼热不可忍受时，可将姜片向上提起，稍待片刻，重新放下再灸（图 4-6）。艾炷燃尽后另换一炷依前法再灸，直到局部皮肤潮红为止。一般每穴灸 5～7 壮。本法可根据病情反复施灸，对风寒咳嗽、腹痛、泄泻、风寒湿痹、痛经、面神经麻痹等均可应用，尤宜于寒证。

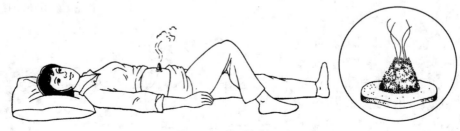

图 4-6　隔 姜 灸 法

（2）隔盐灸：又称神阙灸，用于脐窝部施灸，用干燥纯净的食盐适量，将脐窝填平，上置艾炷，用火点燃施灸（图 4-7）。如患者感到灼痛时即用镊子夹去残炷，另换一炷再灸，灸满规定的壮数为止。本法可治疗急性腹痛、泄泻、痢疾、风湿痹证及阳气虚脱证。古代常用于强身健体。

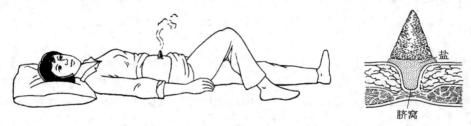

图 4-7　隔 盐 灸 法

（3）隔蒜灸：用独头蒜或较大蒜瓣，横切成 0.3 cm 厚的蒜片，中心处用针穿刺数孔，置于穴位或患处皮肤上，再将艾炷置于蒜瓣之上，用火点燃施灸（图 4-8）。当患者感到灼痛时，另换一炷再灸，每灸 4～5 壮可换一新蒜片。也可将大蒜捣烂如泥，敷于患处，上置艾炷点燃施灸。本法多用于未溃破的化脓性肿块，如乳痈、疖肿和瘰疬、牛皮癣、神经性皮炎、关节炎、手术后瘢痕等。

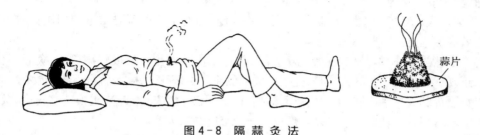

图 4-8　隔 蒜 灸 法

（4）隔附子饼灸：将生附子研为细末，用黄酒调和制饼，直径 1～2 cm，厚 0.3～0.5 cm，中心处用针穿刺数孔，上置艾炷，放于穴位上或患处，点燃施灸（图 4-9），当患者感到灼痛时另换一炷再灸，一般每穴灸 5～10 壮。附子辛温大热，有温肾益火作用，多用于治疗各种阳虚病证。如灸关元、命门等穴，可用于治疗男性肾阳虚所致阳痿、早泄、不育症和女性宫寒不孕、痛经、闭经。外科中的疮毒窦道、盲管久不收口或既不化脓又不消散的阴性虚性外证,多在患处进行施灸,灸至皮肤出现红晕,有利于疮毒的好转。

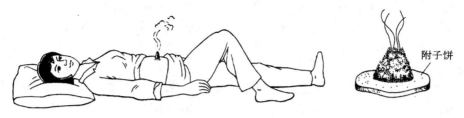

图 4-9 隔附子灸法

(5)铺灸:铺灸是在继承传统隔蒜灸法的基础上变化而来的,其艾炷大、火力足、灸治时间较长,在灸温、灸量上都有所增强,且施术面广,施灸部位可涉及多个腧穴,功效非一般灸法所及。因铺灸常选在背腰部督脉施灸如长蛇状,故也被称为"督灸""长蛇灸"。

操作时,先将 300～600 g 生姜或大蒜捣烂如泥,挤去部分汁液,将姜泥或蒜泥做成厚约 1.5 cm、宽约 4 cm,长度能覆盖督脉大椎穴至腰俞穴的长方形隔灸饼,在姜泥或蒜泥下面铺一块大于施灸面积的医用纱布,以便患者觉灼热时稍加移动,防止烫伤。再取适量艾绒做成高 2～2.5 cm、横截面为三角形的长条艾炷,使艾炷的底宽略窄于隔灸饼的宽度,长度略短于隔灸饼的长度(图 4-10)。令患者取俯卧位,将隔灸饼平移至施术部位上,可用棉皮纸将周围封固,然后将该长条艾炷置于隔灸饼中央并在上端点燃施灸(可用棉签蘸取少量乙醇均匀涂滴于艾炷上角以助燃)。待患者有灼热感或难以忍受时,医者取下燃尽的艾绒,保留隔灸饼,更换艾炷续灸。每次施灸 3 壮,3～6 次为 1 个疗程。

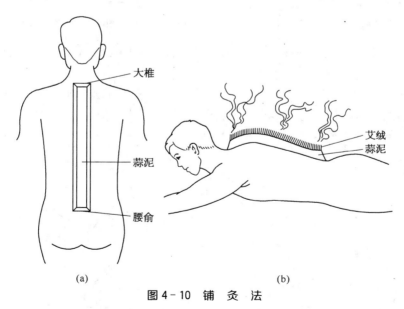

图 4-10 铺 灸 法

中医学认为,督脉总督六阳经,为"阳脉之海"。铺灸于督脉处,可用于治疗风、寒、湿邪侵袭,或阳虚寒凝所致的疾病,如颈椎病、腰痛、痹证、风湿性关节炎、强直性脊柱炎、经行身痛、产后身痛等。

(二) 艾条灸

艾条灸又称艾卷灸,是用特制的艾条在穴位上熏烤或温熨的施灸方法。如在艾绒中加入辛温芳香药物制成的药艾条施灸,称为药条灸。艾条灸有悬起灸和实按灸两种。

1. **悬起灸** 是将点燃的艾条悬于施灸部位之上的一种灸法。一般艾火距皮肤 2～3 cm,灸 10～15 min,以灸至皮肤温热红晕而又不致烧伤皮肤为度。悬起灸的操作方法又分为温和灸、雀啄灸和回旋灸。

(1) 温和灸:将艾卷的一端点燃,对准应灸的腧穴部位或患处,距离皮肤 2～3 cm 进行熏烤,使患者局部有温热感而无灼痛为宜,一般每穴灸 10～15 min,至皮肤红晕为度(图 4 - 11)。如遇到昏厥或局部知觉减退的患者及小儿时,医者可将示、中二指置于施灸部位两侧,这样可以通过医者的手指来测知患者局部受热程度,以便随时调节施灸距离,掌握施灸时间,防止烫伤。

(2) 雀啄灸:施灸时,艾卷点燃的一端与施灸部位的皮肤并不固定在一定的距离,而是像鸟雀啄食一样,一上一下地移动(图 4 - 12)。

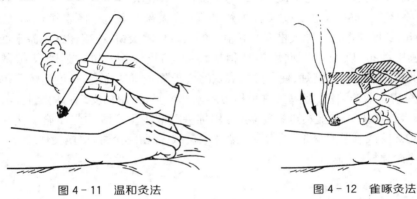

图 4 - 11 温和灸法   图 4 - 12 雀啄灸法

(3) 回旋灸:施灸时,艾卷点燃的一端与施灸皮肤保持在一定的距离,但位置不固定,均匀地向左右方向移动或反复旋转进行灸治(图 4 - 13)。

2. **实按灸** 多采用药物艾条,古代的太乙针、雷火针等多为此法。施灸时,先在施灸腧穴或患处垫上布或纸数层,然后将药物艾卷的一端点燃,趁热按到施术部位上,使热力透达深部(图 4 - 14)。由于用途不同,艾绒里掺入的药物处方各异。

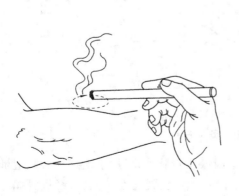

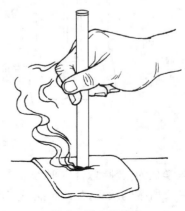

图 4 - 13 回旋灸法   图 4 - 14 实按灸

（三）温针灸

温针灸是针刺与艾灸相结合的一种方法。适用于既需要针刺留针，又需施灸的疾病。操作方法：在针刺得气后，将针留在适当的深度，在针柄上穿置一段长约1.5 cm的艾卷施灸，或在针尾搓捏少许艾绒点燃施灸，直待燃尽，除去灰烬，再将针取出（图4-15）。本法是一种简便而易行的针灸并用方法，其艾绒燃烧的热力，可通过针身传入体内，使其发挥针与灸的作用，达到治疗的目的。应用本法需注意防止艾火脱落，烧伤皮肤

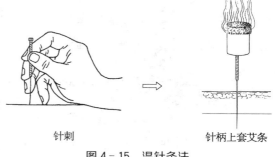

针刺 　　　　　　针柄上套艾条

图4-15 温针灸法

或衣物，灸时嘱患者不要移动体位，并在施灸的下方垫一纸片，以防艾火掉落烫伤皮肤。

（四）温灸器灸

温灸器是便于施灸的器械，常用的有温灸盒、温灸筒、温灸架3种类型。

1. 温灸盒　为一种特制的盒形灸具，内装艾卷或无烟艾条，每次灸15～30 min（图4-16）。

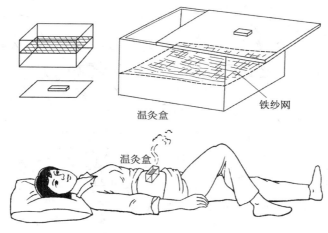

铁纱网

温灸盒

温灸盒

图4-16 温灸盒灸法

2. 温灸筒　为筒形的金属灸具，常用的有平面式和圆锥式两种（图4-17）。平面式底部面积较大，布有许多小孔，内套有小筒，用于放置艾绒施灸，适用于治疗较大面积的皮肤病。圆锥式底面收小，只有一个小孔，适用于点灸某一个穴位。

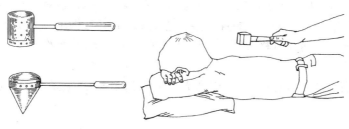

图4-17 温灸筒灸法

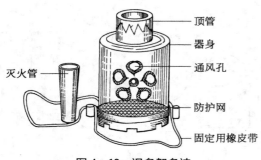

图 4-18　温灸架灸法

顶管
器身
通风孔
防护网
固定用橡皮带
灭火管

3. 温灸架　为架形的灸具,将艾卷的一端点燃,插入灸疗架的上孔内灸 15~30 min(图 4-18)。

二、非艾灸类

(一)灯火灸

灯火灸是将灯心草蘸油点燃后快速按在穴位上进行焠烫的方法,又称灯草灸、油捻灸。

灯心草为灯心草科植物灯心草的茎髓,秋季采收,入药者为干燥茎髓,呈细长圆柱形,一般长 50~60 cm,表面呈乳白色至淡黄白色,粗糙,有细纵沟纹。

操作方法:根据疾病选定穴位后,用水笔做一标记,取灯心草一根约 10 cm,将一端浸入植物油中(香油、麻油、苏子油均可)3 cm,取出用棉纸吸去浮油,右手拇、示二指捏住前 1/3 处,用明火点燃,火焰不宜过大,将火焰慢慢向穴位移动,并稍停瞬间,待火焰略一变大,则立即垂直接触穴位,一触即离,并听到清脆的"叭"的焠爆声,火焰也随之熄灭(图 4-19)。一般每穴焠灸 2~4 次。灸后局部保持清洁,防止感染。

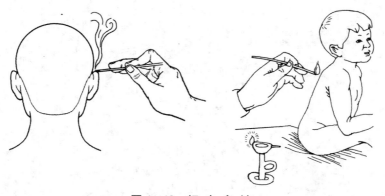

图 4-19　灯火灸法

(二)黄蜡灸

黄蜡灸是指以黄蜡为施灸材料的施灸方法。黄蜡即蜂蜡之黄色者,为蜜蜂科昆虫中华蜜蜂等分泌的蜡质,经精制而成,具有收涩、生肌、止痛、解毒的功效。

操作方法:取面粉适量,用水调和制成条状,按疮疡范围大小围成一圈,高 3~4 cm,底部紧贴于皮肤上,以无空隙渗漏为准;圈外用棉布或卫生纸数层覆盖,防止炭火烘肤。圈内填入黄蜡屑 0.6~1 cm 厚。用铜勺盛炭火置于黄蜡之上烘烤,使黄蜡熔化。疮疡浅者,皮上觉热痛难忍时即移去炭火停灸;疮疡深者,不觉热痛再入蜡片,随化随填至圈满为度,仍用炭火使蜡液沸动,初觉有痒感,继之灼热疼痛,于痛不可忍时移去炭火,用少许冷水浇于蜡上,待蜡冷却凝结后将其与面圈、围布一起揭去(图 4-20)。

本法用于灸治各种疮疡,疮浅者 1~3 次便消,疮深者 3~4 次可脓去肿消而愈。

(三)药锭灸

药锭灸是将多种药品研末和硫黄熔化在一起,制成药锭放在穴位上,点燃后进行灸治的一种

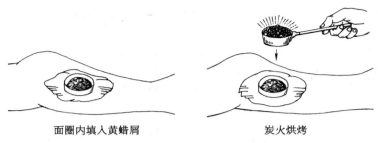

面圈内填入黄蜡屑　　　　炭火烘烤

图4-20　黄蜡灸法

方法。药锭因药物处方的不同而有阳燧锭、香硫饼、救苦丹等多种,临床最为常用的为阳燧锭灸。

操作方法:取蟾酥、朱砂、川乌、草乌各1.5 g,僵蚕1条(阳燧锭处方),各研细末后和匀;用硫黄45 g,置铜勺内用微火炖化,加入以上药末搅匀,离火后再入麝香0.6 g,冰片0.3 g,搅匀。立即倾入湿瓷盘内速荡转成片,待冷却后收入罐内备用。灸时,将一直径2 cm的圆形薄纸片铺于灸穴上,取药锭一小块如瓜子大,置于纸片中央,用火点燃药锭,燃至将尽时用纱布将火压熄即可(图4-21)。每穴可灸1～3壮。灸后皮肤起水疱,可用消毒针挑破,涂上龙胆紫,保护疮面。

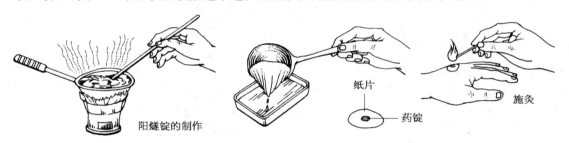

阳燧锭的制作　　　　纸片　药锭　　施灸

图4-21　药锭灸法

本法主要用于灸治痈疽、瘰疬及风湿痹证,多于局部施灸。

(四)药捻灸

药捻灸是用多种药物制成药捻以施灸的一种方法。《本草纲目拾遗》所载"蓬莱火",即是药捻灸。

操作方法:取西黄、雄黄、乳香、没药、丁香、麝香、火硝各等份,或去西黄加硼砂、草乌。用紫棉纸裹药末,搓捻成紧实的条状,如官香粗细。施灸时,剪取0.5～1 cm长一段,以凡士林粘于皮肤上,点燃施灸。

本法主要用于治疗风痹、瘰疬、水胀等。

(五)药线灸

药线灸是使用特制的药线点燃后进行施灸的一种灸疗方法。本法为广西壮族的一种民间疗法,故又称壮医药线灸法。

药线是利用广西壮族自治区出产的苎麻卷制成线,再放在名贵药物溶液中浸泡加工而成。一般线长30 cm,直径有1 cm、0.7 cm、0.25 cm三种,分别称为1、2、3号药线。

操作方法:以拇、示二指持线的一端,露出0.5～1 cm长的线头,将露出的线头在酒精灯上点燃,吹灭火焰,线头留有星火,将星火对准穴位或患处点灸,同时拇指把星火压在穴位上,火灭即起。一般每穴位灸一下,患处也可点灸呈莲花形、梅花形(图4-22)。

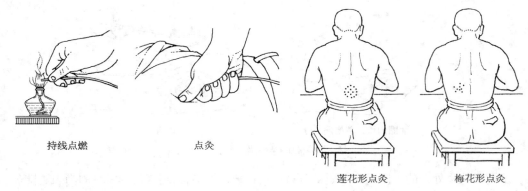

持线点燃　　　　　　点灸　　　　　　莲花形点灸　　　　　梅花形点灸

图 4 - 22　药 线 灸 法

本法临床应用范围广泛,对外感、风湿痹证、肩周炎、高血压、面瘫、乳腺小叶增生、肢体瘫痪、脑炎后遗症等均可选穴灸治。

(六) 药笔灸

药笔灸法是使用万应点灸笔点燃后进行施灸的一种灸疗方法。

万应点灸笔是一种特制的新型施灸材料与工具,它是在古代太乙神针、雷火神针和阳燧锭灸法的基础上,选用了舒筋活络、活血行瘀、祛风解毒、镇痛消炎等 20 余味中药与浸膏压缩成笔形而成。除药笔外,还有配套的药纸,以增强疗效与保护皮肤。

操作方法:将药笔下端点燃,左手将药纸紧铺在穴位皮肤上并固定,右手呈执笔式持药笔,将灸火隔纸对准穴位像雀啄样进行点灼 4～5 次(图 4 - 23),患者局部有虫咬样轻微疼痛。手法轻重宜适中,太轻效果不佳,过重将药纸烧穿易造成烫伤。灸后立即于局部擦涂少许薄荷油或特制的冰片蟾酥油,以防止起疱及避免出现褐色瘢痕(此种瘢痕不加处理也能很快脱落,不留痕迹)。

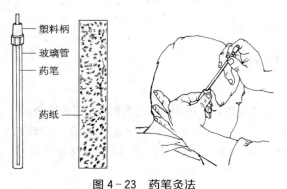

塑料柄
玻璃管
药笔

药纸

图 4 - 23　药笔灸法

本法在临床应用时根据病情和所选穴位、患处的情况,可对穴位呈梅花状点灸,对患部呈片状或环状点灸,按经络循行呈条状点灸,有利于提高治疗效果。本法临床应用范围广泛,特别是对各种疼痛性疾病、急性化脓性或非化脓性炎症、高热、高血压、胃肠病等有很好的治疗效果。

第四节　灸感、灸量与补泻

一、灸感

灸感,一般是指施灸时患者的自我感受。与针感一样,灸感既有施灸部位的局部感觉,也有向远处传导或循经感传的感觉。在局部的感觉中,化脓灸局部为烧灼疼痛的感觉,其他多数灸法多为温热或微有灼痛的感觉。局部的热感也有不同的表现形式,有仅表面有热感的,可称为表热;有表面不热或微热而深部较热,可称为深热;有表面的热感进一步透达组织深部的,可称为透热;有热感以施灸穴位为中心向周围逐渐扩散的,可称为扩热。也有局部的热感向远处传导,称为传热;或热感沿着经脉传导的,称为循经感传。灸法的循经感传有时不是热感的传导,而是类似针法经气传导的感觉。在灸感中还有比较特殊的现象,即施灸局部不热或微热而远部较热,或出现与所灸经穴相关的脏腑、器官热。

影响灸感的出现或不同的表现方式与多方面的因素有关,如施灸的方法、刺激程度、病情、体质及对热刺激的敏感度等。一般而言,施灸方法与刺激程度的不同,是产生灸感强弱的重要因素,但即使同样的施灸方法和刺激程度,由于病情、体质和对热刺激的敏感度不同会有不同的灸感出现。近年来的研究表明,大凡在施灸中,能够出现透热、扩热、传热、循经感传、局部不热或微热而远部较热等灸感者,多属于对灸法的热刺激较为敏感者,其灸疗的效果也好,因此提出了热敏学说和热敏灸法。

二、灸量

灸量,即施灸的剂量,是指灸法施灸时灸火在皮肤上燃烧所产生的刺激强度,而刺激的强度等于施灸的时间与施灸的程度的总和。灸量与疗效密切相关,达到一定的灸量就会产生一定的灸效。灸效,是不同的灸法和不同的灸量协同产生的灸疗效果。

古代灸法中,虽然没有"灸量"一词,但有"灸之生熟"之说。"生",即少灸,"熟",即多灸。少灸与多灸的掌握是根据患者的体质、年龄、施灸部位、所患病情等方面决定的,每次施灸的壮数及累计的壮数是不同的。古人还有一点是强调的,即施灸时必须要达到一定的温热程度,产生一定的灸感,仅皮表有热感,往往达不到治疗目的,如《医宗金鉴·刺法心法要诀》所说:"凡灸诸病,必火足气到,始能求愈。"

临床上施灸的量,不同的施灸方法有不同的计算方法。一般艾炷灸以艾炷的大小和壮数来定,艾卷灸、温灸器灸多用时间计算,太乙针、雷火针则以熨灸的次数计算。还有累积施灸的量,即疗程的总灸量。

灸量的掌握要按照年龄大小、病情轻重、体质、施灸部位等综合因素来确定。小儿、青少年灸量宜小,中老年灸量宜大;病轻者宜小,病重者宜大;患者体质强壮者,每次灸量可大,但累计灸量宜小;患者身体虚弱甚者,每次灸量宜小,但累计灸量宜大;头面、四肢、胸背等皮薄肌少处,灸炷均不宜大而多;腰腹、臀部皮厚肌多处,不妨大炷多壮。若治初感风寒等邪气轻浅之证,或上实下虚之疾,欲解表通阳,祛散外邪,或引导气血下行时,不过三、五、七壮已足,炷亦不宜过大;但对沉寒痼冷、元气将脱等证,需扶助阳气、温散寒凝时,则需大炷多壮,尤其对危重病证甚至不计壮数,灸至阳回脉复为止(表4-3)。古代文献中灸百壮记载,是指多次灸治的累计数。

表4-3　灸量的掌握

分类	灸量大	灸量小
年龄	中老年	小儿、青少年
体质	体实(单次灸量大,但疗程宜短)	体弱(单次灸量小,但疗程宜长)

分类	灸量大	灸量小
部位	腰腹以下的皮肉深厚处	头胸四肢的皮肉浅薄处
病情	元气欲脱,沉寒痼冷	邪气轻浅,上实下虚

施灸疗程的长短,是灸疗量的另一个方面,可根据病情灵活掌握。急性病疗程较短,有时只需灸治1～2次即可;慢性病疗程较长,可灸治数月乃至1年以上。一般初灸时,每日1次,5次后改为2～3 d灸1次。急性病亦可1 d灸2～3次,慢性病需长期灸治者,可隔2～3 d灸1次。

影响灸量的关键因素有以下方面。① 灸火的大小:灸火的大小是决定单位时间内产生灸量的决定因素。② 施灸时间的长短:灸法与用药一样也有量的积累,施灸时间越长,施灸时释放的能谱和化学活性物质被机体吸收越多,即产生的灸量越大。③ 灸距的大小:灸距是指艾条灸、温灸器灸时灸火至皮肤之间的距离。灸距决定了施灸局部温度的高低和灸材燃烧释放的化学活性物质的吸收。④ 施灸频度:施灸频度不仅与灸量的积累有关,而且也直接关系到灸法的疗效。了解影响灸量的关键因素,对于能否恰当地应用灸量,探索不同病证灸量的应用规律,提高灸疗效果,以及灸法操作规范化有着重要的意义。

三、灸法补泻

灸法也有"补泻"之说。《灵枢·背腧》说:"气盛则泻之,虚则补之。以火补者,毋吹其火,须自灭也。以火泻者,疾吹其火,传其艾,须其火灭也。"指出灸法亦需根据辨证施治的原则进行补虚泻实,并提出了艾炷直接灸的具体补泻方法。具体操作方法:补法是在点燃艾炷后,不吹其火,待其慢慢燃烧、自灭;泻法是在点燃艾炷后,以口速吹旺其火,快燃速灭(图4-24)。由此看来,补法是火力温和、时间稍长,能使真气聚而不散;泻法是火力较猛而时间较短,能促使邪气消散。

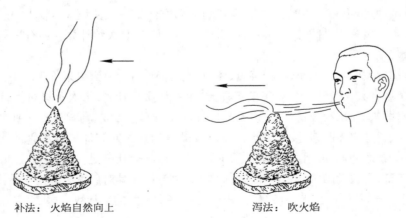

补法:火焰自然向上　　　　　泻法:吹火焰

图4-24　灸法补泻示意图

其他的灸法虽没有提出过补泻的方法,但可根据施灸时灸火的温和与猛烈、时间的长与短来掌握。具体应用时,还需根据患者的具体情况,结合灸治的部位、穴位的性能、患者的体质和年龄等,灵活运用。

第五节 灸法的作用与应用

一、灸法作用

1. **温通经络，祛散寒邪** 灸法以温热性刺激为主，灸火的热力能透达组织深部，温能助阳通经，又能散寒逐痹。因此，凡阳虚导致的虚寒证或寒邪侵袭导致的实寒证，都是灸法的适应范围，这也是灸法作用的重要特点之一。

2. **补虚培本，回阳固脱** 灸能增强脏腑的功能，补益气血，填精益髓。因此，大凡先天不足、后天失养及大病、久病导致的脏腑功能低下、气血虚弱、中气下陷，皆为灸法的适宜病证。许多慢性疾病适宜于灸法治疗，也正是基于灸法的这种补虚培本作用，通过扶正以祛邪而起到治疗与保健作用的。此外，灸法对阳气虚脱而出现的大汗淋漓、四肢厥冷、脉微欲绝的脱证有显著的回阳固脱的作用，是古代中医急救术之一。

3. **行气活血，消肿散结** 气为血之帅，血随气行，气得温则疾，气行则血行。灸之温热刺激，可使气血调和，营卫通畅，起到行气活血、消肿散结的作用。因此，大凡气血凝滞及形成肿块者均是灸法的适宜病证，如乳痈初起、瘰疬、瘿瘤等。特别是疮疡阴证之日久不溃、久溃不敛者，使用灸法治疗，更显示出独特的治疗效果。

4. **预防保健，益寿延年** 灸法不仅能治病，而且还可以激发人体正气，增强抗病能力，起到预防保健作用。对于中老年人，于无病时或处于亚健康的情况下，长期坚持灸关元、气海、神阙、足三里、曲池等穴，不仅可以预防常见的中老年疾病如高血压、中风、糖尿病、冠心病等的发生，还可延缓衰老，达到益寿延年的目的。因此，灸法又有"保健灸法"、"长寿灸法"之称。

二、灸法适用范围

灸法的应用范围非常广泛，它既可治疗经络、体表的病证，也可以治疗脏腑的病证；既可以治疗多种慢性病证，又可以治疗一些急证、危重病证；既能治疗多种虚寒证，也可以治疗某些实热证。灸法可应用于临床上绝大多数病证的治疗及辅助治疗，尤其对风寒湿痹、寒痰喘咳、肩凝症，以及脏腑虚寒、元阳虚损引起的各种病证应用较多，疗效较好。近几十年来应用于慢性肝炎、恶性肿瘤、艾滋病等，对于改善症状、减轻放化疗副作用及病理性指标有一定的作用。

关于灸法治疗热证的问题，在历代文献中有不少相关的记载，如灸法用于痈疽的阳证、阴虚火旺的消渴都有很好的疗效。现代许多针灸医师对用不同的灸法治疗实热证及虚热证进行了大量的观察，如果用艾卷温和灸治疗急性乳腺炎、急性结膜炎、急性化脓性中耳炎；用艾炷灸治疗带状疱疹、急性睾丸炎、急性细菌性痢疾、流行性出血热、肺结核、糖尿病；用灯火灸治疗流行性腮腺炎、急性扁桃体炎等均取得了较好的疗效，且无不良反应。这些病证从中医辨证角度来看，都属于实热证或虚热证，因此，验证了灸法可以治疗热证或虚热证。概言之，灸法无论用于何种疾病，都必须详查病情，细心诊断，根据患者的年龄和体质，选择合适的穴位和施灸方法，掌握适当的灸量，以达到预期的效果。

三、注意事项

1. **施灸的体位** 患者体位要舒适,并便于医师操作。一般空腹、过饱、极度疲劳时不宜施灸。直接灸宜采取卧位,注意防止晕灸的发生。

2. **施灸的顺序** 一般是先灸上部,后灸下部;先灸背、腰部,后灸腹部;先灸头部,后灸四肢。

3. **禁灸与慎灸的部位** 颜面部、心区、体表大血管部和关节肌腱部不可用瘢痕灸。妇女妊娠期,腰骶部和小腹部禁用瘢痕灸,其他灸法也不宜灸量过重。对昏迷、肢体麻木不仁及感觉迟钝的患者,勿灸过量,以避免烧伤。

4. **灸疮、灸疱的处理** 灸疮的处理,详见"化脓灸"。灸后起疱,小者可自行吸收,大者可用消毒针穿破,放出液体,敷以消毒纱布,用胶布固定即可。

5. **环境与防火** 在施灸过程中,室内宜保持良好的通风。严防艾火烧坏衣服、床单等。施灸完毕,必须把艾火彻底熄灭,以防火灾。

第五章 拔罐法

导学

　　拔罐法是利用罐具吸拔穴位或患处来防治疾病的外治方法。其操作简便,宜被患者接受,适宜常见病的治疗和预防保健,因而临床应用十分普遍。本章涵盖了拔罐法的基本知识和临床常用的拔罐方法,通过学习,要求掌握各种拔罐法的操作技术,熟悉拔罐法的基本知识如概念、应用特点、适应范围等,了解拔罐法的作用原理以及刮痧的基本理论、操作方法及适应范围。

第一节 拔罐法的概念与特点

　　拔罐法,古称"角法",在帛书《五十二病方》中已有记载。起初多用于外科疮疡的吸血排脓,随着医疗经验的不断积累,罐具和拔罐的方法得以不断改进和创新,近年来拔罐法与电、磁、光、药等理化物质有机结合,拓宽了适应范围,内、外、妇、儿各科都有其适应证。

一、概念

　　拔罐是以罐为工具,利用燃烧、抽吸、蒸汽等方法造成罐内负压,使罐具吸附于腧穴或体表的一定部位,以产生良性刺激,达到调整机体功能、防治疾病目的的一种外治方法。

二、特点

　　拔罐后,引起局部组织充血或皮下轻度的瘀血,使机体气血活动旺盛,经络通畅。因而本法具有通经活络、行气活血、消肿止痛、祛风散寒等作用。其适应范围广泛,一般多用于风寒湿痹、软组织闪挫伤、头痛、胃脘痛、腹痛、咳嗽、哮喘、泄泻等病证。拔罐法无痛无创,使用安全,便于推广应用。

第二节 罐具种类与拔罐法分类

一、罐具种类

原始的罐具为兽角,后来逐步发展为竹罐、陶罐、金属罐、玻璃罐、有机玻璃罐、橡胶罐等。以下仅介绍临床常用的竹罐、陶罐和玻璃罐等(图5-1)。

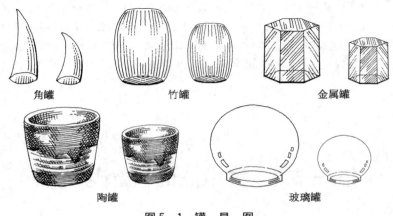

角罐　　　　　　　竹罐　　　　　　　金属罐

陶罐　　　　　　　　　　玻璃罐

图5-1　罐 具 图

(一) 竹罐

用直径3~5 cm坚固无损的细毛竹,截成长6~10 cm的竹筒,一端留节做底,另一端做罐口。经锯段、去皮、取圆、锉底、做细、见光、磨口、煮管、取膜等工艺,制成管壁厚度为2~3 mm、呈腰鼓型的竹罐。它的优点是取材容易、制作简便、轻巧价廉、不易摔碎,缺点是容易燥裂、漏气,吸拔力不大。

(二) 陶罐

陶罐由陶土烧制而成,罐的两端较小,中间略向外展,形同腰鼓,口径的大小不一,口径小的略短,口径大的则较长。它的优点是吸力大,缺点是较重,易于破碎,且不透明。

(三) 玻璃罐

玻璃罐采用耐热质硬的透明玻璃制成,多呈球形,口边微厚而略向外翻,按大小分为各种型号。它的优点是质地透明,使用时可以窥见罐内皮肤的瘀血、出血等情况,便于掌握拔罐的程度。缺点也是容易破碎。

(四) 抽气罐

根据罐与抽气筒是否连接为一体,抽气罐又分为连体式与分体式两类。连体式今多不用,分体式有注射器式抽气罐、橡皮排气球抽气罐、电动抽气罐等种类,目前临床最常用的是带有活塞嘴的分体式透明塑料罐(图5-2)。它的优点是可以避免烫伤,操作方法容易掌握,不足之处是没有火罐的温热刺激。

（五）多功能罐

多功能罐是指功能较复合的拔罐法。如有一种罐，内有一凹斗，可依治疗需要放入药液或药末、药片，施治时药物可徐徐敷布于治疗部位，从而加强疗效。且其容易吸着于一般不易着罐的部位，如颈下、腋下等特殊部位。

另一种多功能罐，其结构是采用具有弹性的橡胶压制成罐，在罐内顶部有一个与罐体连为一体的圆形小杯，杯内装有一块特别的永磁体，其北极（N极）端面上涂有白色的"经络电位平衡剂"。治疗时

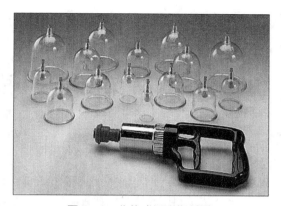

图5-2 分体式透明塑料罐

将其吸拔于腧穴部，使罐内的磁体贴聚或浮在腧穴位置上，在负压、磁场和经络电位平衡剂的共同作用下，达到快速止痛、止咳平喘、消炎、镇静、降压、止泻、减肥和强身的功效。其操作十分简便，只需用手挤压罐体即可使其吸拔于施术部位。缺点是吸拔力不强。

二、拔罐法分类

拔罐法根据排气方法的不同，分为火罐法、水罐法、抽气罐法和挤压排气罐法等数类，而将拔罐法与其他疗法综合应用称为综合罐法（表5-1）。

表5-1 拔罐法的分类

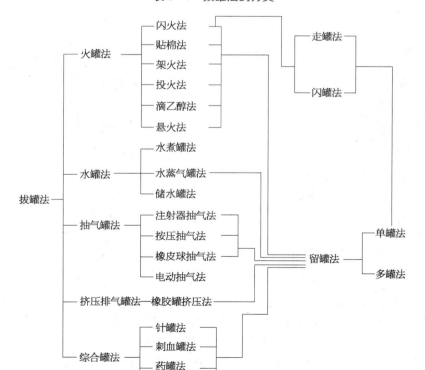

第三节 | 拔罐的操作技法

一、吸拔方法

(一) 火罐法

火罐法是利用燃烧时消耗罐中部分氧气,并借火焰的热力使罐内的气体膨胀而排除罐内部分空气,使罐内负压,借以将罐吸着于施术部位的皮肤上。火罐法其吸拔力的大小与罐具的大小和深度、罐内燃火的温度和方式、扣罐的时机与速度及空气在扣罐时再进入罐内的多少等因素有关。如罐具深而且大,在火力旺时扣罐,罐内热度高、扣罐动作快,下扣时空气进入罐内少,则罐的吸拔力大,反之则小。可根据临床治疗需要灵活掌握,常用的有以下几种方法。

1. **闪火法** 用止血钳或镊子等夹住95%乙醇棉球,一手握罐体,罐口朝下,将棉球点燃后立即伸入罐内摇晃数圈随即退出,速将罐扣于应拔部位(图5-3)。本法比较安全,不受体位限制,是较常用的拔罐方法,需注意操作时不要烧到罐口,以免灼伤皮肤。

2. **投火法** 将易燃的软质纸片(卷)或95%乙醇棉球点燃后投入罐内,迅速将罐扣于应拔部位(图5-4)。若燃烧后罐内剩余纸条的长度大于罐口直径稍多时,本法即便是用于仰卧位拔罐,也不致灼伤皮肤。

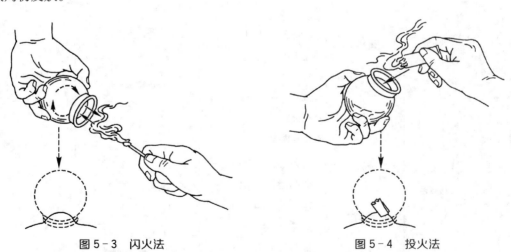

图5-3 闪火法   图5-4 投火法

3. **贴棉法** 将直径1～2 cm的95%乙醇棉片贴于罐内壁,点燃后迅速将罐扣于应拔部位(图5-5)。本法多用于侧面拔,需防乙醇过多、滴下烫伤皮肤。

4. **滴洒法** 在罐内壁中段滴适量乙醇,转动罐体,使乙醇均匀附着于内壁,点燃后,迅速将罐扣在选定部位。本法需注意乙醇的用量,不可过多,以免滴落。

5. **架火法** 先将隔热的砭石或木片作支架放置于吸拔部位并固定,再将无水乙醇棉球置于其上。点燃棉球后,迅速将罐扣上。本法适用于肌肉丰厚而平坦的部位。

（二）水罐法

水罐法是将竹罐放入水中或药液中煮沸 2～3 min,然后用镊子将罐倒置(罐口朝下)夹起,迅速用多层干毛巾捂住罐口片刻,以吸去罐内的水液,降低罐口温度(但保持罐内热气),趁热将罐拔于应拔部位;然后轻按罐具 30 s 左右,令其吸牢(图 5-6)。本法适用于任何部位拔罐,其吸拔力小、操作需快捷。

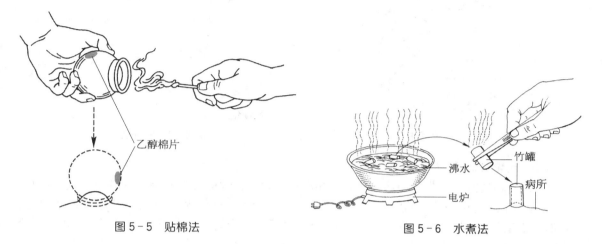

图 5-5 贴棉法　　　　　　　　　　图 5-6 水煮法

（三）抽气法

抽气法是先将抽气罐紧扣在应拔部位,用抽气装置将罐内的部分空气抽出,使其吸拔于皮肤上(图 5-7)。常用有注射器抽气罐法、按压抽气罐法、橡皮排气球抽气罐法及电动抽气罐法等种类。本法适用于任何部位拔罐。

二、拔罐法的应用

根据病变部位和病情性质,可分别采用以下几种拔罐方法。

（一）闪罐法

闪罐法是用闪火法将罐吸拔于应拔部位后,立即取下,再吸拔、再取下,反复吸拔至局部皮肤潮红,或罐体底部发热为度(图 5-8)。动作要迅速而准确,必要时也可在闪罐后留罐。本法适用于肌肉比较松弛、吸拔不紧或留罐有困难处,以及局部皮肤麻木或功能减退的虚证患者。

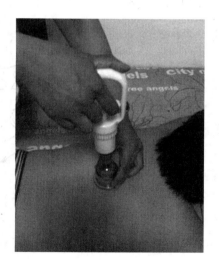

图 5-7 抽气法

（二）留罐法

留罐法是将吸拔在皮肤上的罐留置一定时间,使局部皮肤潮红,甚或皮下瘀血呈紫黑色后再将罐取下。留罐时间一般 5～15 min,罐大吸拔力强的应适当减少留罐时间,夏季及肌肤浅薄处,留罐时间不宜过长,以免起疱损伤皮肤。根据病变范围及用罐数目的多少又可分为单罐法和多罐法(图 5-9)。

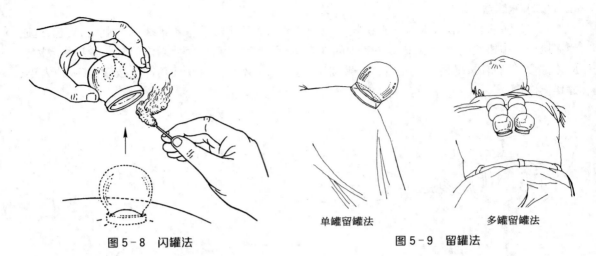

图 5-8 闪罐法

单罐留罐法   多罐留罐法

图 5-9 留罐法

（三）走罐法

走罐法又称推罐法,先于施术部位涂上润滑剂(常用凡士林、液体石蜡或润肤霜等,也可用温水或药液),也可将罐口涂上油脂。用罐吸拔后,随即一手握住罐体,略用力将罐沿着一定路线反复推拉,至走罐部位皮肤紫红为度(图 5-10)。推罐时用力应均匀,以防止火罐漏气脱落。本法一般用于面积较大,肌肉丰厚的部位,如腰背部、大腿等处。

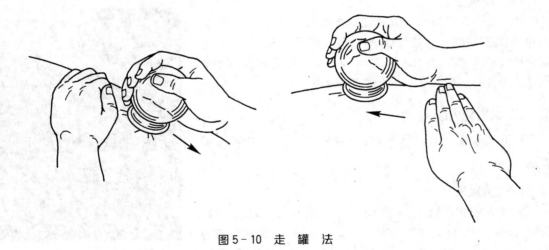

图 5-10 走 罐 法

（四）排罐法

排罐法是指沿某一经脉或某一肌束的体表位置顺序成行排列吸拔数罐,适用于病变较广泛的疾病。

（五）针罐法

针罐法是拔罐与针刺相结合的一种治疗方法。可分为以下几种。

1. **留针拔罐**　在毫针针刺留针时,以针为中心拔罐,留置一定时间后起罐、起针(图 5-11)。

2. **出针拔罐**　在出针后,立即于该部位拔罐,留置后起罐,起罐时再用消毒棉球将拔罐处擦净。

3. **刺络拔罐**　在用皮肤针或三棱针、粗毫针等点刺出血，或三棱针挑治后，再行拔罐、留罐，起罐后用消毒棉球擦净血迹，挑刺部位用消毒敷料或创可贴贴护(图 5-12)。本法应用较广泛，多用于各种急慢性软组织损伤、神经性皮炎、痤疮、皮肤瘙痒症、丹毒、哮喘、坐骨神经痛。施用本法需注意，不可在大血管上行刺络拔罐法，以免造成出血过多。

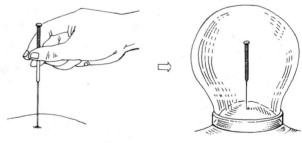

图 5-11　留针拔罐

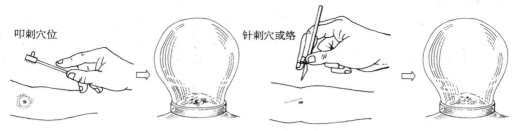

图 5-12　皮肤针、三棱针刺络拔罐

(六) 药罐法

常用的药罐法有煮药罐和储药罐两种。

1. **煮药罐**　将配制好的药物装入布袋内扎紧，放入清水煮至适当浓度，再把竹罐放入药液内煮 15 min。使用时，按水罐法吸拔在治疗部位上，多用于风湿痛等病证。常用药物处方为麻黄、艾叶、羌活、独活、防风、秦艽、木瓜、川椒、生乌头、曼陀罗花、刘寄奴、乳香、没药各 10 g。

2. **储药罐**　在抽气罐内事先盛储适量的药液，常用的有辣椒水、两面针酊、生姜汁，或根据病情配制的药液等，然后按抽气罐的操作法拔罐。如使用无底青霉素药瓶一类的抽气罐，可用注射器将药液在拔好罐后注入罐内。也可在玻璃火罐内盛储适量药液，然后按火罐法吸拔在皮肤上(图 5-13)。本法常用于风湿痛、哮喘、咳嗽、感冒、慢性胃炎、消化不良、牛皮癣等。

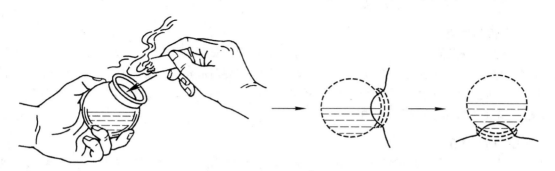

图 5-13　储　药　罐

三、起罐法

1. **一般罐**　一手握住罐底部稍倾斜，另一手拇指或示指按压罐口边缘的皮肤，使罐口与皮肤

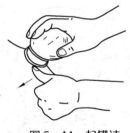

图5-14　起罐法

之间产生空隙,空气进入罐内,即可将罐取下(图5-14)。

2. **抽气罐**　提起抽气罐上方的活塞使空气注入罐内,罐具即可脱落。也可用一般罐的起罐方法起罐。

3. **水(药)罐**　为防止罐内有残留水(药)液漏出,若吸拔部位呈水平面,应先将拔罐部位调整为侧面后再起罐。

四、施术后处理

1. **拔罐的正常反应**　在拔罐处若出现点片状紫红色瘀点、瘀斑,或兼微热痛感,或局部发红,片刻后消失,皆是拔罐的正常反应,一般不予处理。

2. **拔罐的善后处理**　起罐后应用消毒棉球轻轻拭去拔罐部位紫红色罐斑上的小水珠,若罐斑处微觉痛痒,不可搔抓,数日内自可消退。起罐后如果出现水疱,只要不擦破,可任其自然吸收。若水疱过大,可用一次性消毒针从疱底刺破,放出水液后,再用消毒敷料覆盖。若出血,应用消毒棉球拭净。若皮肤破损,应常规消毒,并用无菌敷料覆盖其上。若用拔罐治疗疮痈,起罐后应拭净脓血,并常规处理疮口。

第四节　拔罐的作用与注意事项

一、拔罐的作用

(一)负压作用

国内外学者研究发现,人体在火罐负压吸拔时,皮肤表面有大量气疱溢出,从而加强局部组织的气体交换。同时,负压使局部的毛细血管通透性产生变化并使毛细血管破裂,少量血液进入组织间隙,从而产生瘀血,红细胞受到破坏,血红蛋白释出,产生自身溶血。在机体自我调整中发挥行气活血、舒筋活络、消肿止痛、祛风除湿等功效。

(二)温热作用

拔罐法对局部皮肤有温热刺激作用,以大火罐、水罐、药罐最明显。温热刺激使血管扩张,促进局部的血液循环,改善充血状态,加强新陈代谢,使体内的废物、毒素加速排出,改变局部组织的营养状态,增强血管壁通透性,增强白细胞和网织红细胞的吞噬能力,增强局部耐受性和机体的抵抗力,起到温经散寒、清热解毒等作用。

(三)调节作用

首先是对神经系统的调节作用,由于自身溶血及温热刺激等作用于神经末梢感受器,传导到大脑皮层;借以调节大脑皮层的兴奋与抑制过程,从而加强了大脑皮层对身体各部分的调节功能。其次是调节微循环,提高新陈代谢。且能使淋巴回流加强,淋巴细胞的吞噬能力活跃。此外,由于拔罐后自身溶血现象,随即产生一种类组胺的物质,随体液周流全身,刺激各个器官,增强其功能活力,这也有助于机体功能的恢复。

（四）不同罐法不同作用

走罐法具有与按摩疗法、刮痧疗法相似的效应，可以改善皮肤的呼吸和营养，促进局部血液循环，防止肌肉萎缩，加速静脉血回流，减轻心脏负担。缓慢而轻的走罐手法对神经系统具有镇静作用，急速而重的走罐手法对神经系统具有一定的兴奋作用。循经走罐法还能分别改善各经功能有利于经络整体功能的调整。药罐法可使局部毛孔、汗腺开放，毛细血管扩张，血液循环加快，以更多地直接吸收药物。如对于皮肤病，药罐法的局部治疗作用就更为明显。水罐法以温经散寒为主，刺络拔罐法以逐瘀化滞、解闭通结为主，针罐结合法则因选用的针法不同，可产生多种效应。

二、拔罐的适用范围

随着对拔罐法机制研究的进一步深入，拔罐法的适应范围越来越广。目前常用于临床的病种已多达 100 多种，现将常见拔罐适应病证的选穴简介如下。

（1）感冒、发热、咳嗽、支气管哮喘及其他肺部疾患，可参考选取大椎、肺俞、孔最及背部有关腧穴。

（2）胃肠疾患，如胃痛、腹痛、腹泻可在背部选取脾俞、胃俞、大肠俞，腹部选取天枢、气海，下肢部选取足三里、下巨虚等穴。

（3）急、慢性软组织损伤，可在患处刺络拔罐或加取阳陵泉、血海等穴拔罐。

（4）疮疡可选取灵台穴及局部拔罐。

（5）风湿痹痛、落枕除按针灸原理全身取穴外，可选取疼痛的关节或部位拔罐。

（6）妇科疾患多取肾俞、脾俞、肝俞、八髎、中极、关元、三阴交、血海等穴拔罐。

（7）痤疮可加取大椎刺络拔罐。荨麻疹可取神阙、血海、曲池等穴拔罐，也可在病患处拔罐。

（8）中暑多用针罐结合，常取大椎、委中、十宣等穴。

（9）高血压多取曲池、合谷、委中、三阴交、涌泉、足三里、肝俞、心俞、肾俞。

（10）面瘫取下关、地仓、颊车、太阳、风池、印堂、合谷等穴拔罐。

（11）肥胖症多选用中脘、天枢、关元、石门、足三里、阴陵泉、巨阙、丰隆、三阴交、箕门、髀关等穴拔罐。

（12）腰痛多选肾俞、大肠俞、腰阳关、委中等穴拔罐。

（13）其他疾病可根据辨证、辨病、辨经、经验取穴等选穴配方，采用相应罐法治疗。

三、拔罐的注意事项

（1）拔罐前应选好体位，嘱患者体位应舒适，局部宜舒展、松弛，勿移动体位，以防罐具脱落。

（2）拔罐手法要熟练，动作要轻、快、稳、准。用于燃火的乙醇棉球，不可吸含乙醇过多，以免造成烧烫伤。燃火伸入罐内的位置，以罐口与罐底的外 1/3 和内 2/3 处为宜。

（3）拔罐过程中如果出现拔罐局部疼痛，处理方法有减压放气、立即起罐等。起罐操作时不可硬拉或旋转罐具，否则会引起疼痛，甚至损伤皮肤。

（4）留罐时间可根据年龄、病情、体质等情况而定。一般为 5～20 min，若肌肤反应明显、皮肤浅薄处和年老与儿童则留罐时间不宜过长。

（5）治疗的间隔时间，按局部皮肤颜色和病情变化决定。同一部位拔罐一般隔日 1 次。急性病痊愈为止，一般慢性病以 7～10 次为 1 个疗程。两个疗程之间应间隔 3～5 d。

（6）老年、儿童、体质虚弱及初次接受拔罐者，拔罐数量宜少，留罐时间宜短。妊娠妇女及婴幼儿慎用拔罐方法。

（7）拔罐过程中若出现头晕、胸闷、恶心、肢体发软、冷汗淋漓，甚者瞬间意识丧失等晕罐现象，应立即起罐，使患者呈头低脚高位，必要时可饮用温开水或温糖水，或掐水沟穴等。密切注意血压、心率变化，严重时按晕厥处理。

四、拔罐的禁忌

（1）血小板减少性紫癜、白血病及血友病等出血性疾病。

（2）心尖区、体表大动脉波动处及静脉曲张处。

（3）皮肤高度过敏、传染性皮肤病和皮肤肿瘤（肿块）部、皮肤溃烂部，以及孕妇的腹部、腰骶部。

（4）急性严重疾病、接触性传染病、活动性肺结核、严重心脏病、心力衰竭、抽搐、高度神经质及不合作者；急性外伤性骨折、中度和重度水肿部位、瘰疬及疝气处。

［附］刮　痧

刮痧是以中医基础理论为指导，运用刮痧器具施术于体表的一定部位，形成痧痕，从而防治疾病的一种外治方法。刮痧疗法的基本原理源于经络理论，通过对十二皮部的良性刺激以达到疏通经络、行气活血、调整脏腑的功能。

刮痧法在马王堆汉墓出土的帛书《五十二病方》中就有记载，书中介绍了用砭石直接在体表刮拭或热熨，使皮肤潮红，甚或出现红紫斑块，以治疗疾病，这种以砭石治病的方法即为刮痧法的萌芽。最早的刮痧治病的记录见于《扁鹊传》中，唐代时人们就已运用苎麻来刮治疾病。此后，刮痧的工具和方法得以不断改进，在民间广为流传，成为治疗疾病的有效方法之一。

由于历史上的各种原因，刮痧这种实用技术被看作是医道小技，难登大雅之堂。中华人民共和国成立后，刮痧法引起许多医家的关注和重视，并逐步发展成为一门独特的临床保健治疗方法。20 世纪 60 年代，我国中医人士对刮痧疗法进行了继承及整理工作。台湾著名预防医学专家吕季儒教授在 20 世纪 80 年代，创造性提出"经络刮痧法"以防治疾病、延年益寿。

一、刮痧器具及介质

（一）刮痧器具

刮痧器具很多，有刮痧板、瓷匙、古钱、玉石片、金属针具等光滑的硬物。常用的为刮痧板，一般用水牛角或木鱼石制作而成，要求板面洁净，棱角光滑（图 5-15）。

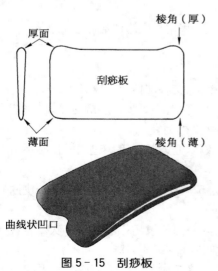

图 5-15　刮痧板

（二）刮痧介质

治疗之前，为避免皮肤损伤，减轻疼痛，增强疗效，多选用具有润滑或兼有药理作用的刮痧介质。常见的有以下几种。

1. 刮痧专用油　多为一些芳香植物或药物的挥发油，具有滋润肌肤、祛风除湿、疏经通络及消炎镇痛等功效，是目前临床上较专业的刮痧介质。

2. 乳膏制剂　各种具有消肿散结、化瘀止痛作用的中西药乳膏均可使用。

3. 其他介质　清水、麻油、液体石蜡或红花油等一些具有润滑或活血作用的日常用品皆可。

二、刮痧的分类和基本操作

（一）刮痧的分类

刮痧可分为直接刮法和间接刮法两种。

1. 直接刮法　指在施术部位涂上刮痧介质后，用刮痧器具直接在患者体表的特定部位进行刮拭，至皮下出现痧痕。

具体操作：患者取坐位或卧位，术者用热毛巾擦洗欲刮部位的皮肤，均匀地涂上刮痧介质后，持刮痧器具，进行反复刮拭，以出现紫红色痧痕为止。

2. 间接刮法　指刮痧器具不直接接触患者皮肤进行刮拭至局部皮肤发红为止。

具体操作：患者取坐位或卧位，先在患者将要刮拭的部位上放一层薄布，然后再用刮痧器具在布上刮拭至局部皮肤发红。适用于儿童、年老体弱者及某些皮肤病患者。

（二）刮痧的手法

1. 持板式　手握刮板，使刮板的底边横靠在掌心，拇指及其余四指弯曲，握紧刮板，要求掌虚指实。

2. 刮拭法　常用的有平刮、竖刮、斜刮、角刮4种。

（1）平刮：指用刮板的平边，着力于施术部位，横向左右进行较大面积的水平刮拭。

（2）竖刮：指用刮板的平边，着力于施刮的部位上，方向为竖直上下，适合进行大面积的纵向刮拭。

（3）斜刮：指用刮板的平边，着力于施术部位上，进行斜向刮拭。适用于人体某些部位不能进行平、竖刮的情况下所采用的操作手法。

（4）角刮：指用刮板的棱角和边角，着力于施术的部位，进行较小面积或沟、窝、凹陷地方的刮拭，如鼻沟、风池、耳屏、神阙、听宫、听会、肘窝、腋窝、关节等处。

刮痧时要求用力均匀，一般采用腕力，同时要根据患者的病情及反应调整刮拭的力量。

（三）刮痧的补泻手法

一般而言，对相应皮部的经络线、穴位进行刮拭时，轻刮为补，重刮为泻。在疏通经络、行气活血的基础上，达到扶正祛邪、治愈疾病的目的。

（四）刮痧的顺序

总的原则是先上后下，由前而后，由近及远，由内到外。即竖刮时由上到下，平刮时由内到外。

三、刮痧的运用

（一）刮痧适应证

刮痧疗法临床应用十分广泛，适用于内、外、妇、儿、五官等各科疾病，还可用于预防疾病和保健强身。

1. **呼吸系统疾病** 如感冒、咳嗽、气管炎、哮喘、肺炎等。

2. **消化系统疾病** 如胃病、反胃、呃逆、吐酸、呕吐、急性胃炎、胃肠神经症、胆道感染、肠道预激综合征、便秘、腹泻、腹痛等。

3. **泌尿系统疾病** 如泌尿系统感染、尿失禁、膀胱炎等。

4. **神经系统疾病** 如眩晕、失眠、头痛、多汗症、神经衰弱、忧郁症、坐骨神经痛等。

5. **心血管系统疾病** 如心悸、高血压等。

6. **运动系统疾病** 如腱鞘炎、腕管综合征、网球肘、落枕、肩痛、肋间神经痛、腰痛、肥大性脊柱炎、急性腰扭伤、慢性腰肌纤维炎、梨状肌综合征等。

7. **妇科系统疾病** 如月经不调、痛经、闭经、经期发热、经期头痛、经前紧张综合征、更年期综合征、产后缺乳、急性乳腺炎等。

8. **五官系统疾病** 如牙痛、咽喉肿痛、急性鼻炎、鼻衄、耳鸣、失音等。

9. **内分泌系统疾病** 糖尿病等。

10. **其他** 如中暑、水肿、保健等。

(二) 刮痧禁忌证

(1) 有出血倾向的疾病，忌用本法或慎用本法治疗，如血小板减少性疾病、过敏性紫癜、白血病等。

(2) 凡危重病证，如急性传染病、重症心脏病等，应立即住院观察治疗。如果没有其他办法，可用本法进行暂时的急救措施，以争取时间和治疗机会。

(3) 新发生的骨折患部不宜刮痧，需待骨折愈合后方可在患部刮痧。外科手术瘢痕处亦应在2个月以后方可局部刮痧。恶性肿瘤患者手术后，瘢痕局部处慎刮。

(4) 传染性皮肤病如疖肿、疮疡、瘢痕、溃烂及皮肤不明原因的包块等，不宜直接在病灶部位刮拭。

(5) 年老体弱者、空腹和妊娠妇女的腹部、妇女经期下腹部及女性面部，忌用大面积泻法刮拭。

(6) 对刮痧恐惧或过敏者，忌用本法。

(7) 孕妇、妇女经期，禁刮三阴交、合谷、足三里等穴位，且刮拭手法宜轻，用补法。

四、刮痧的注意事项

(一) 术前注意事项

(1) 刮痧时应选择舒适的刮痧体位，以利于刮拭和防止晕刮。

(2) 刮痧时应注意保暖、避风，夏季不可在有过堂风的地方刮痧，尽量减少皮肤暴露。

(3) 刮痧工具要严格消毒，防止交叉感染。刮拭前需仔细检查刮痧工具，以免刮伤皮肤。

(4) 刮拭前需向患者讲解刮痧的一般常识，消除其恐惧心理，取得患者配合。

(5) 勿在患者过饥、过饱及过度紧张的情况下进行刮痧治疗。

(二) 术中注意事项

(1) 刮拭手法要用力均匀，以能忍受为度，直到出痧为止。

(2) 婴幼儿及老年人，刮拭手法用力宜轻。

(3) 不可一味追求出痧而用重手法或延长刮痧时间。出痧多少受多方面因素影响，一般情况下,血瘀之证出痧多;实证、热证,出痧多;虚证、寒证,出痧少;服药过多者,特别是服用激素类药物者不易出痧;肥胖者与肌肉丰满的人不易出痧;阴经较阳经不易出痧;室温低时不易出痧。

(4)刮拭过程中,要经常询问患者感受。遇到晕刮,如精神疲惫、头晕目眩、面色苍白、恶心欲吐、出冷汗、心慌、四肢发凉或血压下降、神志昏迷时应立即停止刮痧。安慰患者勿紧张,帮助其平卧,注意保暖,饮温开水或糖水。如仍不缓解,可用刮板角部点按水沟穴,力量宜轻,避免重力点按后局部水肿,并对百会穴和涌泉穴施以泻法刮。患者病情好转后,继续刮内关穴、足三里穴。

(三)术后注意事项

(1)刮痧治疗使汗孔开泄,邪气外排,要消耗体内部分的津液,故刮痧后需饮温水一杯,休息片刻。

(2)刮痧治疗后,为避免风寒侵袭,需待皮肤毛孔闭合后,方可洗浴,一般约 3 h。

(3)对于某些复杂危重的患者,除用刮痧治疗,更应配合其他治疗,以免延误病情。

第六章 特种针具刺法

导学

　　在针刺方法中,除毫针刺法外,在临床上常用的还有三棱针、皮肤针、皮内针、火针、芒针、锃针等特种针具的刺法。这些刺法因采用的针具不同,刺法各异,主治有别,为临床治疗提供了更多的选择。通过学习,要求掌握这些针具的操作,熟悉其适应范围、注意事项和禁忌证,了解这些针具的发展与演变。

第一节　三棱针

　　三棱针法是用三棱针刺破血络或腧穴,放出适量血液,或挤出少量液体,或挑断皮下纤维组织,以治疗疾病的方法。其中,放出适量血液以治疗疾病的方法属刺络法或刺血法,又称放血疗法。

　　三棱针由古代九针中的锋针发展而来,锋针在古代主要是用于泻血排脓。《灵枢·九针论》中记载锋针"可以泻热出血"。《灵枢·九针十二原》曰:"锋针者,刃三隅,以发痼疾。"古人对刺血法非常重视,《素问·血气形志篇》载:"凡治病必先去其血。"《灵枢·九针十二原》亦云:"宛陈则除之。"《灵枢·官针》更有"络刺""赞刺""豹文刺"等刺络法。

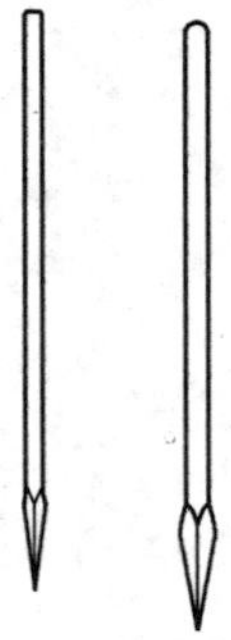

一、针具

　　三棱针多采用不锈钢制成,全长 6.5 cm,针柄较粗,呈圆柱体,针身呈三棱形,尖端三面有刃,针尖锋利,常用规格有大号和小号两种(图 6-1)。

　　新的针具在使用前应在细磨石或砂纸上磨至锐利,称为"开口"或"开刃"。三棱针用久会变钝,应时常打磨,保持针刃的锐利,以减轻进针时的钝滞,避免给患者造成痛苦。

　　针具使用前应进行灭菌或消毒处理,可采用高温灭菌,或将针具用 75% 乙醇浸泡 30 min 消毒。

图 6-1 三棱针

二、操作方法

(一) 持针姿势

以右手持针,一般用拇、示二指捏住针柄中段,中指指腹紧靠针身的侧面,露出针尖 3～5 mm

（图 6-2）。

（二）操作方法

三棱针的操作方法一般分为点刺法、刺络法、散刺法和挑刺法四种。针具和针刺部位消毒后,可按疾病的需要,选用不同的刺法。

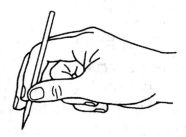

图 6-2　三棱针的持针姿势

1. **点刺法**　本法是用三棱针点刺一定部位的腧穴以治疗疾病的方法。点刺前,可在被刺部位或其周围用推、揉、挤、捋等方法,使局部充血。点刺时,用一手固定被刺部位,另一手持针,露出针尖 3~5 mm,对准所刺部位快速刺入并迅速出针。点刺后可放出适量血液或黏液,也可辅以推挤等方法增加出血量或出液量(图 6-3)。多用于指趾末端、面部和耳部的腧穴,如井穴、十宣、印堂、攒竹、耳尖、四缝等穴位。

2. **刺络法**　本法是用三棱针点刺血络出血以治疗疾病的方法。刺络前,可在被刺部位或其周围用推、揉、挤、捋等方法,以使局部充血;若被刺部位是在四肢肘、膝关节附近,可在被刺部位的近心端以止血带结扎,使局部充血(此法也称结扎法)。刺络时,用一手固定被刺部位,另一手持针,露出针尖 3~5 mm 对准所刺部位快速刺入后出针,放出适量血液,松开止血带,并轻轻揉按刺针的部位(图 6-4)。多用于肘窝、腘窝部的静脉。

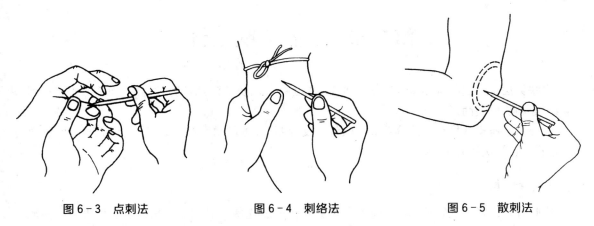

图 6-3　点刺法　　　**图 6-4　刺络法**　　　**图 6-5　散刺法**

3. **散刺法**　本法是在病变局部及其周围进行连续点刺以治疗疾病的方法。散刺时,用一手固定被刺部位,另一手持针在施术部位点刺多点(图 6-5)。根据病变部位大小的不同,由病变外缘环形向中心点刺,可针 10~20 针,以促使瘀血或水肿的消除。多用于局部瘀血、血肿或水肿、顽癣等。

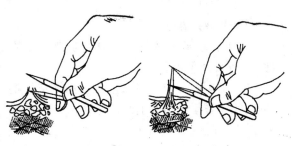

图 6-6　挑刺法

4. **挑刺法**　也称针挑法。本法是以三棱针挑断穴位皮下纤维组织以治疗疾病的方法。挑刺时,用一手固定被刺部位,另一手持针以 15°~30°角刺入一定深度后,上挑针尖,挑破皮肤,并挑提牵拉皮下部分白色纤维组织样组织,最后挑断这些纤维组织后出针,覆盖敷料(图 6-6)。多用于阳性反应点或阿是穴,以治疗肩周炎、失眠、胃脘痛、颈椎病、支气管哮喘、血管神经性头痛等。

三、临床应用

（一）适应范围

三棱针刺络放血具有通经活络、开窍泻热、消肿止痛等作用,适应范围较为广泛,凡各种实证、热证、瘀血、疼痛等均可应用。目前较常用于某些急症,如昏厥、高热、中风闭证、急性咽喉肿痛、中暑;某些慢性病,如顽癣、扭挫伤、头痛、肩周炎、丹毒、指(趾)麻木等。

（二）注意事项

（1）对患者要做必要的解释工作,以消除思想顾虑,尤其是对放血量较大者。

（2）严格消毒,防止感染。

（3）操作时手法宜轻、宜稳、宜准、宜快,不可用力过猛,防止刺入过深、创伤过大,损害其他组织,更不可伤及动脉。

（4）对体弱、贫血、低血压、妇女怀孕和产后等,均要慎重使用。凡有出血倾向和血管瘤的患者,不宜使用本法。

第二节　皮　肤　针

皮肤针法是用皮肤针叩刺人体一定的部位或腧穴,以防治疾病的方法,由古代"毛刺""扬刺""半刺"等刺法发展而来。

皮部是全身皮肤按经脉的分部。皮肤针在皮部叩刺,可以激发经络之气,达到调整脏腑气血,平衡阴阳,防治疾病的目的。

一、针具

皮肤针是由多根短针集成一束,或均匀镶嵌在如莲蓬状的针盘上,并固定在针柄上而制成。针柄可根据弹性的多少分为软柄和硬柄两种类型。根据所嵌针数的不同,可分别称为"梅花针"(五支针)、"七星针"(七支针)、"罗汉针"(十八支针)等。

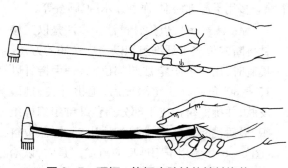

图 6-7　硬柄、软柄皮肤针的持针姿势

二、操作方法

（一）持针姿势

硬柄和软柄皮肤针的持针姿势略有不同(图 6-7),分述如下。

1. **硬柄皮肤针**　用拇指和中指夹持针柄两侧,示指置于针柄的上面,环指和小指将针柄末端固定于大小鱼际之间。

2. **软柄皮肤针**　将针柄末端置于掌心,拇指居上,示指在下,余指呈握拳状固定针柄末端。

(二)叩刺方法

叩刺针具和叩刺部位消毒后,针头对准皮肤叩击,运用腕部的弹力,使针尖叩刺皮肤后,立即弹起,如此反复叩击。叩击时针尖与皮肤必须垂直,弹刺要准确,强度要均匀,可根据病情选择不同的刺激强度或刺激部位。

(三)刺激强度

根据患者的病情、体质、年龄和叩刺部位的不同而决定,一般分弱刺激、中等刺激和强刺激。

1. **弱刺激**　用力稍小,皮肤仅现潮红、充血,患者无疼痛感觉为度。适用于头面部、年老体弱、小儿,以及病属虚证、久病者。

2. **强刺激**　用力较大,以皮肤有明显潮红,并有微出血,患者有明显疼痛感觉为度。适用于压痛点、背部、臀部、年轻体壮患者,以及病属实证、新病者。

3. **中等刺激**　用力介于弱刺激和强刺激之间,以局部有较明显潮红,但不出血,患者稍觉疼痛为度。适用于多数患者,除头面五官等肌肉浅薄处,其他部位均可选用。

(四)叩刺部位

皮肤针的叩刺部位,一般分为3种。

1. **循经叩刺**　指循着经脉进行叩刺的一种方法,常用于项背腰骶部的督脉和足太阳膀胱经。督脉为阳脉之海,能调节一身之阳气;五脏六腑的背俞穴,皆分布于膀胱经,故其治疗范围广泛;而四肢肘、膝关节以下的经脉,可治疗各相应脏腑经络的疾病。

2. **穴位叩刺**　指在穴位上进行叩刺的一种方法,主要是根据穴位的主治作用,选择适当的穴位予以叩刺治疗,临床上常用的是各种特定穴、华佗夹脊穴、阿是穴等。

3. **局部叩刺**　指在患部进行叩刺的一种方法,如扭伤后局部的瘀肿疼痛、顽癣等,可在局部进行叩刺。

三、临床应用

(一)适应范围

皮肤针的适应范围很广,临床各种病证均可应用,如头痛、腰痛、肋间神经痛、痛经等痛证;神经性皮炎、斑秃、顽癣等皮肤疾患;慢性肠胃病、便秘等;近视、视神经萎缩等病证。

(二)注意事项

(1)施术前应检查针具,选择针尖无钩毛,针面平齐,针柄牢固的皮肤针。

(2)叩刺时动作要轻灵快捷,垂直无偏斜与拖拉,以免造成患者的疼痛与不适。

(3)针具及针刺局部皮肤必须消毒。叩刺后皮肤如有出血,需用消毒干棉球擦拭干净,保持清洁,以防感染。

(4)局部如有溃疡或损伤者不宜使用本法,急性传染性疾病和有凝血功能障碍者也不宜使用本法。

第三节 | 皮 内 针

皮内针法是以皮内针刺入并固定于腧穴部位的皮内或皮下,进行较长时间刺激以治疗疾病的方法。本法是源于《素问·离合真邪论篇》"静以久留"的方法,适用于需要持续留针的慢性疾病和经常发作的疼痛性疾病。

一、针具

皮内针是用不锈钢制成的特型小针,有揿钉型和颗粒型两种。

1. **揿钉型** 针身长 2～25 mm,直径 0.28～0.32 mm(30～32 号),针柄呈圆形,其直径 4 mm,针身与针柄垂直(图 6-8)。临床上以针身长度为 2 mm 和针身直径 0.28 mm (32 号)者最常用。

2. **颗粒型** 针身长 5～10 mm,直径 0.28 mm (32 号),针柄呈圆形,其直径 3 mm,针身与针柄在同一平面(图 6-9)。

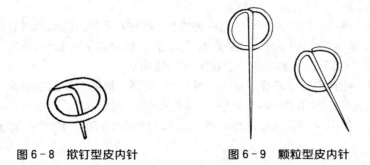

图 6-8 揿钉型皮内针 　　　　图 6-9 颗粒型皮内针

二、操作方法

操作时,需将皮内针、镊子和埋针部皮肤严格消毒后,按照以下步骤进行针刺。

(一) 进针

1. **揿钉型皮内针** 一手固定腧穴部皮肤,另一手持镊子夹持针尾直刺入腧穴皮内。

2. **颗粒型皮内针** 一手将腧穴部皮肤向两侧舒张,另一手持镊子夹持针尾平刺入腧穴皮内。

(二) 固定

1. **揿钉型皮内针** 宜用脱敏胶布覆盖针尾,粘贴固定。

2. **颗粒型皮内针** 宜先在针尾下垫一橡皮膏,然后用脱敏胶布从针尾沿针身向刺入的方向覆盖,粘贴固定。

(三) 固定后刺激

每日宜按压胶布 3～4 次,每次约 1 min,以患者耐受为度。两次间隔约 4 h。

（四）出针

出针时,一手固定埋针部位两侧皮肤,另一手取下胶布,然后持镊子夹持针尾,将针取出。

皮内针可根据病情决定其留针时间,一般为 3～5 d,最长可达 1 周。若天气炎热,留针时间不宜超过 2 d,以防感染。

三、临床应用

（一）适应范围

皮内针适用于一些慢性疾病和经常发作的疼痛性疾病,如高血压、偏头痛、神经衰弱、三叉神经痛、面肌痉挛、支气管哮喘、胃脘痛、胆绞痛、关节痛、软组织损伤、月经不调、痛经、小儿遗尿等病证。

（二）注意事项

(1) 埋针宜选用较易固定且不妨碍肢体运动的穴位。

(2) 埋针后,若患者感觉疼痛,应将针取出重埋或改用其他穴位。

(3) 埋针期间,针处不要着水,以免感染。

(4) 热天出汗较多,埋针时间不宜过长。

(5) 若发现埋针局部感染,应将针取出,并对症处理。

(6) 穴位局部有溃疡、炎症、不明原因的肿块,禁忌埋针。

(7) 对金属过敏者,禁止埋针。

第四节 火 针

火针法是将特制的金属针具烧红,并迅速刺入机体一定的部位或腧穴,给予一定的热性刺激,并迅速退出以治疗疾病的方法。火针古称"燔针",火针法称为"焠刺"。《灵枢·官针》曰:"焠刺者,刺燔针则取痹也。"明代吴鹤皋说:"焠刺者,用火先赤其针而后刺,此治寒痹之在骨也。"

本法具有温经散寒、活血化瘀、软坚散结、祛腐生肌等作用,临床上常用于治疗风寒湿痹、痈疽、瘰疬、痣疣等疾病。

一、针具

火针针具属特制针具,多选用能耐高温、不退热、硬挺不易弯折变形、高温下硬度更强的钨合金材料制作,形似粗大的毫针。针柄多用铜丝缠绕而成。临床上根据火针所刺部位深浅大小等情形的不同,可选用单头火针、三头火针、平头火针等。单头火针又有粗细不同,可分为细火针(针头直径约 0.5 mm)和粗火针(针头直径约 1.2 mm)(图 6 - 10)。

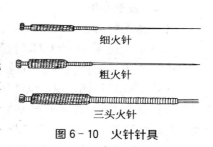

细火针

粗火针

三头火针

图 6 - 10 火针针具

二、操作方法

(一) 选穴与消毒

1. 选穴　火针选穴宜少而精，多以"以痛为腧"的局部取穴法为主。

2. 消毒　火针针刺前要对刺针局部进行严格消毒，可先用碘酒再以乙醇脱碘的消毒方法，也可用碘伏。

(二) 烧针与刺针

1. 烧针　这是使用火针的关键步骤。《针灸大成·火针》明确指出："灯上烧，令通红，用方有功。若不红，不能去病，反损于人。"因此，在使用火针前必须将针烧红，可先烧针身，后烧针尖(图6-11)。火针烧灼的程度有三种，根据治疗需要，可将针烧至白亮、通红或微红。若针刺较深者，需将针烧至白亮，速进疾出，否则不易刺入，也不易拔出，且有剧痛。若针刺较浅者，可将针烧至通红，速入疾出，轻浅点刺。若针刺表浅者，可将针烧至微红，在表皮部位轻浅而稍慢地烙熨。

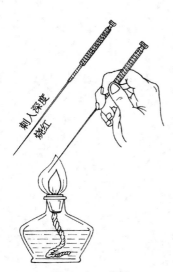

图6-11　烧针

2. 刺针　可用左手拿点燃的酒精灯，右手持针，尽量靠近施治部位，烧针后对准穴位垂直点刺，速入疾出。也可刺入后不立即拔针，留针5～15 min后再出针。出针后用无菌干棉球按压针孔，以减少疼痛并防止出血。

(三) 刺针的深度

刺针深度应根据病情、体质、年龄和针刺部位的肌肉厚薄、血管深浅、神经分布等而定。《针灸大成·火针》说："切忌太深，恐伤经络，太浅不能去病，惟消息取中耳。"一般而言，四肢、腰腹部针刺稍深，可刺2～5分深；胸背部针刺宜浅，可刺1～2分深；至于痣疣的针刺深度以刺至基底的深度为宜。

三、临床应用

(一) 适应范围

火针法主要用于痹证、慢性结肠炎、阳痿、痛经、痈疽、痔疮、瘰疬、网球肘、腱鞘囊肿、腋臭、象皮腿、疳积和疣、痣等。

(二) 注意事项

(1) 除治疗痣、疣外，面部禁用火针。

(2) 有大血管、神经干的部位禁用火针。

(3) 血友病、有出血倾向和施术局部有不明原因肿块的患者禁用火针。

(4) 针刺后局部呈现红晕或红肿，应避免洗浴；局部发痒，不宜搔抓，以防感染。

(5) 若针刺1～3分深，出针后可不做特殊处理。若针刺4～5分深，出针后用消毒纱布覆盖针孔，用胶布固定1～2 d，以防感染。

(6) 对初次接受火针治疗的患者，应做好解释工作，消除恐惧心理，以防晕针。

第五节 芒 针

　　芒针法是用芒针针刺一定的经络或腧穴以治疗疾病的方法。芒针由古代"九针"中的"长针"发展而来,一般用较细而富有弹性的不锈钢丝制成,因其针身细长如麦芒,故名。《灵枢·九针论》记载:"八曰长针,取法于綦针,长七寸,主取深邪远痹者也。"

　　本法一般适用于普通毫针难以取得显著疗效,必须用长针深刺的疾病。

一、针具

　　芒针与毫针一样,多采用光滑坚韧,富于弹性,不易生锈的不锈钢制成。芒针的结构也与毫针一样,分为五个部分,即针尖、针体、针根、针柄和针尾。

　　目前临床使用的芒针有5寸、6寸、7寸、8寸、10寸、15寸等数种,以长度5～8寸、粗细26～28号的针具最为常见。

　　芒针的针具消毒同"毫针"。

　　芒针的基本操作程序同"毫针",但有其自身特点。

二、操作方法

　　芒针针体较长,操作时应双手协同配合,芒针操作的基本步骤如下。

　　1. 进针　进针采用双手夹持进针法,应避免或减少疼痛。施术时,一方面要分散患者的注意力,消除恐惧心理;另一方面操作技术必须熟练。

　　针刺前,将穴位局部皮肤进行常规消毒,刺手持芒针针柄的下段,押手拇、示二指用消毒干棉球捏住并固定芒针针体的下段,露出针尖,并将针尖对准穴位。当针尖贴近穴位皮肤时,双手配合,利用指力和腕力,压捻结合,迅速刺透表皮,并缓慢将针刺至所需深度(图6-12)。进针角度可依据针刺部位选用直刺、斜刺或平刺,有些特殊部位或穴位需采用弯刺法,如天突穴、面部透穴等。进针到一定深度后,刺手与押手紧密配合,根据穴位所在部位不同的解剖特点,利用针体的自然弹性,通过按压针柄,改变针尖方向,使针体自然弯曲,缓缓捻推,刺入相应部位。

　　2. 手法　芒针的行针多采用捻转法,要求轻捻缓进。捻转的角度不宜过大,一般在

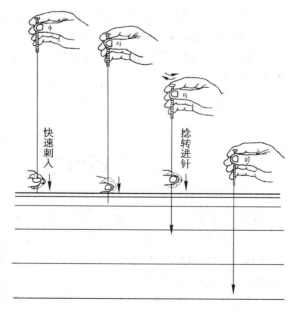

图6-12　芒针进针法

180°～360°,行针不可单向捻转,否则针体容易缠绕肌纤维和皮肤,产生疼痛甚至滞针。

行针时,可用押手的动作改变或调整针刺的角度和方向,促使经气的感传,增加刺激强度,提高治疗效果。

3. **出针** 施术完毕,即可出针。出针的动作应轻柔、缓慢。方法是提捻结合,将针尖缓慢地捻提至皮下,再轻轻抽出,边退针,边揉按针刺的相应部位,以防出血,并减轻疼痛。如出针后有血从针孔溢出,应迅速以干棉球按压针孔,直至出血停止。

进针、出针是芒针刺法的关键。进针采用夹持进针法,要求压捻结合,做到灵巧、无痛或微痛。而出针应当提捻结合,以轻柔、缓慢为宜。在整个操作过程中,尤其注意双手的协同,灵活地运用指力和腕力,针体始终处于捻转的状态,以减轻疼痛。

三、临床应用

(一) 适应范围

芒针法的适应范围与毫针刺法一样,范围较广。又因为芒针体长,刺激量大且深,故特别适用于毫针刺法难以取效,必须用长针深刺才能见效的疾病。临床上常用于血管性头痛、脑血管病、支气管哮喘、溃疡病、胃下垂、关节炎、多发性神经炎、急性脊髓炎、重症肌无力、三叉神经痛、坐骨神经痛、肩周炎、外伤性截瘫、癫痫等。

(二) 注意事项

(1) 对初次接受芒针治疗的患者,应做好思想工作,消除恐惧心理。

(2) 针刺前必须检查针具,并应选择合适体位,进针后嘱患者不可移动体位,以免滞针、弯针或断针。

(3) 选穴宜少,手法宜轻,双手协同,重视押手的作用。

(4) 针刺动作必须缓慢,切忌快速提插,以免损伤血管、神经或内脏等。

(5) 过饥、过饱、过劳、醉酒、年老体弱、孕妇儿童,以及某些难以配合治疗的患者忌针。

(6) 医者态度要严肃认真,不可马虎轻率,以避免针刺事故的发生。

(7) 急性诊断未明的疾病,如怀疑胃穿孔、肠梗阻、阑尾炎已经化脓溃烂等,慎用芒针治疗,以免延误病情。

第六节 | 鍉 针

鍉针法是以鍉针按压一定的经络或腧穴以治疗疾病的方法。鍉针为古代九针之一,《灵枢·九针十二原》说:"三曰鍉针,长三寸半……锋如黍粟之锐,主按脉勿陷以致其气。"鍉针并不刺入皮肤,而是在经络或腧穴表面进行按压。因操作时以推按为主,故又称为推针。关于鍉针的结构和作用,《灵枢·九针论》又进一步明确:"……必大其身而员其末,令可以按脉勿陷,以致其气,令邪气独出。"且《灵枢·官针》说:"病在脉,气少当补之者,取以鍉针于井荥分输。"可见用鍉针按压经脉、腧穴,有疏通经络、调和气血、补虚泻实的作用。

本法既可用于治疗，又可用于经络腧穴的辅助诊断。

一、针具

鍉针针具多选用不锈钢、黄铜、银等金属制成。针体长 3.5 寸，针身呈圆柱体，针头圆钝光滑呈黍粟形，针头直径为 2～3 mm（图 6-13）。目前结合现代电磁技术，鍉针的种类更为多样化，有电鍉针、声电鍉针、电热鍉针、磁鍉针、木或骨鍉针等。

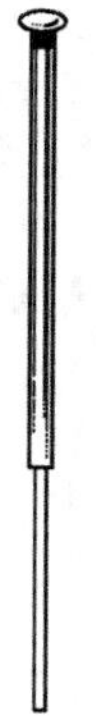

二、操作方法

操作时，以刺手的拇指、中指及环指夹持针柄，示指抵押针尾或采用执笔式持针（图 6-14），将针尖垂直按压在经络或腧穴的表面，每次按压持续 1～10 min。为增强刺激，可结合刮法或震颤法。根据患者的体质与病情，刺激的强度可分为弱刺激和强刺激两种。

图 6-13
鍉针

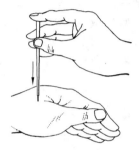

图 6-14 鍉针持针法

1. **弱刺激** 即是按压力度小而轻，形成的凹陷浅，局部有酸胀感，当按压部位周围发生红晕或症状缓解时，慢慢起针，并在局部稍加揉按。

2. **强刺激** 即是按压力度大而重，形成的凹陷深，待患者感觉局部有胀痛感，或有向上、向下传导时，迅速起针，不加揉按。

每日治疗 1～2 次，重症可 3～4 次，10 次为 1 个疗程。由于本法的操作简便，无须刺入皮肤，安全简便，可指导患者自行使用。

三、临床应用

（一）适应范围

鍉针法适用于高血压、胃脘痛、肩周炎、网球肘、肋间神经痛、腹痛、头痛、牙痛、呕吐、消化不良、痛经、失眠等。也可用于经络辨证时探查病变的经络与腧穴，在灵龟八法和子午流注针法的开穴时亦可选用本法。

（二）注意事项

（1）鍉针的针头要光滑圆钝，不宜过尖，否则易产生疼痛或伤及皮肉。

（2）不可刺激过强，以防晕针。

（3）垂直按压，不宜斜刺，以免刮伤皮肤。

第七章 特定部位刺法

导学

特定部位刺法，泛指采用针刺等方法刺激人体相对独立的特定部位，以诊断和治疗全身疾病的各种针灸治疗方法。因其刺激部位有别于传统经穴，且偏于短针的应用而得名。与传统经穴应用相比，其具有穴位集中、操作简便、疗效独特等特点。依刺激部位的不同，有头针、耳针、眼针、腕踝针之别。通过学习，要求掌握各部位穴位的定位和基本操作，熟悉其适应范围及其应用基础，了解发展简史。

第一节 耳 针

耳针是指采用毫针或其他针具刺激耳部特定部位，以诊断和治疗全身疾病的一种方法。耳针治病之法，早在春秋战国时代即有记载，如《灵枢·五邪》曰："邪在肝，则两胁中痛……取耳间青脉以去其掣。"其后，以耳郭诊断疾病，以针刺、按摩和塞药等方法刺激耳郭以防治疾病等有关叙述更是散见于历代医书之中。

迄今为止，采用耳针疗法治疗的疾病种类已达 200 余种，涉及内、外、妇、儿、五官、皮肤、骨伤等临床各科；不仅对某些功能性病变、变态反应性疾病、炎症性疾病有较好疗效，对部分器质性病变和某些疑难杂症也具有一定疗效。为促进耳穴应用的发展与研究，国家质量监督检验检疫总局和国家标准化管理委员会分别于 1992 年和 2008 年两次颁布、实施了《耳穴名称与定位》的国家标准。

一、耳针刺激部位

耳针刺激部位即为耳穴，是耳郭表面与人体脏腑经络、组织器官、躯干四肢相互沟通的特殊部位。耳穴既是疾病的反应点，也是防治疾病的刺激部位。

（一）耳郭表面解剖

1. 耳郭正面（图 7-1、图 7-2、图 7-3）

耳垂：耳郭下部无软骨的部分。

耳垂前沟：耳垂与面部之间的浅沟。

耳轮：耳郭外侧边缘的卷曲部分。

耳轮脚：耳轮深入耳甲的部分。

耳轮脚棘：耳轮脚和耳轮之间的隆起。

耳轮脚切迹：耳轮脚棘前方的凹陷处。

耳轮结节：耳轮外上方的膨大部分。

耳轮尾：耳轮向下移行于耳垂的部分。

轮垂切迹：耳轮和耳垂后缘之间的凹陷处。

耳轮前沟：耳轮与面部之间的浅沟。

对耳轮：与耳轮相对呈"Y"字形的隆起部,由对耳轮体、对耳轮上脚和对耳轮下脚三部分组成。

对耳轮体：对耳轮下部呈上下走向的主体部分。

对耳轮上脚：对耳轮向上分支的部分。

对耳轮下脚：对耳轮向前分支的部分。

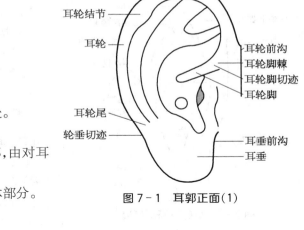

图 7-1　耳郭正面(1)

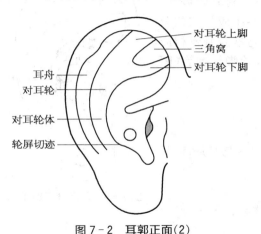

图 7-2　耳郭正面(2)

轮屏切迹：对耳轮与对耳屏之间的凹陷处。

耳舟：耳轮与对耳轮之间的凹沟。

三角窝：对耳轮上、下脚与相应耳轮之间的三角形凹窝。

耳甲部分：部分耳轮和对耳轮、对耳屏、耳屏及外耳门之间的凹窝,由耳甲艇、耳甲腔两部分组成。

耳甲艇：耳轮脚以上的耳甲部。

耳甲腔：耳轮脚以下的耳甲部。

耳屏：耳郭前方呈瓣状的隆起。

屏上切迹：耳屏与耳轮之间的凹陷处。

上屏尖：耳屏游离缘上隆起部。

下屏尖：耳屏游离缘下隆起部。

耳屏前沟：耳屏与面部之间的浅沟。

对耳屏：耳垂上方,与耳屏相对的瓣状隆起。

对屏尖：对耳屏游离缘隆起的顶端。

屏间切迹：耳屏和对耳屏之间的凹陷处。

外耳门：耳甲腔前方的孔窍。

2. 耳郭背面(图 7-4)

耳轮背面：耳轮背部的平坦部分。

耳轮尾背面：耳轮尾背部的平坦部分。

耳垂背面：耳垂背部的平坦部分。

耳舟隆起：耳舟在耳背呈现的隆起。

三角窝隆起：三角窝在耳背呈现的隆起。

耳甲艇隆起：耳甲艇在耳背呈现的隆起。

耳甲腔隆起：耳甲腔在耳背呈现的隆起。

对耳轮上脚沟：对耳轮上脚在耳背呈现的凹沟。

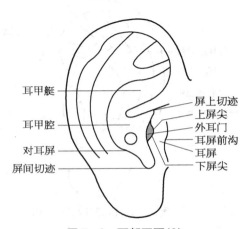

图 7-3　耳郭正面(3)

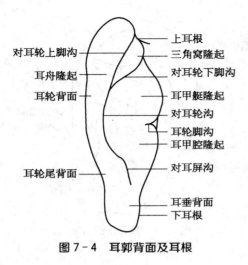

对耳轮上脚沟 —— 上耳根
                 —— 三角窝隆起
耳舟隆起 ——   —— 对耳轮下脚沟
耳轮背面 ——   —— 耳甲艇隆起
                 —— 对耳轮沟
                 —— 耳轮脚沟
                 —— 耳甲腔隆起
耳轮尾背面 ——   —— 对耳屏沟
                 —— 耳垂背面
                 —— 下耳根

图 7-4 耳郭背面及耳根

对耳轮下脚沟：对耳轮下脚在耳背呈现的凹沟。
对耳轮沟：对耳轮体在耳背呈现的凹沟。
耳轮脚沟：耳轮脚在耳背呈现的凹沟。
对耳屏沟：对耳屏在耳背呈现的凹沟。

3. 耳根（图7-4）

上耳根：耳郭与头部相连的最上处。
下耳根：耳郭与头部相连的最下处。

（二）耳穴分布规律

耳穴在耳郭表面的分布状态形似倒置在子宫内的胎儿（头部朝下，臀部朝上）。其分布规律是：与头面相应的穴位分布在耳垂；与上肢相应的穴位分布在耳舟；与躯干相应的穴位分布在对耳轮体部；与下肢相应的穴位分布在对耳轮上、下脚；与腹腔脏器相应的穴位分布在耳甲艇；与胸腔脏器相应的穴位分布在耳甲腔；与盆腔脏器相应的耳穴分布在三角窝；与消化道相应的穴位分布在耳轮脚周围等（图7-5）。

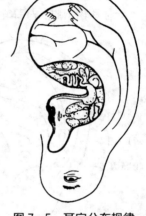

图 7-5 耳穴分布规律

（三）耳郭区划定位标准与耳穴

1. 耳郭基本标志线的划定（图7-6、图7-7、图7-8）

耳轮内缘：即耳轮与耳郭其他部分的分界线，是指耳轮与耳舟，对耳轮上、下脚，三角窝及耳甲等部的折线。

耳甲折线：指耳甲内平坦部与隆起部之间的折线。

对耳轮脊线：指对耳轮体及其上、下脚最凸起处之连线。

耳舟凹沟线：指沿耳舟最凹陷处所作的连线。

对耳轮耳舟缘：即对耳轮与耳舟的分界线，是指对耳轮（含对耳轮上脚）脊与耳舟凹沟之间的中线。

三角窝凹陷处后缘：指三角窝内较低平的三角形区域的后缘。

对耳轮三角窝缘：即对耳轮上、下脚与三角窝的分界线，是指对耳轮上、下脚脊与三角窝凹陷处后缘之间的中线。

对耳轮耳甲缘：即对耳轮与耳甲的分界线，是指对耳轮（含对耳轮下脚）脊与耳甲折线之间的中线。

对耳轮上脚下缘：即对耳轮上脚与对耳轮体的分界线，是指从对耳轮上、下脚分叉处向对耳轮耳舟缘所作的垂线。

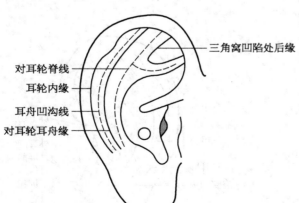

对耳轮脊线 ——
耳轮内缘 ——
耳舟凹沟线 ——
对耳轮耳舟缘 ——
                —— 三角窝凹陷处后缘

图 7-6 耳郭基本标志线（1）

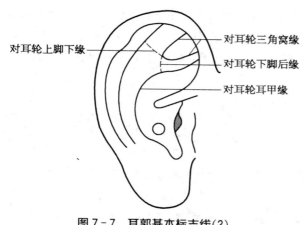

图 7-7　耳郭基本标志线(2)

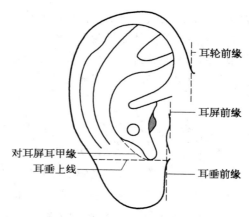

图 7-8　耳郭基本标志线(3)

对耳轮下脚后缘：即对耳轮下脚与对耳轮体的分界线,是指从对耳轮上、下脚分叉处向对耳轮耳甲缘所作的垂线。

耳垂上线(亦作为对耳屏耳垂缘和耳屏耳垂缘)：即耳垂与耳郭其他部分的分界线,是指过屏间切迹与轮垂切迹所作的直线。

对耳屏耳甲缘：即对耳轮与耳甲的分界线,是指对耳屏内侧面与耳甲的折线。

耳屏前缘：即耳屏外侧面与面部的分界线,是指沿耳屏前沟所作的直线。

耳轮前缘：即耳轮与面部的分界线,是指沿耳轮前沟所作的直线。

耳垂前缘：即耳垂与面颊的分界线,是指沿耳垂前沟所作的直线。

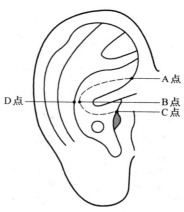

图 7-9　耳郭标志点

2. **耳郭标志点线的设定**(图 7-9)

A 点：在耳轮的内缘上,耳轮脚切迹至对耳轮下脚间中、上 1/3 交界处。

D 点：在耳甲内,由耳轮脚消失处向后作一水平线与对耳轮耳甲缘相交点处。

B 点：耳轮脚消失处至 D 点连线中、后 1/3 交界处。

C 点：外耳道口后缘上 1/4 与下 3/4 交界处。

AB 线：从 A 点向 B 点作一条与对耳轮耳甲艇缘弧度大体相仿的曲线。

BC 线：从 B 点向 C 点作一条与耳轮脚下缘弧度大体相仿的曲线。

BD 线：B 点与 D 点之间的连线。

3. **耳轮部分区与耳穴**(图 7-10、表 7-1)　耳轮部总计分为 12 区 13 穴。耳轮脚为耳轮 1 区。耳轮脚切迹到对耳轮下脚上缘之间的耳轮分为 3 等份,自下而上依次为耳

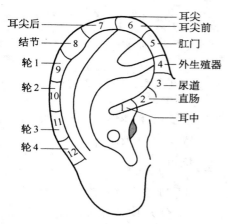

图 7-10　耳轮部分区与耳穴

轮2区、耳轮3区、耳轮4区。对耳轮下脚上缘到对耳轮上脚前缘之间的耳轮为耳轮5区。对耳轮上脚前缘到耳尖之间的耳轮为耳轮6区。耳尖到耳轮结节上缘为耳轮7区。耳轮结节上缘到耳轮结节下缘为耳轮8区。耳轮结节下缘至轮垂切迹之间的耳轮分为4等份,自上而下依次为耳轮9区、耳轮10区、耳轮11区和耳轮12区。

表7-1 耳轮穴位

穴名	定位	主治
耳中(HX$_1$)	在耳轮脚处,即耳轮1区	呃逆,荨麻疹,皮肤瘙痒,咯血
直肠(HX$_2$)	在耳轮脚棘前上方的耳轮处,即耳轮2区	便秘,腹泻,脱肛,痔疮
尿道(HX$_3$)	在直肠上方的耳轮处,即耳轮3区	尿频,尿急,尿痛,尿潴留
外生殖器(HX$_4$)	在对耳轮下脚前方的耳轮处,即耳轮4区	睾丸炎,附睾炎,阴道炎,外阴瘙痒
肛门(HX$_5$)	三角窝前方的耳轮处,即耳轮5区	痔疮,肛裂
耳尖前(HX$_6$)	在耳尖的前部,即耳轮6区	发热,结膜炎
耳尖(HX$_{6,7i}$)	在耳郭向前对折的上部尖端处,即耳轮6区、7区交界处	发热,高血压,急性结膜炎,麦粒肿,痛症,风疹,失眠
耳尖后(HX$_7$)	在耳尖的后部,即耳轮7区	发热,结膜炎
结节(HX$_8$)	在耳轮结节处,即耳轮8区	头晕,头痛,高血压
轮1(HX$_9$)	在耳轮结节下方的耳轮处,即耳轮9区	扁桃体炎,上呼吸道感染,发热
轮2(HX$_{10}$)	在轮1区下方的耳轮处,即耳轮10区	扁桃体炎,上呼吸道感染,发热
轮3(HX$_{11}$)	在轮2区下方的耳轮处,即耳轮11区	扁桃体炎,上呼吸道感染,发热
轮4(HX$_{12}$)	在轮3区下方的耳轮处,即耳轮12区	扁桃体炎,上呼吸道感染,发热

注:大写字母标示该穴位所在解剖分区英文缩写;下标数字为该穴位所在分区编号;下标字母代表含义分别为:i—两穴区交界,a—该穴区前缘,p—该穴区后缘,l—该穴区下缘,u—该穴区上缘。

4. 耳舟部分区与耳穴(图7-11、表7-2) 耳舟分为6等份,自上而下依次为耳舟1区、2区、3区、4区、5区、6区。总计6区6穴。

表7-2 耳舟穴位

穴名	定位	主治
指(SF$_1$)	在耳舟上方处,即耳舟1区	甲沟炎,手指疼痛和麻木
腕(SF$_2$)	在指区的下方处,即耳舟2区	腕部疼痛
风溪(SF$_{1,2i}$)	在耳轮结节前方,指区与腕区之间,即耳舟1区、2区交界处	荨麻疹,皮肤瘙痒,过敏性鼻炎,哮喘
肘(SF$_3$)	在腕区的下方处,即耳舟3区	肱骨外上髁炎,肘部疼痛
肩(SF$_{4,5}$)	在肘区的下方处,即耳舟4区、5区	肩关节周围炎,肩部疼痛
锁骨(SF$_6$)	在肩区的下方处,即耳舟6区	肩关节周围炎

5. 对耳轮部分区与耳穴(图7-12、表7-3) 对耳轮总计13区14穴。对耳轮上脚分为上、中、下3等份,下1/3为对耳轮5区,中1/3为对耳轮4区;再将上1/3分为上、下两等份,下1/2为对耳轮3区,再将上1/2分为前后2等份,后1/2为对耳轮2区,前1/2为对耳轮1区。

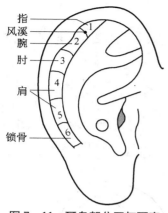
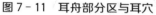

图 7-11　耳舟部分区与耳穴

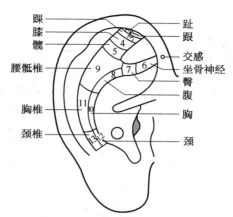

图 7-12　对耳轮部分区与耳穴

对耳轮下脚分为前、中、后 3 等份,中、前 2/3 为对耳轮 6 区,后 1/3 为对耳轮 7 区。将对耳轮体从对耳轮上、下脚分叉处至轮屏切迹分为 5 等份,再沿对耳轮耳甲缘将对耳轮体分为前 1/4 和后 3/4 两部分,前上 2/5 为对耳轮 8 区,后上 2/5 为对耳轮 9 区,前中 2/5 为对耳轮 10 区,后中 2/5 为对耳轮 11 区,前下 1/5 为对耳轮 12 区,后下 1/5 为对耳轮 13 区。

表 7-3　对耳轮穴位

穴　名	定　位	主　治
跟(AH_1)	在对耳轮上脚前上部,即对耳轮 1 区	相应部位疾病
趾(AH_2)	在耳尖下方的对耳轮上脚后上部,即对耳轮 2 区	相应部位疾病
踝(AH_3)	在趾、跟区下方处,即对耳轮 3 区	相应部位疾病
膝(AH_4)	在对耳轮上脚中 1/3 处,即对耳轮 4 区	相应部位疾病
髋(AH_5)	在对耳轮上脚的下 1/3 处,即对耳轮 5 区	相应部位疾病
坐骨神经(AH_6)	在对耳轮下脚的前 2/3 处,即对耳轮 6 区	相应部位疾病
交感(AH_{6a})	在对耳轮下脚前端与耳轮内缘交界处,即对耳轮 6 区前端	自主神经功能疾病及胃肠、心、胆、输尿管等疾病
臀(AH_7)	在对耳轮下脚的后 1/3 处,即对耳轮 7 区	相应部位疾病
腹(AH_8)	在对耳轮体前部上 2/5 处,即位于对耳轮 8 区	消化系统、盆腔疾病
腰骶椎(AH_9)	在腹区后方,即对耳轮 9 区	相应部位疾病
胸(AH_{10})	在对耳轮体前部中 2/5 处,即对耳轮 10 区	胸胁部位疾病
胸椎(AH_{11})	在胸区后方,即对耳轮 11 区	相应部位疾病
颈(AH_{12})	在对耳轮体前部下 1/5 处,即对耳轮 12 区	颈项部疾病
颈椎(AH_{13})	在颈区后方,即对耳轮 13 区	相应部位疾病

6. 三角窝部分区与耳穴(图 7-13、表 7-4)　将三角窝由耳轮内缘至对耳轮上、下脚分叉处分为前、中、后 3 等份,中 1/3 为三角窝 3 区;再将前 1/3 分为上、中、下 3 等份,上 1/3 为三角窝 1 区,中、下 2/3 为三角窝 2 区;再将后 1/3 分为上、下 2 等份,上 1/2 为三角窝 4 区,下 1/2 为三角窝 5 区。总计 5 区 5 穴。

表7-4　三角窝穴位

穴　名	定　位	主　治
角窝上(TF$_1$)	在三角窝前1/3的上部,即三角窝1区	高血压
内生殖器(TF$_2$)	在三角窝前1/3的下部,即三角窝2区	妇科、男科病证
角窝中(TF$_3$)	在三角窝中1/3处,即三角窝3区	肝病等
神门(TF$_4$)	在三角窝后1/3的上部,即三角窝4区	失眠,多梦,烦躁,戒断综合征等
盆腔(TF$_5$)	在三角窝后1/3的下部,即三角窝5区	盆腔内病证

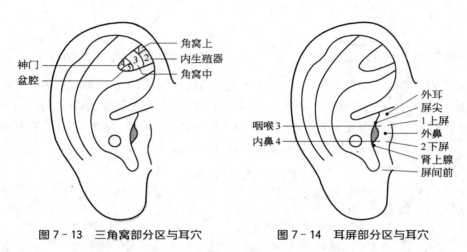

图7-13　三角窝部分区与耳穴　　　　　图7-14　耳屏部分区与耳穴

7. **耳屏部分区与耳穴**(图7-14、表7-5)　耳屏总计4区9穴。耳屏外侧面分为上、下2等份,上部为耳屏1区,下部为耳屏2区。将耳屏内侧面分上、下2等份,上部为耳屏3区,下部为耳屏4区。

表7-5　耳屏穴位

穴　名	定　位	主　治
上屏(TG$_1$)	在耳屏外侧面上1/2处,即耳屏1区	咽炎,单纯性肥胖症
下屏(TG$_2$)	在耳屏外侧面下1/2处,即耳屏2区	鼻炎,单纯性肥胖症
外耳(TG$_{1u}$)	在屏上切迹前方近耳轮部,即耳屏1区上缘处	各类耳病,如耳鸣、眩晕等
屏尖(TG$_{1p}$)	在耳屏游离缘上部尖端,即耳屏1区后缘处	炎症,痛症
外鼻(TG$_{1,2i}$)	在耳屏外侧面中部,即耳屏1区、2区之间	各类鼻病,如鼻渊等
肾上腺(TG$_{2p}$)	在耳屏游离缘下部尖端,即耳屏2区后缘处	低血压,风湿性关节炎,腮腺炎等
咽喉(TG$_3$)	在耳屏内侧面上1/2处,即耳屏3区	咽喉肿痛
内鼻(TG$_4$)	在耳屏内侧面下1/2处,即耳屏4区	各类鼻病,如鼻渊等
屏间前(TG$_{2i}$)	在屏间切迹前方耳屏最下部,即耳屏2区下缘处	鼻咽炎、口腔炎

8. **对耳屏部分区与耳穴**(图7-15、表7-6)　对耳屏总计4区8穴。由对屏尖及对屏尖至轮屏切迹连线的中点,分别向耳垂上线作两条垂线,将对耳屏外侧面及其后部分成前、中、后3区,前为对耳屏1区、中为对耳屏2区、后为对耳屏3区。对耳屏内侧面为对耳屏4区。

表7-6　对耳屏穴位

穴　名	定　位	主　治
额(AT₁)	在对耳屏外侧面的前部，即对耳屏1区	额窦炎，头痛，头晕，失眠，多梦
屏间后(AT₁ₗ)	在屏间切迹后方对耳屏前下部，即对耳屏1区下缘处	眼病
颞(AT₂)	在对耳屏外侧面的中部，即对耳屏2区	偏头痛
枕(AT₃)	在对耳屏外侧面的后部，即对耳屏3区	头痛，眩晕，哮喘，癫痫，神经衰弱
皮质下(AT₄)	在对耳屏内侧面，即对耳屏4区	痛症，间日疟，神经衰弱，假性近视，胃溃疡，腹泻，高血压，冠心病，心律失常
对屏尖(AT₁,₂,₄ᵢ)	在对耳屏游离缘的尖端，即对耳屏1区、2区、4区交点处	哮喘，腮腺炎，皮肤瘙痒，睾丸炎，附睾炎
缘中(AT₂,₃,₄ᵢ)	在对耳屏游离缘上，对屏尖与轮屏切迹的中点处，即对耳屏2区、3区、4区交点处	遗尿，内耳眩晕症，功能性子宫出血
脑干(AT₃,₄ᵢ)	在轮屏切迹处，即对耳屏3区、4区之间	头痛，眩晕，假性近视

9. 耳甲部分区与耳穴（图7-16、图7-17、表7-7）　耳甲总计18区21穴。

将BC线前段与耳轮脚下缘间分成3等份，前1/3为耳甲1区，中1/3为耳甲2区，后1/3为耳甲3区。ABC线前方，耳轮脚消失处为耳甲4区。将AB线前段与耳轮脚上缘及部分耳轮内缘间分成3等份，后1/3为5区，中1/3为6区，前1/3为7区。

将对耳轮下脚下缘前、中1/3交界处与A点连线，该线前方的耳甲艇部为耳甲8区。将AB线前段与对耳轮下脚下缘间耳甲8区以后的部分，分为前、后2等份，前1/2为耳甲9区，后1/2为耳甲10区。在AB线后段上方的耳甲艇部，将耳甲10区后缘与BD线之间分成上、下2等份，上1/2为耳甲

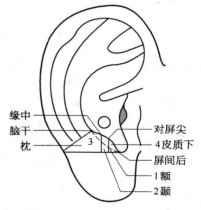

图7-15　对耳屏部分区与耳穴

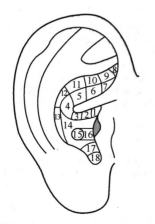

图7-16　耳甲部分区与耳穴(1)

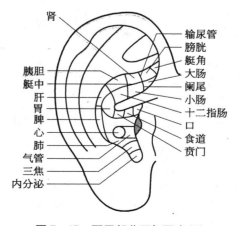

图7-17　耳甲部分区与耳穴(2)

11 区,下 1/2 为耳甲 12 区。由轮屏切迹至 B 点作连线,该线后方、BD 线下方的耳甲腔部为耳甲 13 区。以耳甲腔中央为圆心,圆心与 BC 线间距离的 1/2 为半径作圆,该圆形区域为耳甲 15 区。过 15 区最高点及最低点分别向外耳门后壁作两条切线,切线间为耳甲 16 区。15 区、16 区周围为耳甲 14 区。将外耳门的最低点与对耳屏耳甲缘中点相连,再将该线下的耳甲腔部分为上、下 2 等份,上 1/2 为耳甲 17 区,下 1/2 为耳甲 18 区。

表7-7 耳甲穴位

穴 名	定 位	主 治
口(CO_1)	在耳轮脚下方前 1/3 处,即耳甲 1 区	面瘫,口腔炎,胆囊炎,胆石症,戒断综合征,牙周炎,舌炎
食道(CO_2)	在耳轮脚下方中 1/3 处,即耳甲 2 区	食道炎,食道痉挛
贲门(CO_3)	在耳轮脚下方后 1/3 处,即耳甲 3 区	贲门痉挛,神经性呕吐
胃(CO_4)	在耳轮脚消失处,即耳甲 4 区	胃炎,胃溃疡,失眠,牙痛,消化不良,恶心呕吐
十二指肠(CO_5)	在耳轮脚及部分耳轮与 AB 线之间的后 1/3 处,即耳甲 5 区	十二指肠球部溃疡,胆囊炎,胆石症,幽门痉挛,腹胀,腹泻,腹痛
小肠(CO_6)	在耳轮脚及部分耳轮与 AB 线之间的中 1/3 处,即耳甲 6 区	消化不良,腹痛,心动过速,心律不齐
大肠(CO_7)	在耳轮脚及部分耳轮与 AB 线之间的前 1/3 处,即耳甲 7 区	腹泻,便秘,痢疾,咳嗽,痤疮
阑尾($CO_{6,7i}$)	在小肠区与大肠区之间,即耳甲 6 区、7 区交界处	单纯性阑尾炎,腹泻,腹痛
艇角(CO_8)	在对耳轮下脚下方前部,即耳甲 8 区	前列腺炎,尿道炎
膀胱(CO_9)	在对耳轮下脚下方中部,即耳甲 9 区	膀胱炎,遗尿,尿潴留,腰痛,坐骨神经痛,后头痛
肾(CO_{10})	在对耳轮下脚下方后部,即耳甲 10 区	腰痛,耳鸣,神经衰弱,水肿,哮喘,遗尿,月经不调,遗精,阳痿,早泄,眼病,五更泻
输尿管($CO_{9,10i}$)	在肾区与膀胱区之间,即耳甲 9 区、10 区交界处	输尿管结石绞痛
胰胆(CO_{11})	在耳甲艇的后上部,即耳甲 11 区	胆囊炎,胆石症,胆道蛔虫症,偏头痛,带状疱疹,中耳炎,耳鸣,听力减退,胰腺炎,口苦,胁痛
肝(CO_{12})	在耳甲艇的后下部,即耳甲 12 区	胁痛,眩晕,经前期紧张症,月经不调,更年期综合征,高血压,假性近视,单纯性青光眼,目赤肿痛
艇中($CO_{6,10i}$)	在小肠区与肾区之间,即耳甲 6 区、10 区交界处	腹痛,腹胀,腮腺炎
脾(CO_{13})	在 BD 线下方,耳甲腔的后上部,即耳甲 13 区	腹胀,腹泻,便秘,食欲不振,功能性子宫出血,白带过多,内耳眩晕症,水肿,痿证,内脏下垂
心(CO_{15})	在耳甲腔正中凹陷处,即耳甲 15 区	心动过速,心律不齐,心绞痛,无脉症,自汗盗汗,癔症,口舌生疮,心悸怔忡,失眠,健忘

续　表

穴　名	定　位	主　治
气管(CO_{16})	在心区与外耳门之间,即耳甲16区	咳嗽,气喘,急、慢性咽炎
肺(CO_{14})	在心、气管区周围处,即耳甲14区	咳喘,胸闷,声音嘶哑,痤疮,皮肤瘙痒,荨麻疹,便秘,戒断综合征,自汗盗汗,鼻炎
三焦(CO_{17})	在外耳门后下,肺与内分泌区之间,即耳甲17区	便秘,腹胀,水肿,耳鸣,耳聋,糖尿病
内分泌(CO_{18})	在屏间切迹内,耳甲腔的底部,即耳甲18区	痛经,月经不调,更年期综合征,痤疮,间日疟,糖尿病

10. **耳垂部分区与耳穴**(图7-18、表7-8)　耳垂总计9区8穴。在耳垂上线至耳垂下缘最低点之间划两条等距离平行线,于该平行线上引两条垂直等分线,将耳垂分为9个区,上部由前到后依次为耳垂1区、2区、3区;中部由前到后依次为耳垂4区、5区、6区;下部由前到后依次为耳垂7区、8区、9区。

表7-8　耳垂穴位

穴　名	定　位	主　治
牙(LO_1)	在耳垂正面前上部,即耳垂1区	牙痛,牙周炎,低血压
舌(LO_2)	在耳垂正面中上部,即耳垂2区	舌炎,口腔炎
颌(LO_3)	在耳垂正面后上部,即耳垂3区	牙痛,颞下颌关节功能紊乱症
垂前(LO_4)	在耳垂正面前中部,即耳垂4区	神经衰弱,牙痛
眼(LO_5)	在耳垂正面中央部,即耳垂5区	假性近视,目赤肿痛,迎风流泪
内耳(LO_6)	在耳垂正面后中部,即耳垂6区	内耳眩晕症,耳鸣,听力减退
面颊($LO_{5,6i}$)	在耳垂正面,眼区与内耳区之间,即耳垂5区、6区交界处	周围性面瘫,三叉神经痛,痤疮,扁平疣
扁桃体($LO_{7,8,9}$)	在耳垂正面下部,即耳垂7区、8区、9区	扁桃体炎,咽炎

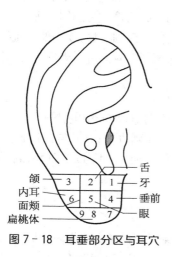

图7-18　耳垂部分区与耳穴

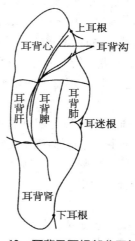

图7-19　耳背及耳根部分区与耳穴

11. **耳背及耳根部分区与耳穴**（图7-19、表7-9）　耳背及耳根总计5区9穴。分别过对耳轮上、下脚分叉处耳背对应点和轮屏切迹耳背对应点作两条水平线，将耳背分为上、中、下3部，上部为耳背1区，下部为耳背5区，再将中部分为内、中、外3等份，内1/3为耳背2区，中1/3为耳背3区、外1/3为耳背4区。

表7-9　耳背及耳根穴位

穴　名	定　位	主　治
耳背心（P_1）	在耳背上部，即耳背1区	心悸，失眠，多梦
耳背肺（P_2）	在耳背中内部，即耳背2区	咳喘，皮肤瘙痒
耳背脾（P_3）	在耳背中央部，即耳背3区	胃痛，消化不良，食欲不振，腹胀，腹泻
耳背肝（P_4）	在耳背中外部，即耳背4区	胆囊炎，胆石症，胁痛
耳背肾（P_5）	在耳背下部，即耳背5区	头痛，眩晕，神经衰弱
耳背沟（P_6）	在对耳轮沟和对耳轮上、下脚沟处	高血压，皮肤瘙痒
上耳根（R_1）	在耳郭与头部相连的最上处	鼻衄，哮喘
耳迷根（R_2）	在耳轮脚沟的耳根处	胆囊炎，胆石症，胆道蛔虫症，鼻炎，心动过速，腹痛，腹泻
下耳根（R_3）	在耳郭与头部相连的最下处	低血压，下肢瘫痪

二、耳针操作技术

（一）操作前准备

1. **选穴**　根据耳穴选穴原则或采用耳穴探测法进行选穴组方。

2. **消毒**　先用2%碘伏消毒耳穴，再用75%乙醇消毒并脱碘，或用络合碘消毒。

（二）刺激方法

1. **毫针刺法**

针具选择：选用28～30号粗细的0.5～1寸长的毫针。

操作方法：进针时，押手固定耳郭，刺手持针以单手进针法速刺进针；针刺方向视耳穴所在部位灵活掌握，针刺深度宜0.1～0.3 cm，以不穿透对侧皮肤为度；多用捻转、刮法或震颤法行针，刺激强度视患者病情、体质和敏感性等因素综合决定；得气以热、胀、痛，或局部充血红润为多见；一般留针15～30 min，间歇行针1～2次。疼痛性或慢性疾病留针时间可适当延长；出针时，押手托住耳背，刺手持针速出，同时用消毒干棉球压迫针孔片刻。

2. **电针法**

针具选择：选用28～30号粗细的0.5～1寸长的毫针；G6805型电针仪。

操作方法：押手固定耳郭，刺手持针以单手进针法速刺进针；行针得气后连接电针仪导线，多选用疏密波、适宜强度，刺激15～20 min；起针时，先取下导线，押手固定耳郭，刺手持针速出，并用消毒干棉球压迫针孔片刻。

3. **埋针法**

针具选择：揿针型皮内针为宜。

操作方法：押手固定耳郭并绷紧欲埋针处皮肤，刺手用镊子夹住皮内针柄，速刺（压）入所选穴位皮内，再用胶布固定；以轻压针柄后局部有轻微刺痛感为宜，可留置1～3 d，其间可嘱患者每日自行按压 2～3 次；起针时轻撕下胶布即可将针一并取出，并再次消毒。两耳穴交替埋针，必要时双耳穴同用。

4. 压籽法

压籽选择：压籽又称压豆或埋豆，以王不留行籽、磁珠、磁片等为主，或油菜籽、小绿豆、莱菔子等表面光滑、硬度适宜、直径在 2 mm 左右的球状物为宜，使用前用沸水烫洗后晒干备用。

操作方法：将所选"压豆"贴于 0.5 cm×0.5 cm 大小的透气胶布中间，医者用镊子夹持之敷贴于耳穴并适当按压贴固；以耳穴发热、胀痛为宜；可留置 2～4 d，其间可嘱患者每日自行按压 2～3 次。

5. 温灸法

灸具选择：艾条、灸棒、灯心草、线香等。

操作方法：灯心草灸，即医者手持灯心草，前端露出 1～2 cm，浸蘸香油后点燃，对准耳穴迅速点灸，每次 1～2 穴，两耳交替；艾条或灸棒、线香等灸法操作类似，即将艾条等物点燃后，距欲灸耳穴约 1～2 cm 施灸，以局部红晕或热胀感为宜，持续施灸 3～5 min。

6. 刺血法

针具选择：三棱针、粗毫针。

操作方法：针刺前在欲点刺部位的周围向中心处推揉，以使血液聚集；常规消毒后，押手拇、示二指固定耳郭，刺手依照三棱针刺法点刺出血；一般点刺 2～3 穴，多 3～5 次为 1 个疗程。

7. 按摩法

操作方法：主要包括全耳按摩、手摩耳轮和提捏耳垂。全耳按摩，是用两手掌心依次按摩耳郭前后两侧至耳郭充血发热为止；手摩耳轮，是两手握空拳，以拇、示二指沿着外耳轮上下来回按摩至耳轮充血发热为止；提捏耳垂，是用两手由轻到重提捏耳垂。按摩时间以 15～20 min 为宜，双耳充血发热为度。

三、耳针临床应用

（一）辅助诊断

疾病的发生会在耳郭的相应部位出现不同的病理反应（阳性反应），如皮肤色泽、形态改变和局部痛阈降低、耳穴电阻下降等，可以借助下列检查法加以判定，结合临床症状、体征，从而起到辅助诊断的作用。

1. 常用耳穴检查方法

（1）望诊观察法：在自然光线下，用眼观或借助放大镜观察耳郭皮肤有无变色、变形等征象，如脱屑、丘疹、硬结、充血，以及血管形状、颜色的改变等，以确定所在区域与脏腑的关系。

（2）压痛点测定法：围绕全耳或在与疾病相关耳穴的周围，用弹簧探棒等工具以均匀的压力触压耳穴，当触压某穴区时患者出现呼痛或躲闪、皱眉、眨眼等反应，即可确定为压痛敏感。

（3）皮肤电阻测定法：用特制仪器如耳穴探测仪等，依照使用方法测定皮肤电阻、电位、电容等变化，仪器会以蜂鸣或指针等形式显示其异常，提示某穴区有电阻降低、导电增加等异常改变。

2. 应用原则

（1）多穴区敏感时，注意其间的联系与区别。任何疾病的发生都是多因素共同作用的结果，相关脏腑、组织、器官之间必然会产生内在的关联与影响，且均可能在耳穴上有所表现。因此，要注意敏感穴区之间主次关系和关联度。

（2）痛敏以及变形、变色与正常反应的区别。点压刺激健康人耳郭也可有不同程度的反应，可采用看压结合的方法综合判定痛敏点的性质，以避免假阳性。此外，如耳郭上的色素沉着、疣痣、冻疮、瘢痕等也要与疾病相关的变形、变色相区分。

（3）在观察中要做到全面望诊、有顺序、无遗漏；点压力度均匀一致，点压位置以穴区中心点为宜，注意不同程度痛敏点之间的差异。

（二）临床应用

1. 适应范围

（1）各种疼痛性疾病：如偏头痛、三叉神经痛、肋间神经痛等神经性疼痛；扭伤、挫伤、落枕等外伤性疼痛；各种外科手术所产生的伤口痛；胆绞痛、肾绞痛、胃痛等内脏痛。

（2）各种炎症性疾病：如急性结膜炎、牙周炎、咽喉炎、扁桃体炎、支气管炎、风湿性关节炎、面神经炎等。

（3）功能紊乱性疾病：如心律不齐、高血压、多汗症、胃肠功能紊乱、月经不调、神经衰弱、癔症等。

（4）变态反应性疾病：如过敏性鼻炎、支气管哮喘、过敏性结肠炎、荨麻疹等。

（5）内分泌代谢性疾病：如单纯性肥胖症、甲状腺功能亢进症、围绝经期综合征等。

（6）其他：如用于手术麻醉，预防感冒、晕车、晕船，戒烟、戒毒等。

2. 选穴组方原则

（1）辨证取穴：根据中医的脏腑、经络学说辨证选用相关耳穴。

（2）对症取穴：既可根据中医学理论对症取穴，也可根据现代医学的生理病理知识对症选用有关耳穴。

（3）对应取穴：直接选取发病脏腑器官对应的耳穴。

（4）经验取穴：临床医师结合自身经验灵活选穴。

3. 处方示例

（1）胃痛：主穴为胃、脾、交感、神门，配穴为胰胆、肝。

（2）头痛：主穴为枕、颞、额、皮质下，配穴为神门、交感。

（3）痛经：主穴为内生殖器、内分泌、神门，配穴为肝、肾、皮质下、交感。

（4）失眠：主穴为神门、内分泌、心、皮质下，配穴为胃、脾、肝、肾、胰胆。

（5）哮喘：主穴为肺、肾上腺、交感，配穴为神门、内分泌、气管、肾、大肠。

（6）荨麻疹：主穴为肺、肾上腺、风溪、耳中，配穴为神门、脾、肝。

（7）痤疮：主穴为耳尖、内分泌、肺、脾、肾上腺、面颊，配穴为心、大肠、神门。

（8）内耳眩晕症：主穴为内耳、外耳、肾、脑干，配穴为枕、皮质下、神门、三焦。

（9）近视眼：主穴为眼、肝、脾、肾，配穴为屏间前、屏间后。

（10）戒烟：主穴为神门、肺、胃、口，配穴为皮质下、内分泌。

4. 注意事项

（1）严格消毒，防止感染；埋针法不宜留置过久。

（2）耳穴多左、右两侧交替使用。

（3）耳针治疗亦可发生晕针，应注意预防并及时处理。

（4）有习惯性流产史的孕妇应禁针。

（5）患有严重器质性病变和伴有高度贫血者不宜针刺，对年老体弱的高血压病患者不宜行强刺激法。

（6）凝血机制障碍患者禁用耳穴刺血法。

（7）脓肿、溃破、冻疮局部的耳穴禁用耳针。

（8）压籽法应用时应防止胶布潮湿或污染，以免引起皮肤炎症；其他各种刺激方式的使用注意见相关章节。

四、耳针作用原理

（一）耳与经脉脏腑的关系

耳与经脉的关系密切。马王堆帛书《阴阳十一脉灸经》提及与上肢、眼、颊、咽喉相联系的"耳脉"。《内经》时代，不仅将"耳脉"发展成了手少阳三焦经，而且对耳与经脉、经别、经筋的关系均有详细的记载。

在十二经脉循行中，有的经脉直接入耳中，有的分布在耳郭周围。如手太阳小肠经、手少阳三焦经、足少阳胆经等经脉、经筋分别入耳中，或循耳之前、后；足阳明胃经、足太阳膀胱经则分别上耳前，至耳上角；手阳明大肠经之别络入耳合于宗脉。六条阴经虽不直接联系耳郭，但均可借助经别与阳经相合而达于耳，故《灵枢·口问》曰："耳者，宗脉之所聚也。"《灵枢·邪气脏腑病形》亦云："十二经脉，三百六十五络，其血气皆上于面而走空窍。其精阳气上走于目而为睛，共别气走于耳而为听。"

耳与五脏六腑的关系密切，其论述散见于历代医典，如《素问·金匮真言论篇》所载："南方赤色，入通于心，开窍于耳，藏精于心。"《灵枢·脉度》所载："肾气通于耳，肾和则耳能闻五音矣。"《千金要方》所载："……神者，心之脏……心气通于舌，非窍也，其通于窍者，寄见于耳，荣华于耳。"《证治准绳》所载："肾为耳窍之主，心为耳窍之客。"《厘正按摩要术》中进一步将耳背分为心、肝、脾、肺、肾五部，其云："耳珠属肾，耳轮属脾，耳上轮属心，耳皮肉属肺，耳背玉楼属肝。"又如《素问·玉机真脏论篇》曰："（脾）不及，则令人九窍不通。"《素问·脏气法时论篇》曰："肝病者……虚则耳无所闻……气逆则头痛，耳聋不聪。"说明耳与脏腑在生理方面相互联系，病理方面相互影响。

（二）耳与神经体液的关系

解剖学表明，耳郭内富含神经组织，主要有来自脊神经颈丛的耳大神经和枕小神经，来自脑神经的耳颞神经、面神经、舌咽神经、迷走神经的分支，以及伴随颈外动脉的交感神经。

解剖学还表明，耳郭表皮至软骨膜中均含有各种神经感受器，如游离丛状感觉神经末梢、毛囊神经感觉末梢及环层小体；耳肌腱上和耳肌上含有单纯型和复杂型丛状感觉神经末梢、高尔基型腱器官、鲁菲尼样末梢及肌梭。

此外，从实验结果表明，耳与体液有一定的关系，即使将耳郭的全部神经切除，耳穴的电阻点也没有完全消除，因此考虑体液也参与了耳穴与内脏联系的作用过程。

（三）耳与全息理论的关系

全息理论认为每个生物个体中的具有生命功能又相对独立的局部（又称全息元），均包含了整体的全部信息，全息元在一定程度上即是整体的缩影。

耳郭就是一个相对独立的全息元，从形式上成为人体整体的缩影，并包含了人体各部分的主要信息。根据生物全息律，耳郭与脑内全息联系的神经元（反射中枢）、躯体（内脏）形成了全息反射路,并通过脑内神经元的全息联系起作用。脑内神经元的全息联系,是指机体的任一相对独立部分的每一位区在中枢内的投影,都与其相应的整体部分在中枢内的投射存在着双向突触联系,故每个耳穴在中枢内的投射也必然存在着这种联系。

从某种意义上说,这种"躯体(内脏)—中枢—耳郭"间的双向反射径路是耳穴刺激疗法的生理学基础。全身各部位的异常,通过全息反射路会在耳部引起相应的改变,从而为耳穴诊断疾病提供了生理学的依据。对耳穴实施的各种刺激,也会通过全息反射路传达给身体相应的器官,从而调节相应组织器官的状态,使其恢复正常状态,从而达到治疗疾病的目的。

第二节 头 针

头针又称头皮针,是指在头部特定部位针刺的治疗方法。针刺头部腧穴治疗疾病的方法由来已久,历代医籍对头部腧穴的定位、功能、主治范围以及数目都有较明确的记载,但头针疗法成为一种有别于传统腧穴定位、刺激方法特殊的治疗手段则是在 20 世纪 50 年代初至 70 年代间,头针学术派流纷呈,在国际针灸界颇有影响。迄今为止,采用头针疗法治疗的疾病种类已达百余种,涉及内、外、妇、儿等临床各科,尤其对脑源性疾病治疗效果尤为显著。

为促进头针应用的发展与研究,1984 年世界卫生组织西太区会议通过了中国针灸学会依照"分区定经,经上选穴,结合传统穴位透刺方法"的原则,拟定的《头皮针穴名标准化国际方案》,2008年国家质量监督检验检疫总局和国家标准化管理委员会再次颁布和实施了《针灸技术操作规范:头针》以及头针穴名国际标准化方案。

一、头针刺激部位

标准化头针线共 14 条,分别位于额区(图 7 - 20、表 7 - 10)、顶区(图 7 - 21、图 7 - 22、表 7 - 11)、颞区(图 7 - 23、表 7 - 12)、枕区(图 7 - 24、表 7 - 13)4 个区域的头皮部。

表 7 - 10 额 区

穴 名	定 位	与经脉的关系	主 治
额中线	在额部正中,前发际上下各 0.5 寸,即自神庭穴向下针 1 寸	属督脉	头痛,强笑,自哭,失眠,健忘,多梦,癫狂痫,鼻病等
额旁 1 线	在额部,额中线外侧直对目内眦角,发际上下各 0.5 寸,即自眉冲穴起,沿经向下针 1 寸	属足太阳膀胱经	冠心病、心绞痛、支气管哮喘、支气管炎、失眠等上焦病证
额旁 2 线	在额部,额旁 1 线的外侧,直对瞳孔,发际上下各 0.5 寸,即自头临泣穴起,向下针 1 寸	属足少阳胆经	急慢性胃炎、胃和十二指肠溃疡、肝胆疾病等中焦病证
额旁 3 线	在额部,额旁 2 线的外侧,自头维穴内侧 0.75 寸处,发际上下各 0.5 寸,共 1 寸	属足少阳胆经和足阳明胃经之间	功能性子宫出血、阳痿、遗精、子宫脱垂、尿频、尿急等下焦病证

表7-11　顶　区

穴名	定位	与经脉的关系	主治
顶中线	在头顶正中线上,自百会穴向前1.5寸至前顶穴	属督脉	腰腿足病证如瘫痪、麻木、疼痛,皮质性多尿,小儿夜尿,脱肛,胃下垂,子宫脱垂,高血压,头顶痛等
顶颞前斜线	在头部侧面,从前神聪穴至悬厘穴的连线	斜穿足太阳膀胱经、足少阳胆经	对侧肢体中枢性运动功能障碍。将全线分5等份,上1/5治疗对侧下肢中枢性瘫痪,中2/5治疗对侧上肢中枢性瘫痪,下2/5治疗对侧中枢性面瘫、运动性失语、流涎、脑动脉硬化等
顶颞后斜线	在头部侧面,从百会穴至曲鬓穴的连线	斜穿督脉、足太阳膀胱经和足少阳胆经	对侧肢体中枢性感觉障碍。将全线分为5等份,上1/5治疗对侧下肢感觉异常,中2/5治疗对侧上肢感觉异常,下2/5治疗对侧头面部感觉异常
顶旁1线	在头顶部,顶中线左、右各旁开1.5寸的两条平行线,自通天穴起向后针1.5寸	属足太阳膀胱经	腰腿足病证,如瘫痪、麻木、疼痛等
顶旁2线	在头顶部,顶旁1线的外侧,两线相距0.75寸,距正中线2.25寸,自正营穴起沿经线向后针1.5寸	属足少阳胆经	肩、臂、手病证,如瘫痪、麻木、疼痛等

表7-12　颞　区

穴名	定位	与经脉的关系	主治
颞前线	在头部侧面,颞部两鬓内,从额角下部向前发际处,颔厌穴至悬厘穴	属足少阳胆经	偏头痛,运动性失语,周围性面神经麻痹,口腔疾病等
颞后线	在头部侧面,颞部耳上方,耳尖直上率谷穴至曲鬓穴	属足少阳胆经	偏头痛,眩晕,耳聋,耳鸣等

表7-13　枕　区

穴名	定位	与经脉的关系	主治
枕上正中线	在枕部,枕外粗隆上方正中的垂直线,自强间穴至脑户穴	属督脉	眼病
枕上旁线	在枕部,枕上正中线平行向外0.5寸	属足太阳膀胱经	皮质性视力障碍、白内障、近视眼、目赤肿痛等眼病
枕下旁线	在枕部,从膀胱经玉枕穴,向下引一直线,长2寸	属足太阳膀胱经	小脑疾病引起的平衡障碍、后头痛、腰背两侧痛

二、头针操作技术

(一) 针前准备

临床上应根据疾病的操作部位选择不同型号的毫针,应选择针身光滑、无锈蚀和折痕,针柄牢固,针尖锐利、无倒钩的针具。选择患者舒适、医者便于操作的治疗体位为宜。局部选用75%乙醇棉球或棉签在施术部位由中心向外环行擦拭。医者双手用肥皂水清洗干净,再用75%乙醇消毒棉球擦拭。

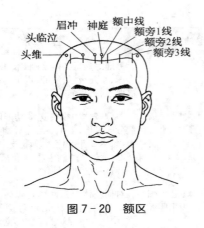

图 7 - 20　额区

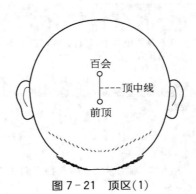

图 7 - 21　顶区(1)

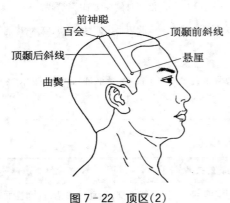

图 7 - 22　顶区(2)

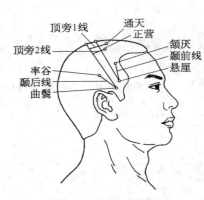

图 7 - 23　顶区及颞区

图 7 - 24　枕区

（二）进针方法

　　一般宜在针体与皮肤呈 15°～30°角进针,然后平刺进入穴线内。采用快速进针,将针迅速刺入皮下,当针尖达到帽状腱膜下层时,指下感到阻力减小,然后使针与头皮平行,根据不同穴线刺入不同深度。进针深度宜根据患者具体情况和处方要求决定,一般情况下,针刺入帽状腱膜下层后,使针体平卧,进针 3 cm左右为宜。

（三）行针方法

　　行针方法一般分为捻转、提插和弹拨针柄三种。

　　1. 捻转　在针体进入帽状腱膜下层后,医者肩、肘、腕关节和拇指固定不动,以保持毫针相对固定。示指第 1、第 2 节呈半屈曲状,用示指第 1 节的桡侧面与拇指第 1 节的掌侧面夹持住针柄,然后示指掌指关节做伸屈运动,使针体快速旋转,要求捻转频率在每分钟 200 次左右,持续 2～3 min。

　　2. 提插　医者手持毫针沿皮刺入帽状腱膜下层,将针向内推进 3 cm 左右,保持针体平卧,用拇、示二指捏持针柄,进针提插,指力应均匀一致,幅度不宜过大,如此反复操作,持续 3～5 min 左右。提插的幅度与频率视患者的病情而定。

3. 弹拨针柄 在头针留针期间,可用手指弹拨针柄,用力宜适度,速度不应过快,一般可用于不宜过强刺激的患者。

(四)留针方法

一般分为静留针和动留针两种。

1. 静留针 指在留针期间不再施行任何针刺手法,让针体安静而自然地留置在头皮内。一般情况下,头针留针时间宜在 15～30 min。如症状严重、病情复杂、病程较长者,可留针 2 h 以上。

2. 动留针 指在留针期间间歇重复施行相应手法,以加强刺激,在较短时间内获得即时疗效。一般情况下,在 15～30 min 内,宜间歇行针 2～3 次,每次 2 min 左右。

(五)出针方法

出针时,先缓慢出针至皮下,然后迅速拔出,拔针后必须用消毒干棉球按压针孔,以防出血。

三、头针临床应用

(一)适应范围

1. 中枢神经系统疾患 脑血管疾病所致偏瘫、失语、假性延髓性麻痹,小儿神经发育不全和脑性瘫痪,颅脑外伤后遗症,脑炎后遗症,以及癫痫、舞蹈病和震颤麻痹等,也可用于老年性痴呆。

2. 精神疾患 精神分裂症、癔症、考场综合征、抑郁症等。

3. 疼痛和感觉异常 头痛、三叉神经痛、颈项痛、肩痛、腰背痛、坐骨神经痛、胆绞痛、胃痛、痛经等各种急慢性疼痛病症,以及肢体远端麻木、皮肤瘙痒症等。

4. 皮质内脏功能失调所致疾患 高血压、冠心病、溃疡病、性功能障碍和月经不调,以及神经性呕吐、功能性腹泻等。

(二)处方选穴原则

1. 交叉选穴法 单侧肢体病,一般选用疾病对侧刺激区;双侧肢体疾病,同时选用双侧刺激区;内脏疾病,选用双侧刺激区。

2. 对应选穴法 针对不同疾病在大脑皮层的定位,选用定位对应的刺激区为主,并根据兼症选用其他有关刺激区配合治疗。

(三)处方示例

1. 偏头痛 颞前线、颞后线(同侧)。

2. 三叉神经痛 顶颞后斜线下 2/5(同侧)。

3. 腰痛、坐骨神经痛 顶旁 1 线、顶中线(对侧)。

4. 中风偏瘫 顶颞前斜线、顶颞后斜线、顶中线、顶旁 1 线(对侧)。

5. 中枢性面瘫 顶颞前斜线下 2/5、顶颞后斜线下 2/5、颞前线(对侧)。

6. 眩晕、耳鸣 颞后线(同侧)。

7. 高血压 顶中线、顶颞前斜线、顶颞后斜线(双侧)。

8. 冠心病、咳喘 额旁 1 线(双侧)。

9. 阳痿、阴挺 额旁 3 线、顶中线(双侧)。

10. **皮质性视力障碍**　枕上正中线、枕上旁线(对侧)。

(四) 注意事项

(1) 囟门和骨缝尚未骨化的婴儿,或颅骨缺损或开放性脑损伤患者不宜使用。

(2) 头部皮肤严重感染、溃疡、瘢痕者不宜使用。

(3) 严重心脏病、重度糖尿病、重度贫血、急性炎症和心力衰竭患者,脑血管意外急性期患者或血压、病情不稳定者不宜使用。

(4) 对精神紧张、过饱过饥者应慎用,不宜采取强刺激手法。

(5) 针刺的深浅和方向,应根据治疗要求,并结合患者年龄、体质及敏感性决定。

(6) 头发较密部位常易遗忘所刺入的毫针,拔针时需反复检查。

(7) 头针治疗配合运动,对部分疾病有提高临床疗效的作用。

四、头针作用原理

(一) 头与经脉脏腑的关系

《素问·脉要精微论篇》指出"头者,精明之府""头为诸阳之会"。手足六阳经循行皆上至头面;六阴经中手少阴心经与足厥阴肝经循行可上行至头面部;阴经经别相合于其相表里的阳经经脉而上达头面;督脉可上至风府,入脑上巅;阳维脉至项后与督脉会合;阳蹻脉至项后合于足少阳胆经;表明人体经气通过经脉、经别、皮部等联系均汇聚于头面部,故气街学说中"头之气街"列为首位。

头面部是经气汇集的重要部位,明代张介宾曰:"五脏六腑之精气皆上注于面而走空窍。"说明头与人体脏腑组织器官借助经络在生理、病理上均有密切联系。如顶中线能治疗肝阳上亢型的眩晕,是与足厥阴肝经及督脉经密切相关的。

(二) 头针与大脑皮层功能定位区的关系

大脑皮层的功能在相应的头皮部位存在一定的折射关系,主要表现为采用针刺等方法刺激相应的头皮,可影响相应的大脑皮层功能(图7-25、图7-26)。

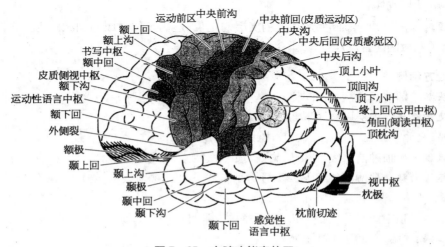

图 7-25　大脑功能定位区

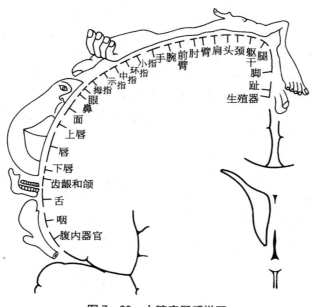

图 7 - 26 大脑皮层感觉区

临床表明,顶颞前斜线的主治以运动功能障碍为主,而顶颞前斜线即相当于大脑中央前回运动中枢在头皮的投影;顶颞后斜线的主治以感觉功能障碍为主,顶颞后斜线则相当于大脑中央后回感觉中枢在头皮的投影;而且这两条治疗线的主治顺序也与大脑运动中枢、感觉中枢的代表顺序一致,间接地表明头针穴位的主治和投影与其对应的大脑皮层功能关联密切。

第三节 眼 针

眼针又称眼针疗法,是指采用毫针或其他针具刺激眼区特定部位,以诊断和治疗全身疾病的一种方法。本疗法主要是建立在中医脏腑经络学说、五轮八廓学说、后汉华佗"看眼识病"和现代医学生物全息论的基础上,通过观察眼球结膜脉络形色变化以诊断疾病,运用针刺特定的眼周八区十三穴为治疗方法,具有操作简便、无痛苦、疗效高、见效快等特点。迄今为止,眼针疗法的临床适应证已达 40 余种,其中对中风偏瘫和各种急、慢性疼痛疗效较为显著。为促进眼针应用的发展与研究,现正在制定与眼针疗法相关的国家标准。

一、眼针刺激部位

眼针的刺激部位共分为 8 区,共 13 个穴位。具体划分方法是眼平视,经瞳孔中心画十字交叉线并分别延伸过内、外眦及上、下眼眶,将眼廓分为 4 个象限;再将每一个象限 2 等份,成 8 个象限,其 8 等份线即为代表 8 个方位的方位线;配以八卦定位,每个方位线各代表 1 个卦位;以左眼为标准,按上北下南左西右东划分,首起乾卦于西北方,依次为正北方为坎,东北为艮,正东为震,东南为巽,正南为离,西南为坤,正西为兑;还可将乾、坎、艮、震、巽、离、坤、兑改用 1～8 八个阿拉伯数字代表。右眼的眼区划分,是以鼻为中心,将左眼的穴区水平对折而确定的。即左眼经穴区顺时针方向排列,右眼经穴区逆时针方向排列,体现"阳气左行,阴气右行"的原则(图7-27)。

最后将上述8个象限等分为16个象限,以方位线为中心,其相邻的两个象限即为1个眼穴区,共计8个眼穴区。每区对应一脏一腑,中心线前象限为脏区,后象限为腑区。按照八卦、脏腑的五行配属以及五行相生关系排列;乾属金,对应肺与大肠;坎为水,对应肾、膀胱;震属木,对应肝、胆;离属火,对应心、小肠;坤属土,对应脾、胃;艮为山,对应上焦;巽为风,对应中焦,兑为泽,对应下焦,总计8区13穴(图8-27、表7-14)。

口诀:乾一(金)肺大肠,坎二(水)肾膀胱,

艮三(山)属上焦,震四(木)肝胆藏,

巽五(风)中焦属,离六(火)心小肠,

坤七(土)脾和胃,兑八(泽)下焦乡。

眼针穴位的具体定位:距眼眶内缘外侧2 mm的眶缘上,长度为1/16弧长;或对应位置的眼眶内缘中心点上。

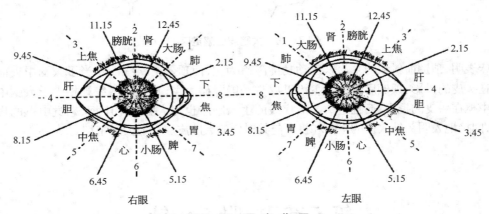

图7-27 眼穴分区

表7-14 眼针分区表

分 区	方 向	五行属性	所属脏腑	所属卦
1区	西北	金	肺与大肠	乾
2区	正北	水	肾与膀胱	坎
3区	东北	(山)	上焦	艮
4区	正东	木	肝与胆	震
5区	东南	(风)	中焦	巽
6区	正南	火	心与小肠	离
7区	西南	土	脾与胃	坤
8区	正西	(泽)	下焦	兑

二、眼针操作技术

1. **针前准备** 患者多取坐位;以规格为0.34 mm×15 mm的毫针为宜,穴位应进行常规严格

消毒。

2. **进针方法** 主要分为眶内直刺法和眶外横刺法两种。押手固定眼睑并压于指下,刺手单手持针速刺进针。

3. **行针方法及得气表现** 刺入以后,不施行提插、捻转等手法;如未得气,可将针退出 1/3 稍改换方向再刺入;或用手刮针柄,或用双刺法。得气以局部酸、麻、胀、重或温热、清凉等感觉为宜,或针感直达病所。

4. **留针方法** 一般采用静留针法,留针 5～15 min。

5. **出针方法** 起针时用右手两指捏住针柄,缓缓拔出 1/2,稍停数秒钟再慢慢提出,迅速用干棉球压迫针孔片刻,以防出血。

三、眼针临床应用

(一)辅助诊断作用

正常人的白睛上可见隐约纵横交错的脉络,尤其是儿童的白睛,如无大病重病,白睛青白洁净,无异常脉络。若有疾病发生,可从眼白睛上显露,且一经出现,其残痕难消除。主要是白睛中与相关脏腑对应区域中的脉络发生形状、颜色改变,如脉络怒张、延伸、离断;颜色鲜红、紫红,或红中带黑等。

检查主要采用望诊观察法。医生双手常规消毒后,嘱患者放松,用拇、示二指分开眼睑,露出白睛,令患者眼球转向鼻侧,则可由 2 区转看到 6 区,患者眼球转向外眦侧,可由 6 区转看到 2 区。先观察左眼,后观察右眼。

(二)治疗作用

1. **适应范围**

(1)各种脑血管疾病:如中风偏瘫等。

(2)各种疼痛性疾病:如偏头痛、腰腿痛、三叉神经痛、坐骨神经痛、急性扭伤、胆囊炎、痛经等。

(3)各种炎症性疾病:如面神经炎等。

(4)功能紊乱性疾病:如高血压、心律不齐、胃肠功能紊乱、月经不调、神经衰弱等。

(5)其他:如面肌痉挛、阳痿及遗精等。

2. **处方选穴原则**

(1)循经取穴:即确诊病属于哪一经即取哪一经区穴位,或同时对症取几个经区。

(2)看眼取穴:观眼,哪个经区络脉的形状、颜色最明显即取哪一经区穴。

(3)病位取穴:按上、中、下三焦划分的界限,病在哪里即针所属上、中、下哪个区。

3. **处方示例**

(1)中风偏瘫:上焦区,下焦区。

(2)高血压:肝区(双)。

(3)心律不齐:心区(双)。

(4)胸痛:上焦区,心区。

(5)膈肌痉挛:中焦区。

(6)头痛:上焦区。

(7) 三叉神经痛：上焦区。

(8) 胃痉挛：中焦区。

(9) 面肌痉挛：上焦区，脾区。

(10) 面神经麻痹：上焦区。

4. 注意事项

(1) 病势垂危及精神错乱、气血虚脱已见绝脉者禁用。

(2) 震颤不止、躁动不安、眼睑肥厚(俗名内眼胞)患者慎用。

(3) 眼针进针多采用眶外横刺法；不宜施行提插捻转等手法；留针不宜过久。

四、眼针作用原理

(一) 眼与经脉脏腑的关系

《灵枢·口问》说："目者，宗脉之所聚也。"《灵枢·邪气脏腑病形》说："十二经脉，三百六十五络，其血气皆上于面而走空窍，其精阳气上走于目而为睛。"可见眼和经络存在密切的联系，眼需要经络不断地输送气血，才能维持其视觉功能。十二经脉的足厥阴肝经、手少阴心经、足三阳经以本经或支脉或别出之正经直接连于目系；手三阳经皆有 1~2 条支脉终止于眼或眼附近；足三阳经之本经均起于眼或眼附近。奇经八脉之任、督二脉系于两目下之中央；阴蹻脉、阳蹻脉相交于目内眦的睛明穴；阳维脉经过眉上。此外，在十二经筋中，足太阳之筋为目上冈，足阳明之筋为目下冈，足少阳之筋为目之外维，手太阳之筋、手少阳之筋都连属目外眦。

《素问·金匮真言论篇》曰："肝开窍于目。"《素问·五脏生成论篇》曰："肝气通于目，肝和则目能辨五色矣。"这些论述均说明了眼与脏腑关系密切，眼受五脏六腑精气之濡养。

(二) 眼与五轮学说的关系

《证治准绳》载有"五轮，金之精腾结而为气轮，木之精腾结而为风轮，火之精腾结而为血轮，土之精腾结而为肉轮，水之精腾结而为水轮"之说，是基于眼与脏腑关系的理论，将眼球从外至内分为五个部分，即肉轮、血轮、气轮、风轮、水轮，并将五轮分属于五脏，用以说明眼的生理、病理及脏腑的关系，五轮学说实质上是脏腑关系在眼部的分属，因此对于临床观眼识病、治疗具有一定的指导意义。

第四节 | 腕 踝 针

腕踝针法是在手腕或足踝部的相应进针点，用毫针进行皮下针刺以治疗疾病的方法。其基本内容有体表分区、进针点、操作方法及临床应用等。

一、腕踝针刺激部位

(一) 人体体表分区

将人体体表划分为 6 个纵行区和上下两段(图 7-28、图 7-29、图 7-30)。

1. 纵行 6 区　　包括头、颈和躯干 6 区和四肢 6 区两部分。

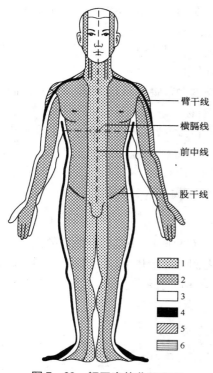

图 7-28　躯干定位分区正面

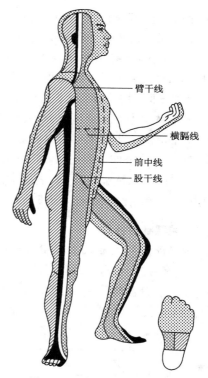

图 7-29　躯干定位分区侧面

（1）头、颈和躯干 6 区：以前后正中线为标线，将身体两侧面由前向后划分为 6 个纵行区。

1 区：从前正中线开始，向左、向右各旁开 1.5 同身寸所形成的体表区域，分别称为左 1 区、右 1 区。临床常把左 1 区与右 1 区合称为 1 区，以下各区亦同。

2 区：从 1 区边线到腋前线之间所形成的体表区域，左右对称。

3 区：从腋前线至腋中线之间所形成的体表区域，左右对称。

4 区：腋中线至腋后线之间所形成的体表区域，左右对称。

5 区：腋后线至 6 区边线之间所形成的体表区域，左右对称。

6 区：后正中线向左、向右各旁开 1.5 同身寸所形成的体表区域，分别称为左 6 区、右 6 区。

（2）四肢的分区：以臂干线和股干线为四肢、躯干的分界。臂干线（环绕肩部三角肌附着缘至腋窝）作为上肢与躯干的分界，股干线（腹股沟至髂嵴）作为下肢与躯干的分界。当两侧的上下肢处于内侧面向前的外旋位置，也就是使四肢

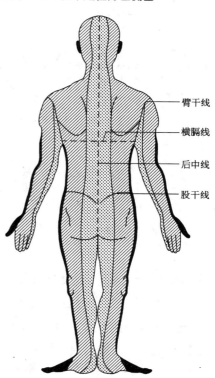

图 7-30　躯干定位分区背面

的阴阳面和躯干的阴阳面处在同一方向并互相靠拢时,以靠拢处出现的缘为分界,在前面的相当于前中线,在后面的相当于后中线,这样四肢的分区就可按躯干的分区类推。

1)上肢6区:将上肢的体表区域纵向6等份,从上肢内侧尺骨缘开始,右侧顺时针方向、左侧逆时针方向,依次为1区、2区、3区、4区、5区、6区,左右对称。

2)下肢6区:将下肢的体表区域纵向6等份,从下肢内侧跟腱缘开始,右侧顺时针方向、左侧逆时针方向,依次为1区、2区、3区、4区、5区、6区,左右对称。

2. **上下两段** 以胸骨末端和两侧肋弓的交接处为中心,画一条环绕身体的水平线称横膈线。横膈线将身体两侧的6个区分成上下两段。横膈线以上各区分别称为上1区、上2区、上3区、上4区、上5区、上6区;横膈线以下的各称为下1区、下2区、下3区、下4区、下5区、下6区。如需标明症状在左侧还是右侧,在上还是在下,又可记作右上2区或左下2区等。

(二)腕踝针进针点

1. **腕部进针点、定位及主治**(图7-31、表7-15) 左右两侧共6对,约在腕横纹上2寸(相当于内关穴与外关穴)位置上,环前臂作一水平线,从前臂内侧尺骨缘开始,沿前臂内侧中央、前臂内侧桡骨缘、前臂外侧桡骨缘、前臂外侧中央、前臂外侧尺骨缘顺序6等份,每1等份的中点为进针点,并分别称为上1、上2、上3、上4、上5、上6。

表7-15 腕部穴名、穴位和适应证

穴名	定 位	适 应 病 证
上1	在小指侧的尺骨缘与尺侧腕屈肌腱之间	前额、眼、鼻、口、门齿、舌、咽喉、胸门、气管、食管及左上肢、右上肢1区内的病证,如前额痛、近视、鼻炎、牙痛、腕关节痛、小指疼痛麻木、荨麻疹、高血压、失眠、更年期综合征、糖尿病等
上2	在腕掌侧面中央,掌长肌腱与桡侧腕屈肌腱之间,相当于内关穴处	额角、眼、后齿、肺、乳房、心(左上2区)及左上肢、右上肢2区内的病证,如眼睑下垂、目赤肿痛、眶下疼痛、鼻窦炎、牙痛、颈痛、胸痛、胁痛、乳腺增生、乳房胀痛、缺乳、回乳、心悸、心律不齐、腕关节屈伸不利、腕关节扭挫伤、中指和环指扭挫伤等
上3	在桡动脉与桡骨缘之间	面颊、侧胸及左上肢、右上肢3区内的病证,如偏头痛、急性腮腺炎、牙痛、耳鸣、中耳炎、侧胸痛、腋臭、腋窝多汗症、肩关节疼痛、桡骨茎突炎、拇指和示指扭挫伤等
上4	在拇指侧的桡骨内外缘之间	颞、耳、侧胸及左上肢、右上肢4区内的病证,如耳后痛、胸锁乳头肌炎、耳鸣、中耳炎、侧胸痛、腋窝多汗症、肩关节疼痛、腕关节疼痛、桡骨茎突炎、拇指和示指扭挫伤等
上5	在腕背中央,即外关穴处	后头部、后背部、心、肺及左上肢、右上肢5区内的病证,如后头痛、颈椎病、落枕、眩晕、肩背痛、腕关节屈伸不利、腕关节肿痛、手背疼痛、中指和环指疼痛等
上6	在距小指侧尺骨缘1 cm处	后头部、脊柱颈胸段及左上肢、右上肢6区内的病证,如后头痛、颈项强痛、落枕、胸背痛、腕关节肿痛、小指麻木不仁等

2. **踝部进针点、定位及主治**(图7-32、表7-16) 左右两侧共6对,约在内踝高点与外踝高点上3寸(相当于悬钟穴与三阴交穴)位置上,环小腿作一水平线,并从小腿内侧跟腱缘开始,沿小腿内侧中央、小腿内侧胫骨缘、小腿外侧腓骨缘、小腿外侧中央、小腿外侧跟腱缘的顺序6等份,每1等份的中点为进针点,并分别称为下1、下2、下3、下4、下5、下6。

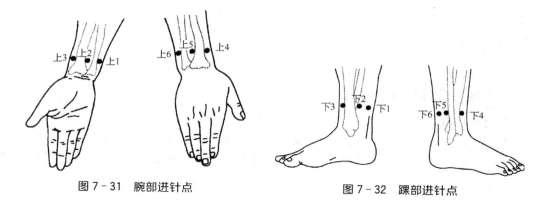

图 7 - 31 腕部进针点　　　　　　图 7 - 32 踝部进针点

表 7 - 16 踝部穴名、穴位和适应证

穴名	定位	适应病证
下 1	靠跟腱内缘	胃、膀胱、子宫、前阴及左下肢、右下肢 1 区内的病证,如胃痛、恶心呕吐、脐周痛、淋证、月经不调、痛经、盆腔炎、阴道炎、阳痿、遗尿、遗精、早泄、睾丸肿胀、膝关节肿痛、跟腱疼痛、足跟疼痛
下 2	在内侧面中央,靠胫骨后缘	胃、脾、肝、大小肠及左下肢、右下肢 2 区内的病证,如胸胁胀满、腹痛、腹泻、便秘、膝关节炎、内踝扭挫伤
下 3	在胫骨前嵴向内 1 cm 处	肝、胆、脾、胁部及左下肢、右下肢 3 区内的病证,如胁痛、髋关节屈伸不利、膝关节炎、踝关节扭挫伤
下 4	在胫骨前嵴与腓骨前缘的中点	胁部、肝、脾及左下肢、右下肢 4 区内的病证,如侧腰痛、股外侧皮神经炎、膝关节炎、踝关节扭挫伤、坐骨神经痛
下 5	在外侧面中央,靠腓骨后缘	腰部、肾、输尿管、臀及左下肢、右下肢 5 区内病证,如肾绞痛、腰痛、臀上皮神经炎、股外侧皮神经炎、坐骨神经痛、膝关节屈伸不利或疼痛、外踝扭挫伤
下 6	靠跟腱外缘	脊柱腰骶部、肛门及左下肢、右下肢 6 区内的病证,如腰痛、急性腰扭伤、痔疮、肛门周围湿疹、尾骨疼痛、坐骨神经痛

二、腕踝针操作技术

1. **针前准备**　患者可采用坐位或卧位,或针腕用坐位,针踝时取卧位。针刺时肢体位置非常重要,肌肉尽量放松,以免针刺时针体方向发生偏斜;穴位皮肤常规消毒;一般常选用(0.38～0.32)mm×(25～40)mm 毫针。

2. **进针方法**　选定进针点后,以押手固定在进针点的下部,并拉紧皮肤,刺手拇指在下,示指、中指在上夹持针柄,针与皮肤呈15°～30°角,快速刺入皮下,然后将针平放,使针身呈水平位沿真皮下进入 1.2～1.4 寸(图 7 - 33)。

3. **行针方法及得气表现**　以针下有松软感为宜,不捻针;患者针下无任何感觉,但患者的主要症状可得到改善或消失。如患者有酸、麻、胀、重等感觉时,说明针刺入到筋膜下层,进针过深,需将针退至皮下,重新沿真皮下刺入。

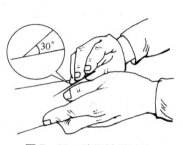

图 7 - 33 腕踝针进针法

4. **留针方法** 一般情况下留针 20~30 min。若病情较重或病程较长者,可适当延长留针时间 1 至数小时,但最长不超过 24 h;留针期间不行针。

5. **出针方法** 与毫针出针法基本相同。

三、腕踝针临床应用

(一)适应范围

腕踝针疗法中,每个区所治疗的病证大致包括两方面:其一是同名区域内所属脏腑、组织、器官等所引起的各种病证;其二,主要症状能反映在同名区域内的各种病证。总的来说,本法适应范围广、见效快。

(二)处方选穴原则

1. **上病取上、下病取下** 针对上、下不同分区而言的。如前额的体表区域属上部,故前额部疼痛选上 1 点治疗为主。

2. **左病取左、右病取右** 针对左、右对称的 6 个体表区域而言的。如左侧乳房位于左上 2 区,故左侧乳痛选取左上 2 点治疗为主。

3. **区域不明、选双上 1** 部分疾病无法确定其所属体表区域的,如失眠、高血压、全身瘙痒症、更年期综合征、小儿舞蹈症、小儿多动症等,以及病因复杂难以明确判断其所属体表区域的疾病,均可取双上 1 点进行治疗。

4. **上下同取** 患者主要症状表现位置靠近横膈线时,不仅要取上部的进针点,还要取与之相对应的下部进针点。如按体表区域的划分,胃脘部大致属于双下 1 区和右下 2 区,故治疗胃脘痛不仅取双下 1 点、右下 2 点,还应根据其病证表现靠近横膈线而加取双上 1 点和右上 2 点。

5. **左右共针** 如患者的主要症状,表现在躯干部的 1 区,临床治疗时应取双上 1 或双下 1。又如患者的主要症状表现在躯干部的 6 区,临床治疗时应取双上 6 或双下 6。

(三)处方示例

1. **头痛** 取上 1,上 2。

2. **偏头痛** 取上 2,上 5。

3. **胃痛** 取上 1,下 2。

4. **肝区痛** 取下 2。

5. **痛经·** 取下 1。

6. **肩痛** 取上 4,上 5,上 6。

7. **坐骨神经痛** 取下 6。

8. **颞下颌关节炎** 取上 4。

9. **肠炎** 取下 1,下 2。

10. **皮肤瘙痒、荨麻疹** 取上 1。

(四)注意事项

(1)腕踝针法进针一般不痛、不胀、不麻,如出现上述症状,说明进针过深,需调至不痛不胀等为宜。

(2)把握准确的针刺方向,即病证表现在进针点上部者,针尖需向心而刺;反之,病证表现在进针点下部者,针尖须离心而刺。

（3）进针点位置有时要根据针刺局部情况及针刺方向进行调整。如针要刺过的皮下有较粗静脉、瘢痕、伤口,或针下有骨粗隆不便针刺,针刺方向要朝向离心端等情况时,进针点位置要朝向心端适当移位,但点的定位方法不变,要处于区的中央。

（4）有几种症状同时存在时,要分析症状的主次,如症状中有痛的感觉,首先按痛所在区选点。

（5）如出现晕针、滞针、血肿等现象者,按毫针刺法中异常情况的处理方法进行处理。

四、腕踝针作用原理

（一）腕踝针与十二皮部的关系

腕踝针疗法把人体的胸腹侧和背腰侧分为阴阳两个面,属阴的胸腹侧划为1区、2区、3区,属阳的背腰侧划为4区、5区、6区,并以横膈线为界,将人体分为上、下两部分,符合十二经脉及皮部的分布规律。如手少阴经分布于上肢内侧后缘,足少阴经分布于下肢内侧后缘及胸腹部第1侧线,与腕踝针的1区相合。由此绕躯体从前向后,依次为厥阴、太阴、少阴、阳明、少阳、太阳,大体相当于从1区至6区的划分。上1区、2区、3区在上肢内侧,相当于手三阴经的皮部;上4区、5区、6区在上肢外侧,相当于手三阳经皮部。下1至6区也相当于足三阴和足三阳经的皮部。

（二）腕踝针与标本根结理论的关系

标本、根结理论是经络学说的重要内容,对针灸临床有指导意义。该理论认为,四肢为十二经脉之本,其部位在下,是经气始生始发之地。在临床上,针刺这些部位的腧穴易于激发经气、调节脏腑经络的功能。所以,四肢肘、膝关节以下的腧穴主治病证的范围较广较远,不仅能治局部疾病,而且能治远离腧穴部位的脏腑疾病、头面五官疾病。腕踝针的十二个刺激点均位于四肢肘、膝关节以下的腕踝关节附近,相当于十二经脉的本部、根部,表明腕踝针的应用,恰恰体现了标本、根结理论。腕踝针疗法针尖所达部位为皮下,此处正是络脉之气散布之所在,刺之可调整相应经脉之气及与之相联属脏腑的功能,起到祛邪扶正的治疗作用。

第八章 | 腧穴特种疗法

导学

本章主要介绍电针、激光针、微波针、红外光针疗法、穴位磁疗、穴位贴敷、穴位埋线和穴位注射八种腧穴特种疗法,并附穴位割治法和穴位离子导入法。通过学习,要求掌握电针法的仪器使用、操作方法以及临床应用,穴位敷贴疗法和穴位注射疗法的操作方法和临床应用;熟悉激光针、微波针、红外线针的仪器使用、操作方法和临床应用,穴位埋线、穴位磁疗、穴位离子导入等治疗器械、操作方法和临床应用;了解各种疗法的仪器的作用原理。

第一节 | 电 针

电针法是毫针刺入腧穴得气后,用电针仪输出脉冲电流,通过毫针作用于人体经络腧穴,以治疗疾病的一种方法。电针法是毫针与电流两种刺激的结合,不但可以提高毫针的治疗效果,减轻手法捻针的工作量,还可以扩大针灸的治疗范围,电针法已经成为临床普遍使用的治疗方法。

20 世纪 30 年代我国已经开始试制电针仪,并逐渐受到人们的重视。其后在众多临床观察和实验研究的基础上,电针法得到了迅速的发展。目前,电针仪的类型多种多样,如 G6805 型电针治疗仪、HANS - 200 韩氏穴位神经刺激仪、华佗牌 SDZ - Ⅱ 型电子针疗仪等。电针仪的种类很多,主要有交直流可调电针仪、脉动感应电针仪、音频振荡电针仪、晶体管电针仪等,目前半导体电针仪在临床应用广泛,它交、直流电两用,不受电源限制,具有安全、省电、小巧、可调、性能稳定、携带方便等特点,既可以接电针,又可以用电极刺激穴位或患处,临床使用方便。

一、电针仪器

目前我国广泛使用的电针仪均属于脉冲发生器类型,以 G6805 型为例,其基本结构由电源电路、方波发生器电路、控制电路、脉冲主振电路及输出电路五部分组成(图 8 - 1)。

此类电针仪的作用原理是在极短时间内出现的电压和电流的突然变化,即电量的突然变化构成了电的脉冲。由于脉冲电对机体产生电的生理效应,因而显示各种不同的治疗作用。这种治疗仪可以精确地选择脉冲电波型和刺激强度,维持较长时间的针感。

电针仪种类很多,此仅介绍两种比较常用的电针治疗仪。

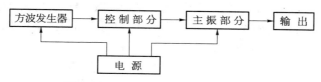

图 8-1　G6805 型电针仪原理示意图

（一）G6805 型电针治疗仪

G6805-Ⅱ型治疗仪是在 G6805-Ⅰ型的基础上，根据临床需要而改进的电针治疗仪。该仪器采用电子集成电路，具有体积小、操作简单、携带方便等优点。该仪器性能比较稳定，可使用交、直流电源，能输出连续波、疏密波、断续波。调制方式是连续波频率为 1~100 Hz 可调；疏密波其疏波为 4 Hz，密波为 20 Hz；断续波为 1~100 Hz 可调。正脉冲幅度（峰值）为 50 V，负脉冲幅度（峰值）为 35 V。正脉冲波宽为 500 μs，负脉冲波宽为 250 μs。

（二）HANS-200 韩氏穴位神经刺激仪

HANS-200 韩氏穴位神经刺激仪是韩氏仪的升级产品，该产品设计精巧，功能多样，操作简便，携带方便。其性能具有如下特点：微电脑控制刺激参数，刺激强度可精确到 0.1 mA，并用液晶屏显示；恒流输出对称双向脉冲波，保证两电极间刺激量相同；具有特定时间间隔的 2~100 Hz 优选疏密波，治疗效果好；波宽随频率变化，兼具经波电神经刺激疗法（TENS）与针灸两者的优势。此外，还有定时、剩余电量显示、按键自动锁定和开机自动复位等功能。该机电源为 9 V 直流层叠电池，输出电流 0~50 mA（经皮模式）或者 0~9.9 mA（经针模式），波形频率 2~100 Hz，有疏密、等幅、调幅等 15 种模式，脉冲宽度 0.2~0.6 ms，可选择加宽 1.5 倍模式。该机性能在原有基础上有很大提升，既可以用作穴位电刺激，又可以用作电针使用。

二、操作方法

（一）使用方法

现仅以 G6805-Ⅱ型电针治疗仪为例，介绍电针仪器的使用方法。

该仪器正面有 5 个并排旋钮，每个旋钮调节强度是与相应输出插孔相对应的，在使用该仪器之前，首先应该检查一下各部位旋钮是否都处于关闭状态（逆时针方向旋到底），其中必须把强度调节旋钮调至零位即无输出状态，然后将电源插头插入 220 V 交流电插座内。治疗时，每路输出可以根据临床需要和患者耐受性任意调节。

治疗时，将每对输出的两个电极的导线夹分别夹在 2 根毫针上，通常电针治疗大多选择 2 个穴位为一对，形成电流回路。如遇只需单穴电针时，可选取有主要神经干通过的穴位（如下肢的环跳穴），将针刺入后，接通电针仪的一个电极；另一个电极则用盐水浸湿的纱布裹上作为无关电极，固定在同侧经脉的皮肤上。需要注意的是，通常将同一对输出电极连接在身体的同侧，在胸、背部的穴位上使用电针时，不可将 2 个电极跨接在身体两侧，避免电流回路经过心脏而出现危险。通电时应注意从零位开始逐渐加大电流强度，以患者能耐受为度，避免突然加大电流强度给患者造成刺激量过大。

临床应用时，通常主穴接负极，配穴接正极，打开电源开关，选好波形，逐渐加大刺激量，使患者出现酸、麻、胀等感觉，或局部肌肉节律性收缩，一般持续通电 15~20 min。如进行较长时间的电针治疗，患者会逐渐产生适应性，即感到刺激逐渐变弱，此时可适当增加刺激强度，或采用间歇通电的方法。治疗结束后,先将各个旋钮转至零位,再从毫针上取下导线夹,关闭电源。

各种不同疾病的疗程不尽相同,一般5～10 d为1个疗程,每日或隔日治疗1次,急症患者每日电针2次,2个疗程中间可以间隔3～5 d。

(二) 电针选穴

电针法的处方配穴与毫针刺法相同,多选用同侧肢体的1～3对穴位为宜。选穴方法除了按经络辨证、脏腑辨证取穴外,通常还可用神经干通过的部位和肌肉神经运动点取穴。举例如下。

头面部　选取听会、翳风(面神经);下关、阳白、四白、夹承浆(三叉神经)。

上肢部　选取颈夹脊6～7、天鼎(臂丛神经);青灵、小海(尺神经);手五里、曲池(桡神经);曲泽、郄门、内关(正中神经)。

下肢部　选取环跳、殷门(坐骨神经);委中(胫神经);阳陵泉(腓总神经);冲门(股神经)。

腰骶部　选取气海俞(腰神经);八髎(骶神经)等。

穴位的配对,如果是神经功能受损,可按照神经分布特点取穴。如面神经麻痹,可取下关、翳风为主,额纹消失、不能皱额配阳白、攒竹,鼻唇沟变浅配迎香,口角㖞斜配地仓、颊车。坐骨神经痛取环跳、大肠俞外,还配殷门、委中、阳陵泉等穴。在针刺主穴和配穴时,最好针感能达到患处,再接通电针仪。

电针效应有着明显的个体差异,影响电针效果的因素较为复杂,总的来说可分为两个方面:一是机体所处的功能状态;二是给予的刺激条件。这里主要讨论刺激参数对电针刺激效果的影响。

(三) 刺激参数

电针仪输出的是脉冲电。所谓脉冲电是指在极短时间内出现的电压或电流的突然变化,即电量的突然变化构成了电的脉冲。一般电针仪器输出的基本波形就是这种交流电脉冲,常为双向尖脉冲或双向矩形脉冲,如图8-2所示为交流电脉冲。

电针刺激参数包括波形、波幅、波宽、频率和持续时间等,集中体现为刺激量。电针的刺激量如同针刺手法和药物剂量一样,对临床治疗具有指导意义。

1. 波形　常见的脉冲波形有方形波、尖峰波、三角波和锯齿波(图8-2),也有正向是方形波,负向是尖峰波的。单个脉冲波可通过不同方式组合而形成连续波、疏密波、断续波(图8-2)和锯齿波等。

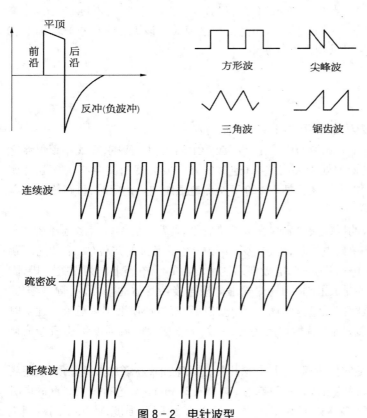

图8-2　电针波型

2. 频率　指每秒钟内出现的脉冲个数,其单位为赫兹(Hz)。脉冲的频率不同,其治疗作用也不同,临床使用时应根据不同病情来选用(表8-1)。

表8-1　不同波形的低频脉冲电的作用特点和适应证

波形	频率	效应特点	适用病证
密波	一般频率高于30 Hz的连续波	能降低神经应激功能,对感觉神经和运动神经均能产生抑制作用	止痛,镇静,缓解肌肉和血管痉挛,也用于针刺麻醉等
疏波	一般频率低于30 Hz的连续波	刺激作用较强,能引起肌肉收缩,提高肌肉、韧带张力	痿证,各种肌肉、关节、韧带及肌腱的损伤
疏密波	疏波和密波交替出现的一种波形,疏密波交替持续的时间各约1.5 s	能克服单一波形易产生电适应的缺点,刺激作用较大,治疗时兴奋效应占优势,并能促进代谢、血液循环,改善组织营养,消除炎症水肿等	扭挫伤,坐骨神经痛,关节炎,面瘫,肌无力等
断续波	有节律地时断时续自动出现的一种波形。断时在1.5 s时间内无脉冲电输出,续时密波连续输出1.5 s	机体不易产生电适应性,其刺激作用较强,能提高肌肉组织的兴奋性,对横纹肌有良好的刺激收缩作用	痿证,瘫痪
锯齿波	脉冲波幅按锯齿状自动改变的起伏波。每分钟16~20次,或20~25次	频率接近人体呼吸频率	用于刺激膈神经,做人工电动呼吸,配合抢救呼吸衰竭患者

3. 波幅　波幅一般指脉冲电压或电流的最大值与最小值之差,也指它们从一种状态变化到另一种状态的跳变幅度值。电针的刺激强度主要取决于波幅的高低。波幅的计量单位是伏特(V),如电压从0~30 V间进行反复的突然跳变,则脉冲的幅度为30 V,治疗时一般不超过20 V。若以电流表示,通常不超过2 mA,多在1 mA以下。

4. 波宽　即指脉冲的持续时间,脉冲宽度与刺激强度亦相关,宽度越大则意味着给患者的刺激量越大。电针仪一般采用适合人体的输出脉冲,宽度约为0.4 ms。

电针刺激参数与疗效的关系,从刺激强度来说主要取决于波幅的大小。刺激强度要因人而异,一般以中等强度、患者能耐受为宜,过强或过弱的刺激都会影响疗效。从频率来说,一般认为灵活的变量刺激为最好。

三、临床应用

(一) 适应范围

电针的适应范围和毫针刺法基本相同,可广泛应用于内、外、妇、儿、五官、骨伤等各种疾病的治疗,并可用于针刺麻醉,常用于痛症,痹证,痿证,心、胃、肠、胆、膀胱、子宫等器官的功能失调,肌肉、韧带、关节的损伤以及癫狂等神志病,如头痛、三叉神经痛、坐骨神经痛、牙痛、痛经、面神经麻痹、多发性神经炎、精神分裂症、癫痫、神经衰弱、视神经萎缩、肩周炎、风湿性关节炎、类风湿关节炎、腰肌劳损、骨质增生、关节扭挫伤、脑血管病后遗症、耳鸣、耳聋、子宫脱垂、遗尿、尿潴留等。

(二) 注意事项

(1) 电针仪使用前必须检查其性能是否良好,输出是否正常。治疗结束时,需将输出调节按钮全部回到零位,关闭电源,然后取下导线。

(2) 电针感应强时,通电后会产生肌肉收缩,故需事先告诉患者,使其思想上有所准备,更好地配合治疗。开机后输出强度应从零位开始,逐渐由小到大,切勿突然加大刺激量,以免出现意外,如晕厥、弯针、断针等。

(3)患有严重心脏病的患者,在应用电针时应严加注意,避免电流回路经过心脏。安装心脏起搏器者,禁止使用电针。靠近延脑、脊髓等部位使用电针时,电流量宜小,不可过强刺激,以免发生意外。孕妇慎用电针。

(4)温针使用过后的毫针,针柄表面往往氧化而不导电,使用时需将输出线夹在毫针的针体上或者使用新的毫针。

(5)年老、体弱、醉酒、饥饿、过饱、过劳等,不宜使用电针。

第二节 激 光 针

激光针是利用低功率激光束直接照射腧穴以治疗疾病的方法,又称腧穴激光照射法、激光针灸、光针等。

激光是 20 世纪 60 年代发展起来的一门学科,是人们对原子物理学、光学、光谱学、微波技术和量子力学等多种学科综合研究的结果。激光是一种受激辐射而发出的光,它与普通光一样,也是以波的形式运动的光子,又称"镭射"。1960 年美国梅曼制成第一台激光器,我国 1961 年也生产出了自己的激光器。20 世纪 60 年代中期,西德学者将激光引入针灸领域,70 年代我国开始推广应用,并对其进行了大量的基础和临床研究。目前,腧穴激光照射法已被广泛应用于临床多种疾病的治疗。

激光是受激辐射光,具有单色性好、相干性强、方向性优和能量密度高等特点。激光束照射治疗具有无痛、无菌、简便、安全、强度可调和适应范围广等特点,医学上常用的激光治疗仪有氦氖(He-Ne)激光治疗仪、二氧化碳(CO_2)激光治疗仪、半导体(砷化镓)激光治疗仪等。

一、激光针仪器

产生激光的装置称为激光器。按照工作方式来分,主要有连续照射激光器和脉冲激光器两种;以激光工作物质来分,主要有气体激光器和固体激光器两种。气体激光器如 He-Ne 激光器、CO_2 激光器;固体激光器如 YAG 激光器(掺钕钇铝石榴石激光器)。针对不同的疾病,可以使用不同激光工作物质的激光器。目前世界上正式投产的激光腧穴治疗仪,有我国生产的 He-Ne 激光腧穴治疗仪、德国 MBB 公司的 AkupiasHLM 石英纤维激光腧穴治疗仪和日本的 He-Ne 激光腧穴治疗仪、YAG 激光腧穴治疗仪等,国内以 He-Ne 激光腧穴治疗仪的应用最为广泛。

目前医学上常用的激光腧穴治疗仪有如下两种。

(一)He-Ne 激光腧穴治疗仪

He-Ne 激光器是一种原子气体激光器,由放电管、光学谐振腔、激励源三部分组成。激光腧穴治疗的光源为红色,工作物质为 He-Ne 原子气体,发射波长 6 328Å,功率从 1 mW 到几十毫瓦,光斑直径为 1~2 mm,通过柔软的导光纤维,可随意投射到穴位上。这种小功率的 He-Ne 激光束能穿透 10～15 mm 深的组织，可代替毫针来刺激穴位而达到治病的目的，是针灸最常用的激光器。

（二）CO₂ 激光腧穴治疗仪

CO_2 激光是由工作物质 CO_2 气体分子受电激励后所产生的激光束，波长 10.6 μm，属中红外光。CO_2 激光照射穴位时，既有热的作用，又有类似毫针的刺激作用。目前，多用 20～30 W CO_2 激光束，通过石棉板小孔，照射人体穴位(以温暖为度)，起到类似针和灸的双重作用。

激光腧穴治疗仪输出的波长，可以是连续或脉冲的，脉冲激光可起到捻针的作用。

二、操作方法

激光针仪器使用之前，必须检查机器性能是否良好，地线是否接好，保证无漏电、混线等问题后方可使用。否则，易发生触电或致机器烧毁。

照射之前先确定好患者要照射的部位，然后接通电源，He－Ne 激光器应发射出红色的光束，若此时激光管不亮或出现闪烁现象时，可能是启动电压过低，应立即断电，并将电流调节旋钮顺时针方向转 1～2 挡，停 1 min 后，再打开电源开关。切勿多次反复开闭电源开关，以免引起机器故障。经调整电流，激光管发光稳定后，将激光束的光斑对准需要照射的穴位垂直照射，光源至皮肤的距离为 8～100 cm，每次每穴照射 5～10 min，共计照射时间一般不超过 20 min，每日照射 1 次，10 次为 1 个疗程。

此外，还有将光导纤维通过注射针把 He－Ne 激光直接导入穴位深处的新型激光治疗仪，主要由低功率 He－Ne 激光仪、光导纤维和特制的空心针组成。光导纤维直径为 50～125 μm，长度根据需要为 1～2 m。光导纤维一般用 2％过氧乙酸或 75％乙醇消毒。空心针为特制的，粗细根据部位和病证有不同选择。使用前，按一般毫针消毒法消毒。先将空心针刺入选定的穴位，缓慢进针并得气。然后，插入光导纤维输出端，直接进行照射。亦可预先将光导纤维输出端和空心针相连接，打开 He－Ne 激光治疗仪的电源，调整至红光集中于一点时，再刺入穴位相应深度并得气。留针时间通常为 15～20 min。

三、临床应用

（一）适应范围

激光针法的临床适应证较广，常用于临床内、外、妇、儿、皮肤、五官等多种疾病的治疗，如急慢性咽炎、扁桃体炎、鼻炎、鼻窦炎、头痛、支气管炎、支气管哮喘、皮肤和黏膜的慢性溃疡、口腔黏膜病、皮肤血管瘤、湿疹、冻疮、白癜风、胃和十二指肠溃疡、高血压、慢性结肠炎、面神经麻痹、神经衰弱、关节炎、慢性盆腔炎、肩周炎、网球肘、周围神经损伤、前列腺炎、前列腺肥大、小儿腹泻、小儿遗尿等。

（二）注意事项

（1）使用穴位激光照射时，应注意避免直视激光束，以免损伤眼睛。工作人员及面部照射的患者，应佩戴防护眼镜。操作人员还应做定期检查，特别是眼底视网膜检查。

（2）照射部位的准确与否与疗效关系密切，照射时光束一定要对准需要照射的患处或穴位，吩咐患者勿移动体位，以避免照射部位出现偏差。

（3）若照射治疗中出现头晕、恶心、心悸等类似晕针的现象，或出现轻度的腹胀、腹泻、月经周期紊乱等副作用，应增加照射距离，缩短照射时间、减少照射次数，或停止治疗。

第三节　微波针

微波针是在毫针针刺的基础上,把微波天线接到针柄上,向穴位输入微波或者直接照射穴位以治疗疾病的一种方法。它可以进行定量、定向辐射波照射,以加强腧穴得气感应,甚至可以沿经络传导发热。微波针综合了微波理疗和针灸的优势,是现代微波技术同传统的针灸方法相结合的现代针灸疗法。

微波是一种波长很短、频率很高、频率范围很宽的电磁波,目前医疗上最常用的微波频率为 2 450 MHz,波长为 12.5 cm,在医用电磁波谱中,它位于超短波和长波红外线之间。微波穴位治疗仪,一方面具有类似灸法的热疗作用特点,操作简单,其热量均匀,比艾灸深入、作用强、剂量可调;另一方面它又具有电针和高频电疗的特点,其热效应可使组织温度升高,引起血管扩张、血流加速及血循环量显著增加等一系列的生理反应。临床和实验还证明,它对神经、内分泌、心血管和消化系统的功能产生影响而起到治疗作用。微波针对人体组织进行照射,具有无痛、无菌、简便、安全的特点,且剂量准确,热度可调,适应范围较为广泛。

一、微波针仪器

微波针灸仪主要由微波发生器和微波天线两大部分组成(图 8-3)。天线采用一种同轴微波系统,分为外导体和内导体:外导体呈螺旋弹簧形,内导体即一般用的毫针。把微波定量、定向地通过微波针灸仪辐射到人体穴位内,即可产生微波热效应、热外效应、电磁场效应等多种治疗效应。其特点主要有:得气感较强,有良好的疏通经络、活血化瘀的作用;针感后效应较长,可维持 4~48 h;操作安全,无副作用。

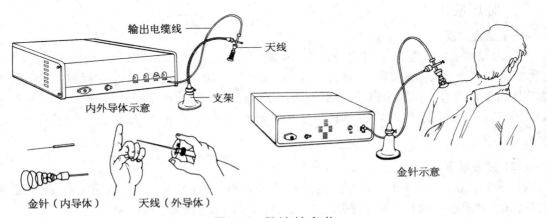

图 8-3　微波针灸仪

二、操作方法

操作时,先接好仪器的电源、天线和各连接线,预热。将毫针刺入所选穴位,行针得气,把微波针灸仪的天线接到针柄上,用支架固定好天线位置,再分别调节各路输出的功率,使微波沿针输入穴位。输出大小以患者感觉舒适为度。成人使用电压不超过 25 V,小儿不超过 20 V,一般以 17～18 V 为宜。每穴每次 5～20 min。治疗完毕,将输出功率旋钮转到零位,关闭输出开关,取下天线,起针。术后皮肤常有红晕或红斑,此为正常现象。每日或隔日 1 次,10～15 次为 1 个疗程。此外,也可用微波理疗机直接照射穴位或患处。

三、临床应用

(一) 适应范围

微波针适用于各种急、慢性疼痛性疾患,如偏头痛、三叉神经痛、坐骨神经痛、胃脘痛、痛经、关节痛、腰痛等,还用于面神经麻痹、偏瘫、遗尿、关节炎、神经衰弱、乳腺炎、肠炎、滑膜炎、鼻窦炎、盆腔炎等。

(二) 注意事项

(1) 靠近眼睛、睾丸、脑等部位的腧穴不宜进行微波针治疗。

(2) 使用时,注意天线的内外导体之间不要发生碰撞,以免形成短路而烧毁机器。

(3) 有出血倾向、高热、晚期高血压、治疗部位感觉障碍等患者以及孕妇忌用。

第四节　红外光针

红外光针,即腧穴红外线照射疗法,是指利用红外线照射人体的腧穴,产生温热效应,从而起到疏通经络、宣散气血作用以治疗疾病的方法。本法无烟、无味、热作用深透、热量恒定、易于调节、操作简单方便,适应证与艾灸基本相同,临床应用广泛,尤其对于风、寒、湿邪引起的痹证具有明显的治疗作用。

红外线即红外辐射,也称热辐射,是波长在 0.76～1 000 μm 的电磁波。红外光谱可以分为两部分,即近红外线(或称短波红外线)和远红外线(或称长波红外线),近红外线波长 0.76～1.5 μm,能够穿透人体较深的组织;远红外线波长 1.5～1 000 μm,主要作用于皮肤,能够被皮肤所吸收。一般医用红外光谱的波长为 0.76～400 μm。

红外线治疗作用的原理是其照射后直接产生的温热效应,进而影响组织细胞的生化代谢和神经系统的功能,具有镇痛、促进神经功能的恢复、解除横纹肌和平滑肌的痉挛等作用。还有改善组织营养,防止失用性肌萎缩,消除肉芽水肿,促进肉芽和上皮生长,减少烧伤创面的渗出,消除扭挫伤引起的组织肿胀,加快血肿消散,减轻术后粘连,促进瘢痕挛缩等作用。

一、红外光针仪器

目前,临床应用的红外线治疗仪器结构比较简单,主要是利用电阻丝缠在瓷棒上,通电后电阻丝产热,使罩在电阻丝外的碳棒温度升高,一般不超过 500℃。电阻丝是用铁、镍、铬合金或铁、铬、铅合金制成,瓷棒是用碳化硅、耐火土等制成,反射罩用铅制成,能反射 90% 左右的红外线。此外,还有用碳化硅管的,管内装有陶土烧制的螺旋柱,柱上盘绕铁镍铝电阻丝,通电后发出热量,穿过碳化硅层,透过红外线漆层,发射出红外线。

至于红外线灯,临床应用的有两种,一种为可见光红外线灯,另一种为不发光红外线灯。可见光红外线灯,即通电工作的同时发出短波红外线(近红外线)、可见光甚至还有少量的紫外线的光源。还有一种特制不发光的红外线灯,又称为石英红外线灯,是将钨丝伸入充气的石英管中构成的照射器具,加热和冷却的时间短,均不超过1 s,使用更为方便。

二、操作方法

红外线治疗仪的操作,首先要接通220 V交流电源,打开开关,指示灯亮后,预热3～5 min;选取适当的体位,暴露照射部位,将辐射头对准照射部位(腧穴或者患处);检查需要照射部位温度感觉是否正常,调整适当的照射距离,一般距离照射部位30～50 cm,治疗过程中,根据患者的感觉随时调节照射距离,以照射部位出现温热舒适的感觉、皮肤呈现桃红色均匀红斑为宜。其间询问患者温热感是否适宜,避免照射强度不够或过强出现灼伤。每次照射时间15～30 min,每日1～2次,10～20次为1个疗程。

三、临床应用

(一) 适应范围

红外光针的应用范围较广,能够治疗多种疾病,如风湿性关节炎、类风湿关节炎、慢性支气管炎、慢性胃炎、胃痉挛、幽门痉挛、慢性肠炎、慢性肾炎、胃肠神经症,神经根炎、多发性末梢神经炎、周围神经损伤,软组织损伤、腰肌劳损、扭挫伤(急性期过后)、周围神经损伤、冻伤、烧伤创面、褥疮、骨折恢复期、滑囊炎、腱鞘炎、注射后硬结形成、术后粘连、瘢痕挛缩,乳头皲裂、外阴炎、慢性盆腔炎,湿疹、神经性皮炎、皮肤溃疡、皮肤瘙痒症等。

(二) 注意事项

(1) 有出血倾向、高热、恶性肿瘤、活动性肺结核、闭塞性脉管炎、重度动脉硬化等情况者禁用。

(2) 避免烫伤,对皮肤知觉迟钝者,或瘢痕、植皮部位或缺血肢体照射时,要及时询问患者感觉和密切观察局部皮肤反应。

(3) 治疗时应向患者说明不要移动体位,防止碰触灯具而灼伤,照射过程中如有感觉过热、心慌、头晕等反应时,需立即告知医生。

(4) 避免直接辐射眼部,必要时用纱布遮盖双眼,以免损伤眼睛。

(5) 治疗后如发现皮肤某一处有红紫斑,应考虑有过热可能,可局部涂硼酸软膏或凡士林油,防止起疱。

第五节 穴位磁疗

穴位磁疗法又称磁穴疗法,简称"磁疗",是运用磁场作用于人体的经络腧穴,以防治疾病的一种方法,具有镇静、止痛、消肿、消炎、降压等作用。

穴位磁疗法是在中医磁石治病的基础上发展起来的,早在严用和的《济生方》、杨士瀛的《仁斋直指方》中就有用天然磁石治病的记载。20世纪60年代初,应用人工磁场治病在我国开始兴起,至70年代磁疗技术的研究和应用有了较大突破,临床及实验研究逐渐阐明了磁疗的作用机制。近年来磁疗与针灸结合形成的穴位磁疗法,受到了广大患者的欢迎。

一、磁疗器械

(一)磁片、磁珠

磁片和磁珠一般由钡铁氧体、锶铁氧体、铝镍钴永磁合金、铈钴铜永磁合金、钐钴永磁合金等制作而成,磁场强度为0.03～0.3 T。从应用情况来看,以锶铁氧体较好,因其不易退磁,表面磁场强度可达0.1 T左右。钡铁氧体最为便宜,其表面磁场强度较弱,适用于老年人或体质较弱的患者。

磁片一般可分为大、中、小三种型号,大号的直径在30 mm以上,中号的直径为10～30 mm,小号的直径在10 mm以下;厚度一般为2～4 mm。直径10 mm、厚4 mm左右的磁片常用于腧穴及病变局部的治疗。临床以磁场强度在0.05～0.2 T的磁片最为常用。

磁珠的直径在3 mm以内,圆形或者椭圆形,其磁场强度一般为0.03 T左右,常用于耳穴治疗。

磁片要求两面光滑,边缘稍钝,注明极性,以利治疗和清洁消毒。磁片放置时不应大力碰击,以免破裂或退磁;两种不同强度的磁片不要互相吸引;两块磁片的同名极不要用力使其靠近;勿用高温消毒,可用75%乙醇消毒。磁片经长期使用而退磁时,可充磁后再用。

(二)旋转磁疗机

旋转磁疗机简称旋磁机,是目前使用较多的一种,形式多种多样,但其构造原理比较简单,是用一只小马达(电动机)带动2～4块永磁体旋转,形成一个交变磁场(异名极)或脉动磁场(同名极)。

旋磁机的磁铁柱选用磁场强度较强的钐钴合金永磁体较好,直径为5～10 mm,长度为5～7 mm,表面磁场强度可达0.3～0.4 T。旋磁机转速每分钟应在1 500转以上。在治疗时转盘与皮肤应保持一定距离,对准腧穴进行治疗。

(三)电磁疗机

电磁疗机又称电磁感应磁疗机,其工作原理是由电磁体(电磁线圈或电磁铁)通以电流(直流或交流)产生磁场,其所产生的磁场可以是恒定磁场或交变磁场。临床上所用的大部分是交变磁场,交变磁场频率一般为50 Hz,磁场强度为0.05～0.3 T。磁头有多种形式,适用于人体不同部位,如圆形多用于胸腹部和四肢,凹形多用于腰部,环形多用于膝关节等。

(四)磁疗剂量

磁疗的治疗剂量很重要,其划分标准有以下几种。

1. 按磁片的表面磁场强度分级

(1) 小剂量:每块磁片表面磁场强度为0.02～0.1 T。

(2) 中剂量:每块磁片表面磁场强度为0.1～0.2 T。

（3）大剂量：每块磁片表面磁场强度为0.2 T以上。

2. 按人体对磁场强度的总接受量分级 即贴敷作用于人体的各个磁片的磁场强度的总和。

（1）小剂量：磁片的总磁场强度为0.4 T以下。

（2）中剂量：磁片的总磁场强度为0.4～0.6 T。

（3）大剂量：磁片的总磁场强度为0.6 T。

3. 磁疗治疗剂量和疗效 磁疗治疗剂量是否恰当，影响到治疗效果。剂量选择可参考以下情况而定。

（1）患者年龄、体质情况：年老、体弱、久病、儿童可用小剂量，若无不良反应，可逐步增加剂量。年轻体壮者可用中剂量或大剂量。

（2）疾病情况：急性疼痛或急性炎症，如骨折、肾绞痛等可用大剂量，疗程宜短，症状消失即可停止治疗。慢性疾患如高血压、神经衰弱等，可用小剂量，疗程宜长。

（3）治疗部位：头颈、胸腹部宜用小剂量，臀、股等肌肉丰满处可用大剂量。

二、操作方法

（一）静磁法

静磁法是将磁片（或磁珠）贴敷在腧穴表面，产生恒定的磁场以治疗疾病的方法，如敷贴法、磁针法、埋针加磁法、磁珠法等。

1. 直接贴敷法 用胶布或无纺胶布将磁片或磁珠直接贴敷在穴位或痛点上。根据治疗部位和病情的不同，贴敷时可采用单置法、对置法或并置法（图7-4）。一般急性病或病变浅表者贴敷3～7 d，慢性病或病变深者贴敷时间应较长。

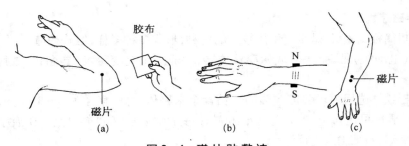

图8-4 磁片贴敷法
(a) 单置法；(b) 对置法；(c) 并置法

（1）单置法：只使用一块磁片，将其极面正对治疗部位，本法限于浅表部位的病变。

（2）对置法：将两块磁片的异名极面，以相对的方向贴敷在治疗穴位上。如内关和外关、内膝眼和外膝眼等常用这种方法，本法可使磁力线充分穿过治疗部位。

（3）并置法：若选用的穴位相距比较近，则根据同名极相斥的原理，采用同名极并置法，使磁力线深达内部组织和器官。若病变浅且范围较大时，可在病变范围两端贴敷异名极磁片，本法可使更多的磁力线穿过病变部位。

2. 间接贴敷法 即将磁片放到衣服口袋中，或缝到内衣、衬裤、鞋、帽内，或根据磁片的大小和穴位所在部位，缝制专用口袋，将磁片装进口袋，然后穿戴到身上，使穴位接受磁场的作用。如治疗高血压时，可使用"磁性降压带"作用于内关或三阴交等穴。

3. **磁针法** 将皮内针或短毫针刺入腧穴或痛点上,针的尾部伏在皮肤外面,其上再放一磁片,然后用胶布固定,这样可使磁场通过针尖集中透入深层组织。本法常用于五官科疾病,也可用于腱鞘炎及良性肿物等。

此外,临床常用的磁极针,较前者在临床上使用更为简便。磁极针是一种永磁合金材料制作的磁疗针灸针,不仅具有较高的磁性能,而且机械性能良好。磁极针尖端的磁场强度为 0.018~0.024 T,按针具尖端的磁极性分为"S"极和"N"极两种类型,并在针柄上标明以示区别。在治疗过程中一般采用"同极法"和"异极法",使其在穴位内一定的深度形成磁场,从而产生磁疗,并与毫针协同发挥治疗作用,以提高针灸临床疗效。

(1) 同极法:选用相同极性的磁极针(S 极或 N 极),按一般毫针取穴针刺,捻转提插。

(2) 异极法:选用不同极性的磁极针(S 极或 N 极),沿经脉点极性交叉进行取穴用针,捻转提插。

(3) 补泻法:补法用 N 极性针,泻法用 S 极性针,进行针刺补泻。

(二)动磁法

动磁法是用变动磁场作用于腧穴以治疗疾病的方法,如脉动磁场法、电动磁按摩法、交变感应磁场法等,所用仪器有旋磁机、电磁疗机(有直流和交变两种)、震动磁疗机等。

1. **脉动磁场法** 利用同名旋磁机,由于磁铁柱之间互为同名极,发出的为脉动磁场。操作时,将机器对准穴位进行治疗,若病变部位较深,可用两个同名旋磁机对置于治疗部位进行治疗,使磁力线穿过病变部位。若病变部位呈长条形,部位也表浅,可采用异名极并置法,将两个互为异名极的旋磁机顺着发病区并置,如神经、血管、肌肉等疾患常采用这种方式。

2. **交变感应磁场法** 一般使用电磁疗机产生的低频交变磁场治疗疾病。电磁疗机有多种类型,使用方法大体相同。操作时,将磁头导线插入插孔内,选择合适的磁头置于治疗部位,然后接通电源,指示灯亮,电压表指针上升。如有磁场强度调节旋钮和脉冲频率调节旋钮,应按机器说明顺序调好。电压旋钮有弱、中、强三挡,可视具体情况选用。治疗中应询问患者局部是否过热,如过热应用纱布等隔垫,磁头过热时还可更换磁头,或降温后再用,要严防烫伤。每次治疗 15~30 min,每日 1 次,10~15 次为 1 个疗程。治疗结束,按相反顺序关闭机器。

三、临床应用

(一)适应范围

穴位磁疗法可用于内科疾病,如高血压、冠心病、支气管炎、支气管哮喘、慢性肠炎、胃炎、胃肠功能紊乱、神经衰弱、关节炎、头痛、三叉神经痛、坐骨神经痛等;外科疾病,如急慢性扭挫伤、腱鞘炎、滑囊炎、肩周炎、腱鞘囊肿、术后瘢痕痛、肾结石、胆结石、腰肌劳损、颈椎病、肋软骨炎、乳腺增生病、前列腺炎等;皮肤科疾病,如带状疱疹、神经性皮炎、皮肤慢性溃疡等;五官科疾病,如过敏性鼻炎、咽炎、麦粒肿、急性结膜炎、神经性耳聋、耳鸣等;妇科疾病,如痛经;儿科疾病,如遗尿、消化不良等。

(二)禁忌证

(1) 白细胞总数在 4×10^9/L 以下者忌用。

(2) 严重的心、肺、肝脏病及血液病,急性传染病,出血、脱水、高热等忌用。

(3) 皮肤破溃、出血处忌用;体质极度虚弱、新生儿和孕妇下腹部忌用。

（4）磁疗后副作用明显者忌用。

（三）注意事项

（1）进行贴敷磁片治疗时必须2d内复查，因为副作用大部分在2d内出现。副作用可有心悸、恶心、呕吐、短暂性呼吸困难、嗜睡、乏力、头晕、低热等。如副作用轻微，且能坚持者，可继续治疗；若副作用严重不能坚持者，可取下磁片，中断治疗。

（2）如磁疗患者平时白细胞计数较低，在磁疗中应定期复查血象。当白细胞计数较前更为减少时，应立即停止治疗。

（3）夏季贴敷磁片时，可在磁片和皮肤之间放一层隔垫物，以免汗液浸渍使磁片生锈。

（4）磁片不要接近手表，以免手表被磁化。

第六节 穴位贴敷

穴位贴敷疗法是指在某些穴位上敷贴药物，通过药物和腧穴的共同作用，以防治疾病的一种外治方法。其中应用某些带有刺激性的药物（如毛茛、斑蝥、白芥子、甘遂、蓖麻子等）捣烂或研末，敷贴穴位，可以引起局部发疱化脓如"灸疮"，则又称为"天灸"或"自灸"，现代也称发疱疗法。若将药物贴敷于神阙穴，通过脐部吸收或刺激脐部以治疗疾病时，又称敷脐疗法或脐疗。若将药物贴敷于涌泉穴，通过足部吸收或刺激足部以治疗疾病时，又称足心疗法或脚心疗法、涌泉疗法。

穴位贴敷疗法既有穴位刺激的作用，又通过皮肤组织对药物有效成分的吸收，发挥明显的药理效应，因而具有双重治疗作用。药物经皮肤吸收，极少通过肝脏代谢，也不经过消化道，使药物保持更多的有效成分，发挥更好的治疗作用。此外，本法避免了口服药物对胃肠的刺激而产生的不良反应，可以弥补中药内服的不足。

除极少数有毒药物外，本法一般无危险性和毒副作用，使用较为安全方便，对于老年体弱者、药入即吐者尤为适宜。穴位贴敷法与现代医学的"透皮给药系统"有相似之处，随着现代医学"透皮给药系统"研究的不断深入，中药透皮治疗与经络腧穴相结合将为中医外治法开拓广阔的应用前景。

一、贴敷药物

凡是临床上有效的汤剂、丸剂，一般都可以熬膏或研末用作穴位贴敷。除此之外，目前临床上还可直接使用敷贴剂成品贴敷于穴位处，如艾络康罗布麻贴等。

（一）药物的选择

吴师机在《理瀹骈文》中所言"外治之理即内治之理，外治之药亦即内治之药，所异者法耳"。外治与内治只是方法不同，治疗原则是一样的。与内服药物相比，贴敷用药具有以下特点。

1. **使用通经走窜、开窍活络之品** 《理瀹骈文》载"膏中用药，必得通经走络、开窍透骨、拔毒外出之品为引"，以领群药开结行滞，直达病所，祛邪外出。常用的药物有冰片、麝香、丁香、花椒、白芥子、乳香、没药、肉桂、细辛、白芷、姜、葱、蒜等。

2. 多选气味醇厚,甚或力猛有毒之品　如生南星、生半夏、生川乌、生草乌、巴豆、斑蝥、蓖麻子、大戟等药物。

3. 选择适当溶剂调和贴敷药物或熬膏使用,达到药力专、吸收快、收效速的目的　醋调贴敷药,能起到解毒、化瘀、敛疮等作用,虽用药猛,可缓其性;酒调贴敷药,则有行气、活血、通络、消肿、止痛作用,虽用药缓,可激其性;油调贴敷药,又可润肤生肌。常用溶剂有水、白酒或黄酒、醋、姜汁、蜂蜜、蛋清、凡士林等。此外,还可针对病情应用药物的浸剂作溶剂。

(二)药物的制作

在临床上,根据病情及药物性能的不同,有多种不同的剂型,如贴敷散剂、贴敷膏剂等。

1. 散剂　是将一种或多种药物,粉碎成细粉过筛,均匀混合而成的干燥粉末。可将药物填放脐部进行治疗。

2. 糊剂　是将药物研成细末,酌情使用水、醋、酒、鸡蛋清或姜汁等,调成糊状,贴敷腧穴上,外盖纱布,胶布固定。

3. 膏剂　是将所选药物熬制成膏或者制成外贴膏药或软膏。

4. 饼剂　是将药物研成细末,加适量的水调拌均匀,制成大小不等的药饼,贴敷病变局部或腧穴;或将新鲜植物的根茎、茎叶等捣碎,制成药饼,烘热后贴敷腧穴,外用纱布覆盖,胶布固定。

5. 丸剂　是将药物细粉或药物提取物加适宜的黏合剂或辅料制成的球形制剂。

6. 泥剂　是将中药捣碎或碾成泥状物,可以添加蜜、面粉、乙醇等物质以增加其黏湿度。

7. 熨贴剂　是将中药研成细末装于布袋中,或直接将药粉或湿药饼贴敷于穴位上,再用艾灸或其他方式在所敷药物上进行温熨。

8. 浸膏剂　是将中药粉碎后用水煎熬浓缩成膏状,然后直接将浸膏剂敷于穴位上。

9. 膜剂　是将中药成分分散于成膜材料中制成膜剂或涂膜剂,然后将膜剂固定于穴位上或直接涂于穴位上成膜即可。

10. 锭剂　是将药物研成极细细末,经细筛筛过后,加水或面糊适量,制成锭形,烘干或晾干备用。使用时加冷开水磨成糊状,然后涂布于穴位处。

11. 水(酒)渍剂　是用水、酒或乙醇等溶剂浸泡中药,使用时用棉垫或纱布浸蘸涂于穴位处。

12. 鲜药剂　是采用新鲜中草药捣碎或揉搓成团块状,或将药物切成片状,然后贴敷与穴位上。

二、操作方法

(一)选穴处方

穴位贴敷法是以经络腧穴理论为基础,通过辨证选取贴敷的腧穴,取穴力求少而精,一般根据以下几点来选择腧穴。

1. 选择病变局部的腧穴以贴敷药物　如贴敷犊鼻穴治疗膝关节炎。

2. 选用阿是穴以贴敷药物　如取病变局部压痛点贴敷药物。

3. 选用经验穴以贴敷药物　如吴茱萸贴敷涌泉穴治疗小儿流涎,威灵仙贴敷身柱穴治疗百日咳等。

4. 选用常用腧穴以贴敷药物　如神阙穴、涌泉穴、膏肓穴等。

（二）贴敷方法

根据所选腧穴，采取适当体位，使药物能贴敷稳妥。贴敷药物之前，定准穴位，用温水将局部洗净，或用乙醇棉球擦净，然后敷药。也可使用助渗剂，在敷药前先在穴位上涂以助渗剂或将助渗剂与药物调和后再贴敷。对于所敷之药，无论是何种剂型，均应将其固定好，以免移位或脱落，可直接用胶布固定，也可先将纱布或油纸覆盖其上，再用胶布固定。目前有专供贴敷穴位的特制敷料，使用、固定都很方便。

如需换药，可用消毒干棉球蘸温水或植物油，或石蜡液轻轻擦去粘在皮肤上的药物，擦干后再敷药。一般情况下，刺激性小的药物，每隔 1～3 d 换药 1 次；不需溶剂调和的药物，还可适当延长到 5～7 d 换药 1 次；刺激性大的药物，应视患者的反应和发疱程度确定贴敷时间，数分钟至数小时不等，如需再贴敷，应待局部皮肤基本恢复正常后再敷药，或改用其他有效穴位交替贴敷。对于敷贴部位起水疱者，小的水疱一般不需特殊处理，让其自然吸收；大的水疱应以消毒针具挑破其底部，排尽液体，消毒，以防止感染；破溃的水疱应在消毒之后，外用无菌纱布覆盖，以防止感染。

三、临床应用

（一）适应范围

穴位贴敷法适应范围较为广泛，如感冒、急慢性支气管炎、支气管哮喘、风湿性关节炎、三叉神经痛、面神经麻痹、神经衰弱、胃下垂、胃肠神经症、腹泻、冠心病、心绞痛、糖尿病、遗精、阳痿、月经不调、痛经、子宫脱垂、牙痛、口疮、小儿夜啼、厌食、遗尿、流涎等。此外，还常用于防病保健。

（二）应用举例

1. 支气管哮喘　白芥子、白芷、甘遂、半夏各等份。共为细末，鲜姜汁调成膏，贴肺俞、膏肓、定喘、膻中、中府。1 次敷 2～3 h，隔 10 d 敷 1 次，3 次 1 个疗程。能预防哮喘发作。

2. 自汗、盗汗　① 取郁李仁 6 g、五倍子 6 g。研末，用生梨汁调成糊状，敷两侧内关穴。② 取郁金 6 g、牡蛎 12 g。共为细末，用醋调敷于脐部，覆以纱布，胶布固定，每日换药 1 次。

（三）注意事项

（1）贴敷部位有创伤、溃疡者禁用。

（2）对药物或敷料成分过敏者禁用。

（3）颜面部位慎用。

（4）凡用溶剂调敷药物，需随调配随贴敷，以防蒸发变干。

（5）若用膏药贴敷，在温化膏药时应掌握好温度，以免烫伤或贴不住。

（6）对胶布过敏者，可改用无纺布制品或用绷带固定贴敷药物。

（7）对刺激性强、毒性大的药物，贴敷穴位不宜过多，贴敷面积不宜过大，贴敷时间不宜过长，以免发疱过大或发生药物中毒。

（8）对久病体弱及有严重心脏疾病、肝脏疾病、糖尿病等患者应慎用，使用药量不宜过大，贴敷时间不宜过久，特别是一些有毒药物和峻下利水药，并在贴敷期间注意病情变化和有无不良反应。

（9）对于孕妇、幼儿，应避免贴敷刺激性强、毒性大的药物。在使用过程中，出现皮肤过敏，如瘙痒潮红、小水疱等，应立即停用。有些药物如麝香等孕妇禁用，以免引起流产。

（10）对于残留在皮肤的药膏等，不可用汽油或肥皂有刺激性物品擦洗。

第七节 ｜ 穴 位 埋 线

穴位埋线法是将羊肠线埋入腧穴,利用羊肠线对腧穴的持续刺激作用,激发经气、调和气血,以防治疾病的方法。在临床上,穴位埋线法根据病证特点,辨证论治,取穴配方,发挥针刺、经穴和"线"的综合作用,具有刺激性强、疗效持久的特点,可广泛应用于临床各科病证。

一、埋线用具

穴位埋线法的器械主要包括皮肤消毒用品、洞巾、注射器、止血钳、镊子,埋线针、套管式埋线针、经改制的 12 号腰椎穿刺针(将针芯前端磨平,图 8-5),8 号注射针头,28 号 2 寸毫针,0～1 号铬制羊肠线,2%利多卡因,剪刀、消毒纱布及敷料等。埋线针是坚韧特制的金属钩针,长 12～15 cm,针尖呈三角形,底部有一缺口(图 8-6)。如用切开法需备尖头手术刀片、手术刀柄、三角缝针等。

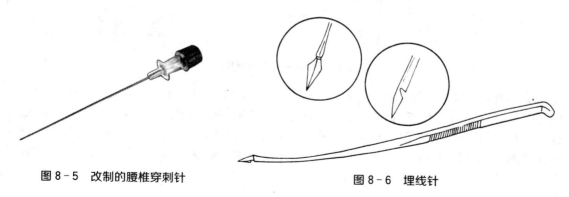

图 8-5　改制的腰椎穿刺针

图 8-6　埋线针

二、操作方法

(一)选穴处方

一般可根据针灸治疗时的处方原则辨证取穴。穴位埋线多选肌肉比较丰厚部位的穴位,以背腰部及腹部穴位最常用。如哮喘取肺俞,胃病取脾俞、胃俞、中脘等。选穴原则与针刺疗法相同。但取穴要精简,每次埋线 1～3 穴,可间隔 2～4 周治疗 1 次。

(二)操作程序

1. **穿刺针埋线法**　常规消毒局部皮肤,取一段 1～2 cm 长已消毒的羊肠线,放置在腰椎穿刺针针管的前端,后接针芯,左手拇、示二指绷紧或捏起进针部位的皮肤,右手持针,刺入到所需深度;当出现针感后,边推针芯,边退针管,将羊肠线埋植在穴位的皮下组织或肌层内,针孔处覆盖消毒纱布。

2. **套管式埋线针埋线法**　套管式埋线针由套管针和针芯组成,套管针由套管针体和针尾体组成,针芯由针芯体和针芯尾体组成。套管式埋线针规格型号多,适用于不同深浅、不同部位的穴位和不同规格的羊肠线埋线治疗。操作方法同"穿刺针埋线法",此种针具对组织损伤小,具有防止误伤血管的优点。

    3. 简易埋线法   用 8 号注射针头做套管,28 号 2 寸长的毫针做针芯,将 0 号羊肠线 1~1.5 cm 放入针头内埋入穴位,操作方法同"穿刺针埋线法"。本法为临床所常用。

    4. 特制埋线针埋线法   用特制的埋线针埋线时,局部皮肤消毒后,以 2% 利多卡因做浸润麻醉,剪取羊肠线一段(一般约 1 cm 长),套在埋线针尖缺口上,两端用止血钳夹住。右手持针,左手持钳,针尖缺口向下以 15°~40° 方向刺入,当针头缺口进入皮内后,左手即将血管钳松开,右手持续进针直至羊肠线头完全埋入皮下,再进针 0.5 cm,随后把针退出(图 8-7)。用消毒干棉球或纱布压迫针孔片刻,再用纱布敷盖保护创口 3~5 d。

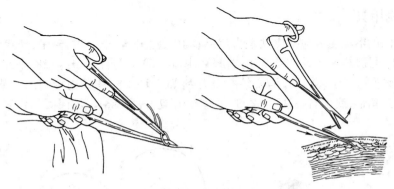

图 8-7 特制埋线针埋线法

    5. 三角针埋线法   在距离穴位两侧 1~2 cm 处,用碘伏做进出针点的标记。皮肤消毒后,在标记处用 2% 利多卡因做皮内麻醉,用持针器夹住带羊肠线的皮肤缝合针,从一侧局麻点刺入,穿过穴位下方的皮下组织或肌层,从对侧局麻点穿出,捏起两针孔之间的皮肤并紧贴皮肤剪断两端线头,放松皮肤,轻轻揉按局部,使羊肠线完全埋入皮下组织内(图 8-8)。敷盖纱布 3~5 d,每次可用 1~3 个穴位,一般 20~30 d 埋线 1 次。

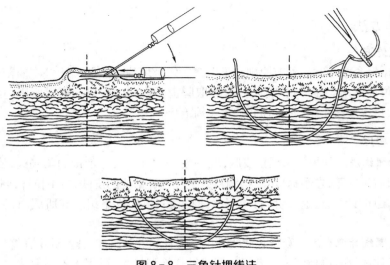

图 8-8 三角针埋线法

6. **切开埋线法** 在选定的穴位上用 2% 利多卡因做浸润麻醉,用刀尖刺开皮肤 0.5～1 cm,先将血管钳探到穴位深处,经过浅筋膜达肌层探找敏感点,按摩数秒钟,休息 1～2 min。然后,用 0.5～1 cm 长的羊肠线 4～5 根于肌层内。羊肠线不能埋在脂肪层或过浅,以防止不易吸收或发生感染。切口处用丝线缝合,盖上消毒纱布,5～7 d 后拆去丝线。

7. **切开结扎埋线法** 用手术刀尖在局麻皮丘处切开皮肤 0.2～0.5 cm,用弯止血钳插入穴位深处按摩,并弹拨数秒钟,使其产生酸、麻、胀感,然后用挂针钳夹住穿有羊肠线的缝合针从切口刺入,经过穴位深层从另一处穿出皮肤,再从穿出处进入,经穴位浅层至原切口处穿出。将两线头适当拉紧打结,并使结头埋入切口深处。术毕消毒纱布覆盖,包扎伤口 5～7 d。本法对穴位刺激最强,常用于小儿脊髓灰质炎后遗症,一般 15～20 d 治疗 1 次,7 次左右为 1 个疗程。

三、临床应用

(一) 适应范围

穴位埋线法可用于哮喘、胃痛、腹泻、便秘、遗尿、面瘫、鼻渊、阳痿、痛经、癫痫、腰腿痛、瘰证,以及单纯性肥胖症、视神经萎缩、神经性皮炎、脊髓灰质炎后遗症、神经症等。

(二) 注意事项

(1) 严格无菌操作,防止感染。三角针理线时操作要轻、准,防止断针。

(2) 埋线最好埋在皮下组织与肌肉之间,肌肉丰厚处可埋入肌层。羊肠线不可暴露在皮肤外面。

(3) 根据不同部位,掌握埋线的深度,不要伤及内脏、大血管和神经干(不要直接结扎神经和血管),以免造成功能障碍和疼痛。

(4) 皮肤局部有感染或有溃疡时不宜埋线。肺结核活动期、骨结核、严重心脏病或妊娠期等均不宜使用本法。

(5) 羊肠线用剩后,可浸泡在 75% 乙醇中,或用苯扎溴铵溶液处理,临用时再用生理盐水浸泡。

(6) 在一个穴位上做多次治疗时应偏离前次治疗的部位。

(7) 注意术后反应,有异常现象应及时处理。

(三) 术后反应

1. **正常反应** 由于刺激损伤及羊肠线(异性蛋白)刺激,在 1～5 d 内,局部可出现红、肿、痛、热等无菌性炎症反应。少数病例反应较重,切口处有少量渗出液,亦属正常现象,一般不需处理。若渗液较多凸出于皮肤表面时,可将乳白色渗液挤出,用 75% 乙醇棉球擦去,覆盖消毒纱布。施术后患肢局部温度也会升高,可持续 3～7 d。少数患者可有全身反应,即埋线后 4～24 h 内体温上升,一般约在 38℃,局部无感染现象,持续 2～4 d 后体温恢复正常。埋线后还可有白细胞总数及中性多形核细胞计数的增高现象,应注意观察。

2. **异常反应**

(1) 少数患者因治疗中无菌操作不严或伤口保护不好,造成感染。一般在治疗后 3～4 d 出现局部红肿、疼痛加剧,并可能伴有发热。应予局部热敷及抗感染处理。

(2) 个别患者对羊肠线过敏,治疗后出现局部红肿、瘙痒、发热等反应,甚至切口处脂肪液化,羊肠线溢出,应适当做抗过敏处理。

(3) 如感觉神经损伤,会出现神经分布区皮肤感觉障碍;运动神经损伤,会出现所支配的肌肉群瘫痪,如损伤了坐骨神经、腓神经,会引起足下垂和踇趾不能背屈。如发生此种现象,应及时抽出羊肠线,并给予适当处理。

［附］穴位割治

穴位割治法,是在人体的某些腧穴或部位,按外科手术操作切开皮肤,割取少许的脂肪组织,并给局部以适当的刺激而达到治疗疾病的方法,亦称穴位割脂法。

一、割治工具

穴位割治的器械主要包括普通外科手术刀,血管钳,缝合针、线,消毒敷料,局部麻醉药物等。

二、操作方法

操作时,割治部位先以常规消毒,施以局部麻醉后,以左手拇、示二指舒张按压腧穴两旁,右手持手术刀纵行切开皮肤,切口长 0.3~1 cm,用血管钳分离切口,使脂肪暴露,并摘除黄豆或蚕豆大的一块脂肪组织,再将血管钳深入切口处或探向周围,进行滑动按摩,以使局部产生酸、胀、麻或向四周扩散,呈传导样感觉。其刺激强度、感觉轻重,当依据病情性质和患者体质强弱而定。施术完毕,切口可缝合一针,覆盖消毒纱布包扎,7 d 后拆线。每次割治 1~2 穴,两次割治之间间隔 7~10 d,可在原部位上或另选穴位进行。

三、临床应用

(一) 割治部位与适应病证

1. 慢性支气管炎、哮喘 取膻中、肺俞、大椎、定喘、掌 1(示指第 1 节掌面正中)、掌 2(手掌侧,第 2、第 3 掌骨间,示指与中指根部联合下约 0.5 cm 处)、掌 3(手掌侧,第 3、第 4 掌骨间,中指与环指根部联合下约 0.5 cm 处)。

2. 消化不良、慢性胃炎、溃疡病、胃神经症 取足三里、脾俞、胃俞、中脘、掌 6(大陵穴向掌心方向移 1.5 cm 处)、掌 7(神门穴向环指、小指间方向移 1.5 cm 处)。

3. 小儿疳积、消化不良、头痛、神经衰弱 取掌 4(手掌侧,第 4、第 5 掌骨间,环指与小指根部联合下约 0.5 cm 处)、掌 5(手掌侧,大鱼际尺侧边缘,鱼际穴处)。

(二) 注意事项

(1) 割治过程中,必须加强无菌观念,严格消毒,以防感染。割治不得过深,以免损伤血管、神经或韧带等。

(2) 患有重度心脏病、高血压、出血倾向性疾病等,宜慎用或不用。

(3) 局部水肿或感染者,暂不宜割治。

(4) 割治后,患者可能有不同的反应,如周身不适、食欲不振、割治部位不适等,一般 3~5 d 后即可自行消失,严重时应作对症处理。

（5）术后需休息 2～3 d,并注意饮食,防寒保暖。

第八节　穴位注射

穴位注射法又称水针,是选用某些中西药物注射液注入人体有关穴位,以防治疾病的方法。穴位注射法是在针刺疗法和现代医学封闭疗法相结合的基础之上,根据经络理论和药物治疗原理发展起来的一种治疗方法。它将针刺与药物对穴位的双重刺激作用有机地结合起来,发挥其综合效能,以提高疗效。本法具有操作简便、用药量小、适应证广、作用迅速等优点,因此其临床应用逐年增多。

一、注射药物

（一）用具

临床上使用消毒的注射器和针头,现多使用一次性注射器。根据使用药物和剂量大小及针刺的深浅,选用不同规格的注射器和针头,一般可使用 1 ml、2 ml、5 ml 注射器,若肌肉肥厚部位可使用 10 ml、20 ml 注射器。针头可选用 5～7 号普通注射针头、牙科用 5 号长针头,以及封闭用的长针头等。

（二）药物

穴位注射法的常用药液有三类。

1. 中草药制剂　如复方当归注射液、丹参注射液、川芎嗪注射液、鱼腥草注射液、银黄注射液、柴胡注射液、板蓝根注射液、威灵仙注射液、徐长卿注射液等。

2. 维生素类制剂　如维生素 B_1、维生素 B_6、维生素 B_{12} 注射液,维生素 C 注射液、维丁胶性钙注射液等。

3. 其他常用药物　如 5%～10% 葡萄糖、生理盐水、注射用水、三磷腺苷、辅酶 A、神经生长因子、胎盘组织液、硫酸阿托品、山莨菪碱、加兰他敏、泼尼松龙、盐酸普鲁卡因、利多卡因、氯丙嗪等。

二、操作方法

（一）选穴处方

一般可根据针灸治疗时的处方原则辨证取穴,临床上也常常结合经络、经穴触诊法选取阳性反应点进行治疗。其触诊检查的部位一般是背腰部的背俞穴、胸腹部的募穴和四肢部的某些特定穴,在压痛等阳性反应点进行穴位注射,往往效果较好。选穴宜少而精,以 1～2 个腧穴为妥,最多不超过 4 个腧穴,一般选取肌肉比较丰厚的部位进行穴位注射。

（二）操作程序

根据所选穴位的部位不同及用药剂量的差异,选择合适的注射器及针头。局部皮肤常规消毒,用无痛快速进针法刺入穴位,然后慢慢推进或上下提插,待针下有得气感后,回抽一下,若回抽无血,即可将药推入。

一般使用中等速度推入药物;慢性病、体弱者用轻刺激,将药物缓慢轻轻推入;急性病、体强者用强刺激,将药物快速推入。如果注射药物较多时,可以将注射针由深部逐渐退后至浅层,边退针边推药,或将注射器变换不同的方向进行穴位注射。

(三)针刺角度及深度

根据穴位所在部位与病变组织的不同要求,决定针刺角度和注射的深浅。如头面及四肢远端等皮肉浅薄处的穴位多浅刺,而腰部和四肢肌肉丰厚部位的穴位可深刺。三叉神经痛于面部有触痛点,可在皮内注射形成"皮丘";腰肌劳损的部位多较深,故宜适当深刺注射。

(四)药物剂量

穴位注射的用药剂量差异较大,决定于注射部位、药物的性质和浓度。一般耳穴每穴注射 0.1 ml,面部每穴注射 0.3~0.5 ml,四肢部每穴注射 1~2 ml,胸背部每穴注射 0.5~1 ml,腰臀部每穴注射 2~5 ml。5%~10%葡萄糖每次可注射 10~20 ml,而刺激性较大的药物(如乙醇)和特异性药物(如抗生素、激素、阿托品等)一般用量较小,即所谓小剂量穴位注射,每次用量多为常规的 1/10~1/3。中药注射液的穴位注射常规剂量为 1~4 ml。

(五)疗程

穴位注射法每日或隔日注射 1 次,治疗后反应强烈者也可以间隔 2~3 d 注射 1 次。所选腧穴可交替使用。10 次为 1 个疗程,休息 5~7 d 后再进行下一个疗程的治疗。

三、临床应用

(一)适应范围

穴位注射法的适用范围非常广泛,凡是针灸的适应证大部分可以用本法治疗。在临床上可应用于运动系统疾病,如肩周炎、关节炎、腰肌劳损、骨质增生、关节扭挫伤等;神经精神系统疾病,如三叉神经痛、面神经麻痹、坐骨神经痛、多发性神经炎、精神分裂症、癫痫、神经衰弱等;消化系统疾病,如胃下垂、胃肠神经症、腹泻、痢疾等;呼吸系统疾病,如急慢性支气管炎、上呼吸道感染、支气管哮喘、肺结核等;心血管疾病,如高血压、冠心病、心绞痛等;皮肤疾病,如荨麻疹、痤疮、神经性皮炎等。

(二)注意事项

(1) 严格遵守无菌操作规则,防止感染。

(2) 采用穴位注射时,应该向患者说明本疗法的特点和注射后的正常反应。如注射局部会出现酸胀感、4~8 h 内局部有轻度不适,或不适感持续较长时间,但是一般不超过 1 d。

(3) 注意药物的性能、药理作用、剂量、配伍禁忌及毒副作用。凡能引起过敏的药物,如青霉素、链霉素、普鲁卡因等,必须常规皮试,皮试阳性者不可应用。副作用较严重的药物,使用时应谨慎。某些中草药制剂有时也可能有反应,应用时也要注意。不要使用过期药物,要注意药物的有效期。并注意检查药液有无沉淀、变质等情况,如已变质即应停止使用。

(4) 药物不宜注入关节腔、血管内和脊髓腔。若药物误入关节腔,可致关节红肿、发热、疼痛;误入脊髓腔,有损伤脊髓的可能,严重者可导致瘫痪。

(5) 在主要神经干通过的部位做穴位注射时,应注意避开神经干,以免损伤神经。如针尖触到神经干,有触电样的感觉,应及时退针,更不可盲目地反复提插。

(6) 背部脊柱两侧穴位注射时,针尖斜向脊柱为宜,避免直刺引起气胸。体内有重要脏器的部位不宜针刺过深,以免刺伤内脏。

（7）年老体弱及初次接受治疗者,最好取卧位,注射部位不宜过多,药量也可酌情减少,以免晕针。孕妇的下腹部、腰骶部及合谷、三阴交等穴,不宜做穴位注射,以免引起流产。

［附］ 穴位离子导入

穴位离子导入法,是根据病情需要,把某些相应的治疗药物通过直流电,将药物离子导入穴位、经络或病变部位,以发挥经穴和药物的综合治疗作用的方法。

一、离子导入器械

一般采用直流电治疗机,作为穴位电离子透入法的主要器具。药垫采用不加染色、吸收性能好的棉织品,如绒布制成。电极板取质地柔软、化学性不活泼的铅质金属片,厚度为 $0.25\sim0.5$ cm,面积为 $6\sim12$ cm^2。

二、操作方法

使用时,先将所用药物均匀地直接洒在药垫上,置于穴位或局部病变的皮肤表面,辅极放在颈部或腰部,然后接好两个电极板,打开直流电治疗机开关,进行导入。输出电流强度应根据患者的耐受性、透入腧穴的深度和肌肉的厚薄而灵活运用,以不引起疼痛、患者仅有针刺样感觉为宜。通电治疗时间,一般在 $15\sim30$ min,每日或隔日治疗 1 次。

由于电的同性相斥、异性相吸的原理,阳离子的药物应由阳极导入,阴离子的药物由阴极导入。所以,临床应用时必须先确定所用药物的极性,不可放错,否则不能导入经穴。对某些药物(如中草药)由于极性不明,或非单纯某一离子的作用,可用两极同时导入,效果比较可靠。药物浓度,需根据药理性质、溶液内有无寄生离子、患者的病情等而灵活掌握。一般常用药物以 $2\%\sim10\%$ (中草药为 $20\%\sim100\%$)的浓度为佳。

三、临床应用

（一）适应范围

穴位离子导入法的适应范围广泛,多种病证均可选用,如各种神经痛、末梢神经炎、神经症、自主神经功能紊乱、溃疡病、慢性关节炎、手术后肠粘连、慢性前列腺炎、过敏性鼻炎、慢性中耳炎、角膜斑翳、眼出血等。

（二）注意事项

（1）使用前,检查直流电治疗机有无故障。

（2）应用过程中的药物必须新鲜,日久或变质者均不宜使用。

（3）如取抗生素导入时,宜用非极化电极。方法是：第一层接触皮肤者放药垫,第二层放水垫,第三层放 5%葡萄糖衬垫,第四层放水垫,第五层放电极板。

（4）某些有变态性反应的药物如青霉素等,在导入前应做皮肤过敏试验。

第九章 刺法灸法现代研究与应用

导学

本章全面介绍了刺法灸法的现代研究概况,包括针刺手法现代研究、灸法现代研究、临床常见的针灸器材和近现代医家刺灸法研究。通过学习,要求了解针刺手法的量效研究、机制研究和临床应用研究的概况,灸法的基础研究、临床实验研究概况和电热针治疗仪、灸疗仪等临床常见针灸器材的研究进展情况,以及近现代医学的特色。

第一节 针刺手法的现代研究

针刺手法是针灸临床治疗中必须掌握的一种技能,它通过各种不同的针刺术式,达到疏通经络、扶正祛邪、调和阴阳的目的。近年来,随着对针刺手法研究的不断深入,在针刺手法量效研究、针刺手法机制研究和针刺手法的临床应用研究等方面均取得了较大的进展。

一、针刺手法的量效研究

针刺手法刺激量主要包括刺激强度、变化率和累积时间。通常刺激强度大、累积时间长、变化率大,则刺激量大;反之,刺激强度小、累积时间短、变化率小,则刺激量小。根据刺激量的大小可分为轻刺激、中刺激、重刺激。实验研究表明,轻刺激,因其刺激量小,可促进机体解除过度抑制,引起正常兴奋,常用于虚证(功能减弱)、退行性疾病和体质虚弱或敏感的患者;重刺激,因其刺激量大,可起镇静、解痉、止痛、抑制作用,多用于实证(功能过度兴奋)、进行性疾病和体质强壮的患者;中刺激,因其刺激量介于轻刺激和重刺激之间,常用于虚(衰退)与实(亢进)均不明显、体质一般的患者。有动物实验表明,不同捻转幅度、频率和时间决定的捻转补泻法对血虚证大鼠模型的红细胞计数可产生不同影响,当捻转刺激量≤2圈/次、60次/分、2 min操作时间时,呈现补法效应;当捻转刺激量大于此时,呈现泻法效应。因此,研究认为以刺激量大小决定的捻转补泻法是客观存在的,并存在一个临界状态,当刺激量小于这个临界状态时产生补的效应,大于这个临界状态时则产生泻的效应。

针刺手法量学研究中还涉及介入时间、施术时间、留针时间和针刺间隔时间等要素。针刺通过调整人体的功能状态而达到治愈疾病的目的,人体本身的功能状态对于针刺作用的发挥至关重要。而由于人体的功能在一日之中是不断变化的,因此针刺介入的时间不同,对于治疗的效果也不相同。有研究以 55 名大学生为实验对象,观察了针刺百会对脑血流图的影响及其时间节律,初步揭示了针后脑血流图形的特异性变化与针刺时间有关,在一日 24 h 里呈规律性波动,辰时和子时针刺对脑血流影响幅度最大,性质相反,表明针刺效应具有应时性的特点。施术时间最佳值并非是固定的,它常因生理指标或病情不同而存在差异,如基底动脉供血不足、无脉症、支气管哮喘等,行针时间 1~3 min 即可见效,而皮肤痛阈的提高则需诱导 10~30 min。留针时间长短与效应之间也存在着一定联系,现代研究发现,针刺效应的产生在初期随着留针时间的延长而增加,当达到峰值后,效应呈逐渐下降趋势,这一规律揭示了针刺治疗某一疾病时,均存在最佳留针时间范畴。如临床治疗痛证,针刺行针与留针时间都需要在 20 min 以上,时间过短则镇痛效果不明显,但时间过长也不能使镇痛效果明显提高。在治疗手术后腹胀时,发现针灸刺激时间过长反而会抑制肠的蠕动,使腹胀症状加重。除留针时间和施术时间外,两次针刺的间隔时间与刺激量也存在相应关系。一般来说,病情越重,间隔时间越短,有时一日需做 2~3 次针灸治疗;而巩固性治疗,可数日治疗 1 次。不同病种其间隔时间不一,如对于偏瘫患者肌力往往在针后 2.5 h 左右是发生发展期,4.5 h 以后进入衰减期,接近 7 h 时各项指标多失去显著性差异。针刺治疗甲状腺功能亢进症时,对初发患者每周针刺 1 次即可获得良好疗效,而对复发患者,每周则不应少于 2 次治疗为宜。

除针刺手法刺激量的客观指标外,有学者提出补泻刺激量的大小除与刺激强度相关外,还与个体对针刺的敏感性也存在密切关系,因而存在着有效刺激量的问题,在针刺手法与刺激时间相同的条件下,患者敏感度越高,刺激量就越大,反之则越小。因此,最佳刺激量是与患者的年龄、体质和病情密切相关的。

针刺手法刺激量的研究正越来越受到人们的重视,除了从物理量学角度讨论针刺刺激量的变化外,还需要结合病种、病性和针具等多种因素进行研究。

二、针刺手法的机制研究

(一) 针刺手法对皮肤温度的影响

早从 20 世纪 60 年代开始,不断有学者探讨补泻手法与皮温之间的联系。实验表明,施烧山火手法可使健康人与疾病患者的肢体末梢血管呈舒张反应,皮肤温度升高,针下出现温热反应;施透天凉手法则相反。同体对照实验也揭示,用烧山火手法针刺一侧合谷穴时,皮肤温度先稍下降而后升高,20~30 min 后升高最明显;改用透天凉手法作用于同一穴位时,皮肤温度先迅速下降,然后逐步回升。在单式针刺补泻法研究中,有学者应用红外线热像技术,动态观察采用捻转补法和泻法针刺健康人的足三里穴对人体胃脘部皮肤温度的影响,结果发现,补法和泻法的操作可使胃脘部的皮肤温度产生不同的效应,即补法升温,泻法降温,且针后穴位皮肤温度的变化具有循经性和全身性变化的特点,而补法升温效应在针刺后 10 min 和起针后 1 min 表现尤为明显。

随着"针刺手法量学"概念的引入,有学者采用不同频率捻转手法针刺足三里穴,并于不同时间段检测穴位局部及胃的体表投影区皮肤温度变化,结果显示:30 次/分、60 次/分表现为温度升高;120 次/分、150 次/分及以上表现为温度降低,其中以 60 次/分升温效果最为明显,120 次/分降温效果最明显,且与空白组比较有显著性差异。由此发现,针刺双侧足三里,对穴位局部及胃的体表投影区皮肤温度有明显调节作用,60 次/分操作时"补"的效果最好,而 120 次/分操作时"泻"的效果最好。

在针刺手法调节体温的可能机制的研究中,有人认为针刺手法主要是通过调节交感神经的紧张度来控制血管的收缩与舒张状态,进而控制血管管径的大小、血流量的充盈程度、血流速度,从而导致患者体表温度的改变。其中,针刺补法可使交感神经紧张度降低、管径增大、血流量增加、血流速度加快,从而使人体体表的温度升高;而泻法则效果相反。同时,针刺还可使一些能控制血管收缩与舒张状态的代谢物质含量发生改变,从而达到调节体表温度的作用。而针刺引起温度变化的机制是否涉及感觉传入系统、体温调节中枢及中枢发热介质、中枢解热介质的活动,仍需进一步研究。

(二)针刺手法对血管舒缩功能和血压的影响

20 世纪 60～80 年代,有学者用肢体容积示波描记法在 19 名健康人身上测试,结果显示,烧山火手法引起血管舒张,透天凉手法引起血管收缩;通过反射式光电血管容积脉搏图表明,补法引起血管容积脉波增大者为多,而泻法则引起增大与缩小或不变者各占一半,从而证明补泻手法对血管运动都有明显影响。以后有学者用每搏血流量作为指标,观察了徐疾补泻手法对中风患者下肢血流量的影响,实验结果表明,补法和泻法对中风患者下肢血流量有着不同的影响,补法可使每搏血流量增加,泻法可使之降低,证实了补泻手法的绝对作用。

另有临床研究表明,用弱刺激量针刺健康人足三里、曲池、合谷不仅可引起血管的收缩反应,而且有较长时间的后续作用;强刺激则多引起血管扩张反应。在针刺手法干预机体不同状态的研究中,结果显示针刺健康人双侧足三里,可引起血管先收缩后扩张的双向反应。而对于高血压患者,强刺激能引起血管明显收缩,中等强度刺激可引起血管轻度收缩,弱刺激能引起血管先有轻收缩后血管扩张。动物实验表明,针刺应激性高血压大鼠"太冲"穴后不给予任何补泻手法,血压、下丘脑降钙素基因相关肽(CGRP)、一氧化氮(NO)与模型组相比差异不显著;给予捻转泻法后,血压下降,血浆及下丘脑 CGRP 和 NO 含量显著升高;施予捻转补法与模型组相比无差异,未能使血压继续升高,说明针刺具有良性调整作用。

(三)针刺手法对环核苷酸的影响

针刺补泻实质是对机体的虚实变化进行调整,以期达到阴阳平衡为目的,而现代研究认为 cAMP、cGMP 是人体阴、阳变化的物质基础,因此研究中以环核苷酸为指标,观察补泻手法效应及其作用机制。针刺常态下家兔"百会"穴,发现血浆 cAMP、cGMP 均呈调节性双向改变,前者以下降为主,后者以升高为主,补泻间只表现出量的差异,泻法组变化似更大些。当家兔处于惊恐状态而阴阳不平衡时,血浆 cAMP、cGMP 均大幅上升,同时发现针刺"百会"穴时,不论是补是泻,均可使之在 30～60 min 明显下降而趋向常值。采用三才补泻法针刺家兔"足三里"穴时,也发现在正常组针刺补泻前后,血浆 cAMP 和 cGMP 的含量均未见有变化,说明机体在阴阳平衡时,针刺效应不明显;而在脾虚组中针刺前血浆 cGMP 含量高,cAMP/cGMP 值低,针刺"足三里"穴后,无论是补是泻,血中 cGMP 均明显下降,cAMP/cGMP 值明显升高,虽然这一现象的机制尚不完全明确,但实验揭示了补泻手法只有在病理情况下才起调整作用,提示补泻手法对于调整机体的阴阳有着重要意义。在对健康育龄妇女卵泡早期血浆中环核苷酸含量的影响研究时,采用迎随补泻法针刺百会穴,发现仅补法组血浆中环核苷酸含量呈现了明显的改变,cAMP 与 cGMP 均明显降低,其中 cGMP 尤为明显,以致 cAMP/cGMP 略呈升高趋向,说明针刺对于血浆环核苷酸的影响补法优于泻法。为观察比较不同泻法之间是否存在差异,有实验采用内毒素腹腔注射,致使实验大鼠血浆内 cAMP 含量升高,cGMP 含量下降,cAMP/cGMP 值升高,再分别运用提插泻法、捻转泻法、透天凉和提运手法等不同泻法操作,观察其对血浆内环核苷酸水平及其比值的影响,结果发现四种手法均能不同程度地改善造模后各项指标的变化,其中以复式手法和提运手法效果更为显著。

(四) 针刺手法对免疫功能的影响

大量临床研究和动物实验表明,针刺对机体免疫功能具有双向良性调节作用,即针刺能使亢进或低下的免疫功能恢复到正常水平。经实验表明,采用手法针刺正常人的足三里、合谷等穴,可使白细胞对金黄色葡萄球菌的吞噬指数明显增高,有的可增高 1~2 倍。动物实验也得到类似的结果,同时针刺对白细胞吞噬作用的影响也表现出一种调整作用,实验表明,当白细胞吞噬功能处于低下状态时,针刺可以促使其吞噬指数升高;当白细胞吞噬功能处于活跃状态时,针刺可以促使其吞噬指数下降。

有人研究比较了多种补法(提插、捻转、烧山火、努运)对阳虚小鼠免疫功能的影响,结果发现,四种手法均能使红细胞免疫系统的功能增强,使巨噬细胞 C3b 受体活性和脾细胞增殖反应增强。在增强程度上,提插补法与捻转补法效果接近,努运补法则在四种补法中作用最强。有学者采用提插捻转补泻法为主,配合徐疾、迎随补泻法观察对恶性肿瘤患者外周血自然杀伤细胞(NK)、淋巴因子活化的杀伤细胞(LAK)细胞活性及 T 细胞亚群的影响,研究发现补法与泻法均具有增强肿瘤患者免疫监视功能、增强细胞免疫、改善 T 细胞亚群比例失衡状态的免疫作用,在 NK 活性调节方面补法优于泻法,在升高辅助性 T 细胞(Th)及诱导性 T 细胞(Ti)数量方面,补法亦优于泻法。同时,补法对处于低下水平的抑制性 T 细胞(OKT8$^+$)有使其升高的作用,而泻法对处于正常水平的OKT8$^+$细胞却无作用,从而体现了针刺"以平为期"的免疫调节特点。

(五) 针刺手法对循经感传的影响

现代研究已发现,循经感传现象具有普遍性、潜在性、趋病性、效应性、可激性、可控性、循经性、变异性等客观规律。循经感传的研究证实了经络循行的客观存在,是针刺手法和灸法激发经气的现代科学实践,具有重要的临床指导意义。

在手法诱导循经感传治疗特发性面神经麻痹的临床研究中,以小幅度、高频率震颤手法在合谷穴诱发患者产生微热、微凉、微麻或蚁行感,继续行针 5 min,直至针感上传到面部。以此手法与传统毫针针刺方法相比较,临床治愈率明显提高,疗程明显缩短,提示循经感传的诱发对于提高临床疗效具有促进作用。

(六) 针刺手法对痛阈的影响

针刺对各种疼痛疗效显著。20 世纪 50 年代至今,不断有学者开展针刺镇痛研究,从现已积累的资料来看,针刺可兴奋各类传入纤维,各类纤维都有不同程度的镇痛效应,较多资料支持针刺镇痛信息主要由 Ⅱ、Ⅲ 类纤维传入的观点,Ⅳ 类纤维在动物实验中确有较强的镇痛效应,但尚缺乏临床及人体实验资料。

另有学者对新西兰家兔"足三里"穴实施补泻的不同手法,动态观察外围伤害性疼痛对皮层和海马脑电频谱变化的影响,结果发现针刺补泻法都能提高家兔的痛阈,且即刻效应最明显,有效时间随着时间推迟递减,一般在 10 min 以内,但此作用可被普鲁卡因局封所阻滞,说明针刺补泻的作用信息是由外围神经传入脊髓作用于脊髓上结构,再上传至大脑皮层,经中枢水平的调制产生下行性调制作用,从而产生镇痛效应。实验还观察到在静脉注射纳洛酮后,针刺补法对痛阈影响不明显,说明纳洛酮对补法所致家兔痛阈提高有翻转作用;而静注纳洛酮后,泻法仍能提高家兔痛阈,说明泻法提高家兔痛阈不被纳洛酮所翻转,这一现象说明针刺补法可通过激活内啡肽系统起作用,而针刺泻法的镇痛效应未被翻转,说明针刺补泻的作用机制存在差异。

(七) 针刺手法对神经功能的影响

针刺穴位能够诱发神经系统产生相应的神经电信息,进而通过神经电活动调控机体的各项生理功能。有研究者设计了用不同手法针刺大鼠"足三里"穴的实验,获取脊髓背根神经束动作电位,用于比较提插补法、提插泻法、捻转补法、捻转泻法四种不同手法对神经电信号的影响。其结果认为捻转补法小波能量均值明显高于另外三种手法;提插法引起的脊髓背根响应放电频率高于捻转法;捻转法的峰-峰时间间隔变异性要远远高于提插法的变异性;通过对以上三个参数的联合分析可以有效区分四种针刺手法信号。

另有学者采用针刺补法治疗贝尔麻痹恢复期,结果提示针刺补法与非手法组相比能明显改善患者的麻痹指数、麻痹程度和面神经肌电图最大波幅值。其治疗机制可能主要有以下几方面:① 针刺补法的操作刺激能提高患侧面神经兴奋性,增强肌纤维收缩;② 针刺补法的扩容和温热效应能扩张局部毛细血管,加速局部血液和淋巴循环,促进损伤局部的炎性水肿消退;③ 针刺促进神经营养物质和生长物质的产生和激活,改善血液循环,提高神经细胞氧利用率,从而促进损伤神经的修复和再生;④ 针刺还可激发失神经支配的肌纤维主动收缩,保持肌细胞固有的舒缩性,促进细胞内新陈代谢,减缓肌蛋白因失神经支配后的变性,从而利于失神经支配的功能恢复。

(八) 针刺手法对脑功能的影响

有学者用功能性磁共振成像方法(fMRI)观察补泻手法的中枢机制。方法:选取 32 名健康右利手志愿者,对 11 名受检者用补法电针刺激右侧足三里穴,11 名用泻法电针刺激、10 名用电针刺激右侧足三里穴同一水平向外 2~3 cm 处。同时行全脑 fMRI 扫描,采用 SPM2.0 软件进行图像后处理。结果表明,补法与泻法在脑区激活的强度及持续时间方面有显著差异。补法组上述脑区的激活强度均明显大于泻法组,认为针刺足三里穴时施用补法对相应脑区的激活更强烈。该实验从中枢效应方面验证了中医学以足三里穴为强壮要穴,施以补法效果更佳的观点。电针结束后 5 min,泻法组只有零星的激活脑区,而补法组尾状核头部、丘脑、扣带回等与镇痛、调节胃肠功能及增强机体免疫力相关的脑区均有激活;而电针结束后 20~30 min 期间及电针结束后 30 min,补法组上述脑区的激活明显比泻法组强烈,也进一步说明针刺补法所引起的中枢效应较泻法持续的时间长。

有学者对手法针刺合谷穴得气与脑功能激活的关系进行探讨,结果表明针灸"得气"存在个体差异,相应脑功能的激活情况也有所不同。前额区、丘脑、纹状体、扣带回后部及岛叶功能区随着得气强度的增加而有明显激活的趋势,说明手法针刺合谷穴引起脑功能激活的程度与"得气"情况有关。另有学者用独立分量分析法对针刺足三里的 fMRI 数据进行分析,结果表明,针刺前后静息状态存在明显的差别,且针刺后各个静息状态之间还存在着时时变化的特性;捻针刺激阶段和刺激后的静息状态之间存在着明显的大脑功能网络差异,说明针刺过程中存在着时变特性。

三、针刺手法的临床应用研究

(一) 针刺手法对皮肤疾病的影响

带状疱疹为临床常见皮肤病,主要引起皮损和剧烈神经痛,不少患者即使在皮损消失后仍然会遗留顽固的神经性疼痛,称为带状疱疹后遗神经痛。近年来针灸治疗本病已经积累了较为丰富的临床经验,其治疗方法包括毫针刺法、电针、灸法、刺络拔罐、耳针、穴位注射和针药结合等,主要采用针刺与刺络拔罐相结合的方法进行治疗。临床研究证明,针灸这一传统治疗方法对改善带状疱疹发作期疼痛及后遗神经痛的疗效明显优于西药治疗。其中,刺络拔罐、穴位注射、围刺是治疗后遗神经痛的有效方法,且这三种方法也可在同一患者身上使用,病变初期可刺络拔罐,中期使用围刺,后期皮损逐渐消失可采用穴位注射的方法进行巩固治疗。

有研究采用多中心、大样本 RCT 研究,运用基础针刺疗法(围刺加电针夹脊穴、支沟穴、后溪穴)、铺棉灸疗法(铺棉灸加基础针刺疗法)、火针疗法(火针加基础针刺疗法)、叩刺拔罐疗法(叩刺拔罐加基础针刺疗法)、西药疗法(口服盐酸伐昔洛韦、维生素 B_1)等五种方法治疗带状疱疹,比较带状疱疹疼痛和后遗神经痛发生率,结果表明针灸疗法相对西药能有效缩短疼痛持续时间,减少后遗神经痛的发生。

(二) 针刺手法对呼吸系统疾病的影响

针刺具有较好的平喘、消炎作用,故可用于治疗支气管哮喘、慢性支气管炎、咳嗽等多种急、慢性呼吸系统疾病。有人在急性哮喘发作时,选取实证患者双侧孔最穴,施以提插、捻转泻法运针,可使患者胸憋、呼吸困难等症即刻缓解,虚证患者取双侧孔最穴施以温补手法,胸憋、呼吸困难等症也能得到明显缓解,总有效率达 97% 以上。针刺治疗呼吸系统疾病不仅可以改善肺及支气管的通气功能,调节大、中、小气道阻力,而且对人体的免疫功能具有双向调节作用,对呼吸系统许多慢性疾病如老年慢性支气管炎、肺源性心脏病、支气管哮喘等,均具有良性调节和治疗作用。有研究发现针刺患者肺俞穴时,不同留针时间,产生的效应不同。通过比较针刺肺俞穴在 20 min、40 min 和 60 min 时的针刺效应,发现留针 40 min 效应最明显,改善呼吸系统疾病患者的肺通气量最显著。针刺肺俞穴还可明显提高健康人的用力肺活量。有人用迎随补泻法观察针刺太渊穴对肺通气功能障碍者肺功能的即时效应,采用自身前后对照法,从肺活量、深吸气量、用力肺活量、一秒钟用力呼气容积占用力肺活量比值、最大用力呼气中段流量、最大通气量等几方面进行研究,结果发现针刺后各指标明显改善,其中反映气道阻塞敏感指标——一秒钟用力呼气容积占用力肺活量比值、最大用力呼气中段流量改善明显,说明迎随补泻法针刺太渊穴对改善阻塞性通气功能障碍,包括小气道通气障碍有着积极的影响。

(三) 针刺手法对消化系统疾病的影响

近年来,大量临床资料证明针灸对肠道功能有良好的调节作用。杜元灏等通过查阅 1978 年至 2004 年《中国生物医学文献数据库》所有的针灸治疗消化系统疾病的相关文献,界定出消化系统针灸等级病谱。其中,在针灸治疗功能性便秘的各种治疗方法中,针刺占主导地位,各类临床报道的数量也最多。王成伟等通过对针灸现代文献的回顾发现,按使用频次排序,针灸治疗功能性便秘的具体操作方法首选毫针刺法,其次为针药结合、灸法、电针等,并多强调采用综合疗法。王韵等通过对古代针灸文献电子检阅发现,古代针灸治疗便秘体现了以脾为主的辨证特色,经脉多选用肾经、膀胱经、脾经,取穴多选用四肢末端,以远端取穴为主,多行浅刺,重用灸法。

众多研究表明,针刺手法通过补虚泻实可对消化功能产生良性调整作用。有人对 141 例胃痛患者施以捻转补泻手法,观察到补虚法可加强胃蠕动,促使患者胃张力从低转为高;泻实法则能将高张力胃张力降低。在观察"三才补泻"手法作用时,采用微电脑胃肠信息检测处理系统,描记了受试者胃电图、肠电图,结果发现在健康人群中,针刺手法对胃电图、肠电图的波幅及频率影响不大。而在患者中,针刺前脾虚患者胃肠电波幅多偏低,提示患者的胃肠功能减弱;肝胃不和患者针刺前胃肠电波幅多偏高,提示患者胃肠电、胃肠运动亢进。采用"三才"提插补法后,脾虚患者胃肠电波幅增高;肝胃不和患者采用"三才"提插泻法后,胃肠电波幅减低;而施以平补平泻手法时,上述改变不明显,提示针刺补泻对患者胃肠电及功能具有良性调节作用,补法能使虚证患者胃肠功能从低下状态恢复或接近正常水平,泻法可使实证患者胃肠功能从亢进状态恢复或接近正常水平。

有实验观察到强刺激梁丘穴可使胃运动频率下降,同时胃肠蠕动波的波速、波频、波深有不同程度的减慢、延长和减低,这均有助于胃肠痉挛的缓解。根据这一实验结果,临床观察了96例胃肠痉挛患者,在梁丘穴施以大幅度快速提插捻转泻法的治疗,结果有效率100%,全部患者的胃肠痉挛症状均可在30 min内得到缓解。

(四)针刺手法对循环系统疾病的影响

针刺手法对高血压具有明显的调整作用。有人临床观察88例高血压病例,采用"飞刺"手法进针,在头项部穴位施以大剂量捻针手法,手足部穴位根据症状采用各种补泻手法,治疗4个疗程后,比较了补法、泻法和平补平泻法在降压效果上的差异,结果发现在头部使用泻法降压效果明显,平补平泻手法次之,补法降压效果最差。

徐疾补泻不同手法对冠心病患者心功能具有不同影响。试验以36例冠心病患者为观察对象,采取自身对照的方法,对同一患者分别施以徐疾补法、徐疾泻法和平补平泻三种手法,并用RM-6000型八导生理记录仪常规描记心电图,进行对比研究。结果发现,三种手法均能增强心脏功能状态,但以徐疾补法更为显著,平补平泻次之,徐疾泻法居后。这一研究结果提示临床治疗冠心病时,不可拘执于"通则不痛""痛无补法"之说。对于心血瘀滞型冠心病,有研究报道,用一穴双针法提插捻转增强针感,加大刺激量的方法,可有效改善患者心肌供血状况,增强活血散瘀功效。

针刺对心绞痛也有明显的缓解作用。有临床报道,选内关穴,施捻转幅度为90°~180°,频率为每分钟80~100次的手法操作,配合呼吸调整,可使心率下降,舒张期延长,冠状动脉供血改善,即刻缓解心绞痛的发作。

(五)针刺手法对神经系统疾病的影响

针刺对神经系统疾病具有较好的治疗作用,尤其在脑卒中后偏瘫康复过程中的作用已得到充分肯定。有研究指出,若针对康复过程中患者出现的弛缓期和痉挛期,分别适当采用针刺补法和泻法的分段治疗方案,可以明显提高疗效,改善患者日常生活活动能力,加快瘫痪肢体的康复进程。有研究观察徐疾补泻不同手法对中风偏瘫患者下肢血流量的影响,结果发现补法可使每搏血流量增加,泻法可使之降低。研究还表明,补泻手法对中风患者健患侧的影响程度不同,其在患侧的效应比在健侧的效应明显,说明机体状态也是影响治疗结果的重要因素。针对不同针刺手法治疗脑梗死的疗效而言,有研究观察了临床常规针刺手法(行补泻手法)、电针刺激及单纯针刺不行针对脑梗死患者神经功能的影响,结果表明3种针刺方法均可不同程度地改善脑梗死患者日常生活能力量表评分,其中常规针刺组优于电针组和单纯针刺不行针组。

贝尔面瘫是针灸治疗的优势病种。有研究以贝尔面瘫为对象,采用多中心、大样本随机对照试验,纳入900例患者,针对本病急性期、静止期和恢复期不同分期的病理特点,采用分期针刺治疗与不分期针刺治疗做对比,其中分期治疗包括分期针刺、分期针刺加灸、分期针刺加电针和分期针刺加经筋排刺4种方法,筛选出针灸择期治疗本病的优势方案:① 明确了针灸治疗贝尔面瘫的最佳介入时期为发病后1~3周;② 明确了针灸治疗贝尔面瘫的优化选穴处方:·主穴为地仓、颊车、合谷、阳白、太阳、翳风、颧髎、下关,配穴为随症加减;③ 明确了不同病程分期的优化刺灸方法,急性期宜使用单纯毫针刺治疗,静止期可选择毫针刺、毫针刺加电针、毫针刺加灸、毫针刺加经筋排刺治疗,恢复期不推荐使用单纯毫针刺治疗;④ 明确了不同神经定位的优化刺灸方法,对鼓索以下的贝尔面瘫可选用毫针刺、毫针刺加电针、毫针刺加灸、毫针刺加经筋排刺治疗,对鼓索以上的贝尔面瘫推荐使用毫针刺、毫针刺加电针、毫针刺加灸治疗。此外,有研究将 160 例贝尔面瘫恢复期患者随机分为手法组(80 例)和非手法组(80 例),两组取穴相同,手法组运用提插捻转补法,非手法组不用针刺手法,观察两组疗效和治疗前后麻痹指数、麻痹程度及面神经肌电图的变化。结果表明,针刺补法能明显改善患者的麻痹指数、麻痹程度和面神经肌电图最大波幅值。手法组愈显率为91.3%,非手法组为 75.0% 。由此可见,针刺补法能提高贝尔麻痹恢复期的临床疗效。

此外,有人研究运用"飞经走气"针法治疗痿证的效果,选择 12 例年龄在 45 岁以内的男性痿证患者,根据临床辨证结合补泻方法,同时邪实者配合白虎摇头针法,正虚者配合青龙摆尾针法,治疗 90 d 后,功能恢复正常者 3 例,占 25%;肌肉萎缩明显改善者 4 例,占 33%;除有 1 例治疗前后相比无改善外,其他患者肌力在治疗前后均有不同程度的改善,提示针刺手法运用得当在治疗痿证中能发挥良好的治疗作用。

(六) 针刺手法对内分泌系统疾病的影响

针刺对甲状腺功能亢进症的影响,表现为一种良性的调节作用。如采用手法针刺天突、廉泉、合谷等穴可使甲状腺功能亢进症患者甲状腺缩小,症状消失,基础代谢明显降低。针刺气舍、天突、合谷等穴治疗地方性甲状腺肿,有效率达 86.9%,针后患者症状减轻或消失,尿中排碘量明显降低,甲状腺对碘的吸聚和利用能力明显提高。

临床研究中采用提插补法和提插泻法两种不同针法,观察了 78 例肾虚患者血浆雌二醇(E_2)、睾酮(T)及其比值(E_2/T)、皮质醇(C)含量在针刺前后的变化,结果发现在女性肾虚患者中,补泻两法都能降低血浆 E_2 和 T,但补法使 E_2/T 值呈上升趋势,泻法则略微下降;在男性患者中补泻两法未显示出差异。此外,研究还发现在泻法组的 C 下降明显,而补法组则下降不明显,提示针刺补泻手法对肾虚患者血浆 C 水平有不同程度的调节作用。

有研究报道,运用苍龟探穴针法能有效改善单纯性肥胖症患者的血糖、血脂异常状况。临床选择 40 例单纯性肥胖症患者为观察对象,采用苍龟探穴针法刺激腹部穴位,治疗 1 个疗程后,90%以上的患者体重减轻 3 kg 以上,最多减重达 9.7 kg;同时 25 例高血脂患者针后 19 人降至正常,9例高血糖患者针后 5 例降至正常。说明苍龟探穴手法不仅能够减轻肥胖症患者的体重,而且还能有效地改善肥胖症患者伴随的高糖、高脂状况。

第二节 | 灸法的现代研究

灸法是针灸学的一个重要组成部分,是以燃烧的艾绒在体表皮肤熏灼的一种治疗方法。在我国古代颇为盛行,其起源可能先于针、药,具有针、药所不具备的独特作用。早在《灵枢·官能》就有"针所不为,灸之所宜"的记载。在《医学入门》中明确指出:"凡病药之不及,针之不到,必须灸之。"现代医学也从多方面证实灸疗具有提高免疫力,改善循环系统功能,调节神经功能,促进与调整内分泌、呼吸、消化、生殖等系统功能的作用。

一、灸法的基础研究

艾灸的效应包括艾灸的药物作用及非药物作用,其中非药物作用应该包括艾灸的温热作用、艾灸的光谱效应等。了解艾灸的物理特性,有助于对艾灸作用机制的研究,改进艾灸技术,提高艾灸的临床疗效。

(一) 艾灸有效成分

新鲜艾叶内含挥发油质较多,灸时火力强,燃烧时可释放大量热量。现代药理研究表明,艾叶的主要成分是精油,由正二十九烷、正三十一烷、二十二烷、三十一烷等 20 种成分组成,具有止血、抗凝、抑制血小板聚集、抗过敏、抗菌、抑制心脏收缩、增强免疫功能、平喘镇咳、祛痰、护肝利胆、兴奋子宫。体外实验表明,艾叶水煎剂对炭疽杆菌、α 和 β-溶血性链球菌、白喉杆菌、肺炎双球菌、金黄色葡萄球菌等 10 种革兰阳性菌有抗菌作用。另据观察艾叶烟熏不同时间可分别抑制金黄色葡萄球菌、乙型链球菌、大肠埃希菌、铜绿假单胞菌等,表明艾叶烟熏具有抑菌作用。浓度为 30% 的艾叶煎液可使许兰黄癣菌、许兰黄癣菌蒙古变种、狗小芽孢癣菌、同心性毛癣菌等近 10 种真菌停止发育。艾叶烟熏对许兰黄癣菌、红色毛癣菌等 14 种皮肤真菌有不同程度的抑制作用。实验表明,艾叶烟熏对腺病毒、鼻病毒、流感病毒和副流感病毒均有抑制作用。苍术艾叶烟熏能使口腔支原体和肺炎支原体灭活。

艾叶中除含有桉叶素等精油成分外,还含有一种多酚成分咖啡鞣质,艾燃烧后咖啡鞣质生成的焦油成分渗入皮内,产生抗脂质过氧化和抗炎等作用,可使热灼伤的皮肤组织早期治愈。试验表明,咖啡鞣质对免疫细胞有趋化作用,灸法刺激局部细胞游走活跃至少与艾燃烧时渗透的该成分的趋化因子活性有关。艾叶燃烧生成物残留的挥发油在艾灸时可附着在皮肤上,通过灸热由损伤的皮肤处渗透进去,起到某种治疗作用。隔物灸的有效成分与所隔药物有关,有人对隔姜灸和隔蒜灸也进行了相关的研究,在蒸发器上施隔姜灸和隔蒜灸,使姜、蒜受热洗出,制作洗出物的甲醇浸出物,用薄层色谱法确认其有效成分。结果是,姜洗出的有效成分为姜辣素,蒜洗出的有效成分是大蒜素,证实了隔物灸中,除了艾的作用之外,也有所隔药物的作用。

有人在临床上发现在有艾卷烟熏的病房时,部分患者的感冒不治自愈,某些皮肤局部的感染有"自愈"倾向,因此开展了艾卷的烟熏对各种细菌的抑制作用的实验研究。将各种细菌的培养皿的表面与艾卷的"烟"接触(避开温热因素),试验过程中,净化台内温度测试为 27℃,该温度对细菌无抑制或杀灭作用,在 20 min 以后各种细菌未见生长。说明艾卷的"烟"是抑制或杀灭细菌的唯一因素,同时"烟熏"的作用与时间长短有关,时间长则抑(杀)菌作用也强,故延长艾灸时间对抑(杀)菌有着重要意义。所用的细菌菌种有:大肠埃希菌、铜绿假单胞菌、金黄色葡萄球菌、伤寒杆菌、甲型链球菌、枯草杆菌、嗜酸乳杆菌、金黄色奈瑟菌。这些为临床上常见的化脓性炎症、外伤感染、皮肤细菌损害、带状疱疹、上呼吸道感染等的艾灸治疗效果提供了理论依据。由此可见,艾灸的作用是多种因素共同作用的结果。

(二) 温度

艾灸燃烧时的表面温度未见明确报道,从其辐射光谱的波峰所在,根据维恩位移定律,可计算出其温度应在 550℃ 左右。从温度效应而言,灸刺激有累积作用的可能,但艾灸的温热传递深度是有一定限度的。隔物灸的热传递过程是:首先是皮肤表面温度升高,与周围皮肤及皮下组织形成温度梯度,由于生物组织的热传输,形成动态的温度场分布。艾绒燃烧时其热场随时间而变化,故其生物传热过程比激光照射、红外线照射等治疗方法更加复杂。有人在实验中用热电偶测定了表面温度的变化曲线和热渗透深度的关系,结果表明,平均的感热时间为 11 s,表面温度的变化曲线的特点是,上升开始时缓慢而后急剧,下降开始时急剧而后缓慢,并且在第 1 壮施灸时可达到最高温度 133.4℃。

　　艾燃烧的温度变化与其测定部位有一定的关系。有人用 50 mg 米粒大小的艾炷在 30 周龄的雄性大鼠腹部施灸,在麻醉状态下把外科用 Chromel-Alumel 热电偶一组埋入皮下,另一组埋入腹内斜肌与躯干皮肌之间,术后待伤口全部愈合后,在施灸的热电偶局部测温。结果显示,艾燃烧时达到的最高温度,每次施灸均不同,温度是随着测定部位不同而具有一定的变化特点。此外,皮下和肌层的温度变化与表皮温度不同,连续施灸壮数可使其增强,这说明艾灸刺激不仅涉及浅层,也涉及深层。还有研究表明,46℃艾灸组对急性高脂血症模型小鼠胆固醇有明显的调整作用,而38℃艾灸组没有明确疗效。这说明温度是影响艾灸疗效的重要因素。相关研究亦提示,46℃的热刺激能直接激活皮肤的 TRPV1(瞬时感受器电位香草酸受体 1),并引起的相关穴位皮肤形态与功能的改变,有可能是艾灸热刺激对机体功能调节潜在的作用机制。

　　艾灸的热渗透特性与红外线的穿透性相类似,故有人把经典灸法与红外线灸时的皮温进行比较,发现艾灸(照射)时间在 10～30 s 时,艾灸时的皮肤升温明显高于照射的皮肤升温,并且艾灸组皮肤的温度差比红外线照射组要大,但在体内的持续时间在 30 s 内没有差异。

　　隔药灸的温度曲线较直接灸温度上升得慢,但下降得更慢,呈缓升缓降型。隔盐灸、隔附子饼灸、隔姜灸具有较类似特点的温度曲线。在相同体积的隔物间接灸中,以食盐透热最快、峰值温度高,附子饼灸次之,隔姜灸透热为最慢、温度最低。一般透热快的隔物灸其温度恢复也快,透热慢的隔物灸其温度恢复也慢,这与所隔之物本身的导热性能有关。

　　若艾炷和皮肤之间保持一定的距离,那么皮肤表面和皮下的温度则出现另一特点,其温度保持稳定。若将艾炷放在纸筒上,纸筒高度为 8 mm,即艾炷与皮肤保持 8 mm 高度,则所测得的表皮最高温度为 56～60℃,皮下最高温度为 45℃左右,并且连续施灸上述温度保持不变。增加艾炷和皮肤间的距离则两个温度值变小,反之亦然。若保持一定的高度,改变艾炷的重量,则艾炷的重量和两个温度值几乎呈直线关系,即艾炷越大,温度相应也较高。但是,艾炷和皮肤间的距离对皮温的影响比艾炷重量对皮温的影响要明显。因此,在临床上有必要综合两者对机体的作用,选择合理的治疗方案。

(三) 光谱

　　艾绒燃烧时释放大量热量,并产生光热辐射。经实验测定艾叶燃烧时的辐射能谱范围在0.8～5.6 μm,但波峰大多数集中在 1.5 μm 附近,这属于光学中的近红外线波段。说明艾灸时不仅有远红外线辐射即热辐射,还有近红外线辐射即光辐射。鉴于艾灸的光谱中近红外线占主要成分,且峰值在 1.5 μm 附近,红外线照射到人体表面以后,一部分被反射,另一部分被皮肤吸收。一般远红外线能直接作用于人体的较浅部位,靠传导而扩散热量;而近红外线可渗透到人体内的较深组织,它的穿透深度为 10 mm 以内,且能通过毛细血管网将热量传递到更深、更广泛的部位,并被机体组织所吸收,从而进一步调整人体的免疫功能。

　　有人发现隔附子饼灸、隔姜灸和隔蒜灸三种传统间接灸与人体穴位归一化红外辐射光谱有高度一致性,其辐射峰均在 7.5 μm 附近。而几种替代物灸与相应传统灸和人体穴位的辐射光谱相差甚远,其温热作用也远不如传统艾灸。传统艾灸熏灸与人体穴位红外辐射光谱也有很大差异,提示在传统间接灸的治疗效应中,间接灸和穴位的红外共振辐射起重要作用。艾灸燃烧能穿透皮肤至深层组织,使局部各种分子的平均动能增加,因而具有疏经活络、化瘀止痛的疗效,频谱治疗仪和仿灸治疗仪都是利用这个原理开发的。应用远红外技术研制出的红外线灸疗仪、TDP治疗仪,它们不仅具有热效应,而且还具有红外辐射效应,特别对于风寒湿痹具有显著疗效。

(四)灸量

灸量与施灸的壮数和时间有关,艾炷有大小之分,壮数有多少之异。施灸的壮数与灸的疗效有一定的相关性。有实验表明,艾灸的壮数增多在一定程度上可以延长艾灸的最高温度持续时间,而对温度恢复时间及最高温度没有明显影响。

灸量与疗效有关。灸的作用强度如同药物一样,在一定的范围内其随着灸量的增加而增加。在灸法所致的循经感传实验中,当艾灸的壮数到一定量时,就呈现出循经感传现象,在879穴次的实验统计中,用底面积6 mm²、高8 mm的艾炷施灸,在平均19.6壮时出现感传现象,随着壮数的增加,感传由线状逐渐加宽呈带状,速度逐渐加快。另有研究显示不同灸治时程对阳虚小鼠模型的红细胞C3b受体花环率、红细胞免疫复合物花环率的影响存在差异。灸15 min有显著作用,灸5 min、25 min则无显著作用。有学者观察艾灸至阴穴纠正胎位不正的临床效果,一般都以第1次、第2次灸疗效果较明显,而第3次以后效果则较差。因此,灸量与灸效的关系,并非都是灸量越大越好。

近年来,随着热敏灸的广泛应用,诸多临床研究和实践发现热敏灸感是指导临床准确取穴与科学定量及提高灸疗疗效的关键,主要表现为以下6种特殊感觉。① 透热:灸热从施灸穴位皮肤表面直接向深部组织穿透,甚至直达胸、腹腔;② 扩热:灸热以施灸穴位为中心向周围片状扩散;③ 传热:灸热从施灸穴位开始循经脉路线向远部传导,甚至到达病所;④ 局部不(微)热远部热:施灸部位不(或微)热,而远离施灸的部位感觉甚热;⑤ 表面不(微)热深部热:施灸部位的皮肤不(或微)热,而皮肤下深部组织甚至胸腹腔脏器感觉甚热;⑥ 非热觉:施灸(悬灸)部位或远离施灸部位产生酸、胀、压、重、痛、麻、冷等非热感觉。临床实践也表明热敏灸可明显提高一些内脏疾病、功能性病证的疗效,如过敏性鼻炎、功能性消化不良、肠易激综合征、支气管哮喘、功能性便秘等。同时,热敏灸感在疾病的灸施过程中逐渐发生着退敏过程,即热敏灸感从产生至热敏灸感消失的发生、发展与消退过程,也是预测疗效的途径之一。在热敏灸的不同灸量治疗椎动脉型颈椎病(CSA)的临床疗效研究中,选择热敏灸感最强的2个穴位上实施艾条温和悬灸,其中饱和灸量艾灸以热敏灸感消失为度,常规灸量组每穴灸15 min,研究结果发现饱和灸量组治疗后及随访时症状与功能评分均较常规灸量组升高更明显,消敏饱和灸量艾灸治疗CSA近期及远期疗效均优于传统灸量艾灸治疗。因此,个体化的灸量及以热敏灸感消失为度的施灸时间在艾灸的临床应用中具有重要的意义。

二、灸法的临床实验研究概况

通过对近10年灸法文献的调查和统计,发现灸法治疾病选用腧穴相对集中在足三里、神阙、背俞穴、关元、三阴交、气海、中脘、百会、天枢等具温补作用的穴位上。

(一)艾灸对免疫系统的影响

古人早已发现足三里化脓灸能够提高机体的抗病能力,大量现代研究也已经证明,艾灸可改善机体的免疫功能,起到预防疾病的作用。通过连续观察艾灸过的局部皮肤组织切片,发现刺激部位下的真皮组织与单纯热灼伤所致的炎症表现不同,其伴有单核细胞的游走和血管的增生。血管外有大量的辅助 T 细胞、自然杀伤细胞,真皮中出现细胞间黏附分子-1(ICAM-1)增强表达的高内皮小静脉(HEV),并观察到血液中的免疫细胞经该血管选择性地快速向血管外游走,荧光标识细胞进一步追踪观察,施灸皮肤局部的游走细胞经淋巴系统流入所属的淋巴结内,艾灸皮肤局部活跃着以辅助性 T 细胞为主的大量免疫细胞,推测这些细胞的循环参与激活施灸皮肤及其所属的淋巴结,构成局部免疫系统。

艾灸抗炎免疫作用的机制为:增强与改善机体的免疫功能,纠正炎症时自由基代谢的紊乱,调整神经递质去甲肾上腺素(NE)、5-羟色胺(5-HT)、NO 的失衡,促进内环境稳定。有实验结果提示,外周交感神经参与艾灸对免疫的调节,灸疗的部分作用是通过肾上腺皮质系统发挥的,海马可能是灸疗信息中枢整合的重要环节,松果体可能是艾灸抗炎免疫作用的一个高位调节点。有研究发现慢性疲劳综合征(CFS)患者 NK 细胞活性、白细胞介素-2(IL-2)含量较低。艾灸气海、关元、足三里和肾俞、命门、足三里等穴后 NK 细胞活性、IL-2 含量显著升高。证实艾灸强壮穴能有效提高 CFS 患者免疫功能。艾灸可稳定机体内环境,起到抗炎免疫作用。这为其临床防治多种疾病,尤其是炎症和免疫性疾病提供了重要的实验依据。

灸疗能抑制急性、亚急性和慢性炎症大鼠的渗出性水肿,防治肉芽组织增生,艾灸"肾俞""足三里"穴对各期炎症均有抗炎作用。其作用与灸法抑制肿瘤坏死因子(TNF)、IL-1 等炎症因子的释放,增强与改善机体的免疫功能,保护胸腺、脾脏等器官,纠正炎症自由基代谢紊乱,调整 NO、NE、5-HT 神经递质的失衡,促进内环境稳定等多方面因素有关。灸疗能催化、激活机体的免疫系统,提高免疫应答水平,增强免疫功能,从而加强机体的抗炎能力。艾灸有类似抗原的免疫作用,能预防或减轻实验性炎症(AA)大鼠迟发性多发性关节炎,有抗超敏反应的作用。艾灸能恢复和促进脾淋巴细胞活性,增强免疫功能,诱生和促进体内白介素 IL-2 的分泌,具有正向的免疫调节功能。同时,还有实验研究结果显示,艾灸"足三里"和"昆仑"穴,可降低大鼠血清中白介素-17 和 TNF-α(肿瘤坏死因子-α)的含量。结果显示,艾灸可减缓类风湿关节炎(CIA)大鼠体量下降,减轻大鼠足跗部软组织肿胀和各小关节骨骼畸形,发挥了类似甲氨蝶呤的作用,这表明灸疗具有双向的免疫调节功能。对艾灸干预中老年人免疫功能减退实验研究,其结果表明,艾灸神阙穴可提高 T 细胞及其亚群的含量,并可刺激 B 细胞产生抗体,提高机体含量偏低的免疫球蛋白 A(IgA)、免疫球蛋白 G(IgG),从而起到防治疾病、增强体质的作用。

有研究证实直接艾灸大椎穴能明显抑制恶性淋巴瘤在小鼠体内的生长,能够增强小鼠腹腔巨噬细胞的吞噬功能、杀伤活性,显著促进 TNF、NO 的释放能力。艾条灸能提高宫颈癌放疗患者血清免疫调节因子 IL-2、IL-6、IL-8 的水平,在抗肿瘤和预防其复发及减轻放疗毒副作用等方面有一定的作用。另有研究显示,艾灸治疗能够提高荷瘤小鼠低下的中亲和力 IL-2R 数量,显著提高荷瘤小鼠脾淋巴细胞的 IL-2Rα 和 IL-2Rβ 中的 mRNA 表达水平及 CD4$^+$调节性 T 细胞亚群及相关信号传导分子 Jak1 mRNA 和蛋白表达水平。

T 淋巴细胞亚群含量的升高是艾灸温补阳气的具体体现,运用天灸治疗哮喘,可使患者血清失衡的 T 淋巴细胞亚群百分数得以调节,T 淋巴细胞异常功能得以改善,免疫球蛋白 E(IgE)明显降低。同时有人发现"艾灸血清"能明显促进 T 细胞、IL-2 的生长,能协同重组人类白细胞介素 2(RIL-2)持续升高 CD3$^+$、CD4$^+$、CD8$^+$ 和 CD4$^+$/CD8$^+$ 倒置,从而提高 T、IL 的细胞免疫功能,并且这种协同作用存在穴位相对特异性。

隔物灸的效应与改善免疫系统功能有关。研究表明,隔药饼灸能有效纠正慢性淋巴细胞性甲状腺患者甲状腺功能和免疫功能（$P<0.01$）。有人以补肾药制成药饼，对肾虚型的老年人施隔药饼灸，结果显示灸后老年人外周 T 淋巴细胞及其亚群的百分率均有变化，其中 $CD3^+$ 细胞的百分率和 $CD4^+/CD8^+$ 比值较灸前有显著升高，说明隔药饼灸能同时发挥灸和药的双重作用，改善老年人的细胞免疫功能。

（二）艾灸对血液系统的影响

艾灸的热疗效应和艾叶焦油的化学成分等对经穴的刺激作用，能激活血管的自律运动，改善局部微循环，这可能是艾灸活血化瘀作用途径之一。有研究发现艾灸百会穴可使大脑后动脉血流速度明显加快，血管阻力降低，脑血流量增加（$P<0.05$），这对揭示艾灸百会穴治疗缺血性脑血管病的机制具有一定的意义。用艾灸百会穴治疗中风偏瘫，发现灸后患者的微循环障碍均得到改善，最明显的是血流速度加快，血流形态变为线粒状，视野清晰度也有所改善。艾灸八邪及三阴交穴后可明显改善红细胞聚集程度，降低血液黏度，加快血流速度，降低外周阻力。有学者应用激光多普勒血流成像系统，发现艾灸可以引起手部微循环血量的增加。

用麦粒灸灸肺俞、脾俞、肾俞、足三里、大椎、关元可以提高老年肾虚患者的红细胞 C3b 及免疫复合物（RIC）百分率，表明艾灸能提高老年肾虚患者的红细胞免疫黏附分子活性、调整机体免疫作用。有人用清艾条温和灸健康老年人神阙穴、足三里穴，发现红细胞膜 Na^+,K^+-ATP 酶和 $Ca^{2+}-ATP$ 酶的活性比灸前明显升高。ATP 酶活性是红细胞功能最基本的能量基础，故红细胞膜 ATP 酶的活性可作为人体生理老化的指标之一，说明艾灸可以延缓红细胞的衰老。

老年人免疫功能下降的同时红细胞免疫功能也受到影响。有人用补肾健脾、活血化瘀的中药粉制成药饼，艾灸老年人保健穴（肾俞、脾俞、足三里等），施灸后，红细胞 C3b 花环率明显增高，血清中 RFER 亦升高，说明隔药饼灸能纠正红细胞免疫调控失衡状态，有利于红细胞的运送和免疫复合物的清除，提示艾灸可提高红细胞的效率和利用率。以附子饼灸老年人足三里、气海、命门穴，研究其对红细胞免疫功能的影响，发现灸后红细胞 C3b 受体花环率及红细胞免疫复合花环率有明显的提高，红细胞免疫黏附抑制因子减少，促进因子增多。

艾灸能改善血流动力学。老年人普遍存在着血液循环和微循环障碍，从而出现血液黏稠度异常、纤维蛋白原增高等，呈现一种嗜血栓状态，使人体在衰老过程中出现多脏器和组织的功能减退。通过观察艾灸对老年人（60 岁）及老年前期者（45~59 岁）的 7 项血流动力学指标变化的影响，发现几乎所有指标都有所改善，其中老年组的血红细胞沉降率、血沉方程 K 值数值下降（$P<0.01$ 或 $P<0.001$）。隔药饼灸对老年人血流动力学及红细胞变形能力亦有影响。灸治后，多项参数有改变，治疗前后相比有显著性差异（$P<0.01$），能有效地改变了血液浓、黏、凝、聚状态，增强了红细胞变形能力。有人艾灸哮喘患者肺俞、定喘等穴，观察到灸后甲皱微循环微血管的管径增大、血流速度加快、呼吸减缓、症状缓解。微循环的改善保证了机体的气血运行通畅，是艾灸活血化瘀、温通经络作用的基础。

（三）艾灸对神经系统的影响

艾灸具有调节神经营养因子、神经递质和受体的作用，从而起到调控中枢神经功能的功效。研究表明，艾灸不仅可以保护慢性应激大鼠的海马神经元，起到明显提高脑源性神经营养因子含量的功效，而且能够显著增加老年前期大鼠大脑皮层 5-HT 及其代谢产物（5-HIAA）含量，延缓机体老化过程。而艾灸增强胃运动主要是在中枢胆碱能神经、M 受体的参与下完成的。此外，艾灸一方面能显著缓解患者周围神经病变引起的症状和体征，提高糖尿病大鼠坐骨神经中神经生长因子的含量,改善周围神经病变;另一方面,还可以通过艾灸血清促进体外培养神经节的生长。由于机体多器官、系统都直接或间接处于神经系统的调控之下,艾灸的作用机制可能与通过调节多种神经因子、神经递质和受体,协调外界的刺激,改变中枢和周围神经系统组织形态、功能,从而起到调整体内多器官和系统的作用有关。

(四)艾灸对内分泌、生殖泌尿系统的影响

老年大鼠经艾灸后不仅其降低的大脑皮层去甲肾上腺素(NE)、下丘脑促甲状腺激素释放激素(TRH)、血清甲状腺激素(T_4)含量均明显升高,而且降低了老年大鼠升高的血清垂体位性腺激素(TSH),从而不同程度地调整了神经内分泌功能。艾灸"肾俞"穴能增加老年大鼠垂体黄体生成素(LH)、促性腺激素(FSH)、生长激素(GH)及血清 FSH 水平,表明艾灸可使老年大鼠低下的垂体内分泌水平得到一定程度的恢复。有人观察艾灸后睾丸的形态学变化,发现构成睾丸的曲细精管和间质细胞皆有形态上的改变。曲细精管的直径明显大于空白对照组。曲细精管上的生殖细胞、支持细胞和间质细胞的数目、功能有所增加、改善,维持了生精的分泌功能,这为研究艾灸对生殖内分泌系统的作用提供了形态学依据。在艾灸老年大鼠"关元"穴的实验中,与青年组比较,老年大鼠大脑皮层 NE、下丘脑 TRH 和血清 T_3、T_4、FT_3、FT_4 明显下降,垂体 TSH 有降低趋势,血清 TRH 和 TSH 则显著升高。灸后这些老年性变化有不同程度的改善,其中尤以 NE、TRH 和 T_4 为明显,说明艾灸"关元"穴的补肾固本作用与改善机体下丘脑-垂体-甲状腺轴的功能密切相关。有学者在亚急性衰老模型小鼠的"肾俞""命门""大椎"穴施以天灸,结果发现,天灸可增加睾酮(T)的含量,使雌二醇/睾酮比值(E_2/T)下降,因此说明灸法能调整垂体-性腺轴功能,提高老年人性功能而达到延缓衰老的目的。

(五)艾灸对代谢系统的影响

有人报道,艾灸以 D-半乳糖造成的亚急性衰老小鼠模型的督脉穴位可使其血清中 NO 浓度和细胞超氧化物歧化酶(SOD)活性上升,血浆丙二醛(MDA)含量明显下降,并认为 NO 与衰老之间有一定相关性,艾灸具有延缓衰老的作用。也有实验研究艾灸"百会""肾俞"穴对老年大鼠凋亡相关因子 Caspase-3 蛋白凋亡信号转导通路中的影响,发现老年艾灸组中 Caspase-3 的蛋白表达和活性测定均明显减弱与降低,与青年组比较差异均有统计学意义,认为艾灸疗法能有效抑制细胞凋亡的发生,进而延缓神经元的老化。同时,发现艾灸能抑制线粒体随年龄增长的形态结构改变,维持线粒体的功能,并通过对血清褪黑素(MT)和松果体的调节而起到延缓衰老的作用。通过观察艾灸"内关"对家兔动脉粥样硬化(AS)作用的研究,证明了艾灸疗法对 AS 家兔血清脂质及脂蛋白代谢的紊乱具有良好的调整效应,可以预防或延缓 AS 疾病的发生。在间接灸的实验研究中,诱发出的三种热休克蛋白(hsp70,hsp85,hsp100),在施灸后数分钟内出现,又在 24 h 内消失,所产生的这些热休克蛋白正是艾灸的主要作用机制。因此,灸法在预防和治疗中老年人的血脂升高方面有显著疗效,从而成为预防和治疗心脑血管疾病的重要手段之一。

艾灸急性脑缺血再灌注损伤大鼠的"大椎""百会"穴,测得脂质过氧化物(LPO)降低、SOD 升高,证明艾灸抗氧化作用的显著性和广泛性。有研究发现艾灸治疗既可使高血压患者血压下降,又可调节血管内皮细胞的内分泌功能和调节氧自由基产生与清除酶系统。

(六)艾灸对消化系统的影响

有报道,麻醉的家兔胃壁血流量明显减少,这是由于交感神经功能的恢复、血管收缩引起,施

灸家兔后肢前缘(相当于胃经部位),能使胃壁血管扩张,血流量增加,提示艾灸治疗消化系统疾患的可能机制之一是改善胃壁的血流量。有人用乙醇灌胃,使小鼠胃黏膜损伤,艾灸其"足三里"穴发现胃黏膜血流量(GMBF)增加、黏膜电位差(PD)增加、胃黏膜损伤指数(LI)降低,并认为艾灸对胃黏膜的保护作用主要是使黏膜血流量增加,且激活了内皮衍生物舒张因子 NO 通路,增强其作用。有人观察了熏脐灸对脾虚患者胃电的即时效应及治疗前后的变化,熏脐灸对胃电频率无明显影响,对胃电幅值呈调整作用,灸后胃窦、体部低幅波升高、高幅波降低,提示熏脐灸的健脾和胃作用与胃电的良性调整作用有关。有人给家兔注射垂体后叶素使回肠、结肠肌肉收缩,出现快波,并以快波的发生率和每丛快波数为指标,观察灸"足三里"穴对其的影响,发现艾灸有明显的抑制作用,提示可用艾灸足三里的方法来防止垂体后叶素引起的胃肠道副作用。

(七) 艾灸对骨骼系统的影响

艾灸还可促进患者骨折愈合和骨痂形成,显著提升骨质疏松症大鼠血液中碱性磷酸酶含量和降低尿中脱氧吡啶啉含量,提高骨质疏松症大鼠骨折后骨钙素和血清雌二醇的水平,促进骨折愈合。研究表明,艾灸对骨骼系统的作用机制可能与促进骨形成、抑制骨吸收的双重作用有关。该作用对于机体骨代谢而言是一种良性的调整,具有防治骨质疏松、促进骨折愈合的功效。

(八) 艾灸对微量元素的影响

微量元素是人体重要的营养素之一,是生命活动所必需的生物活性物质,与人体衰老过程有密切关系。一般认为人体内必需的微量元素随年龄的增加而减少,其中以锌、钙、锰、铜、铁等微量元素较为主要。有观察者观察了老年人采用保健灸后头发微量元素的影响,结果发现灸后头发中的锌、钙、锰含量均有所上升(P 值分别为 $P<0.01$,$P<0.05$,$P<0.05$)。由于生物自身不可能合成所需要的微量元素,也无法转化过量的微量元素,因此可推测保健灸改善了人体的生理功能,特别是消化、吸收、排泄功能,从而导致体内微量元素的变化。通过观察电热隔药贴灸"神阙"穴对老年前期大鼠血清中微量元素锌、钙、锰含量的影响,发现全血中锌、钙、锰含量明显增高。揭示了保健灸具有调节人体必需的微量元素含量的作用,使向有利于延缓衰老方面转化。

第三节 | 临床常见的针灸器材

随着现代科学技术的发展,特别是近 10 多年来将针灸疗法与电学、磁学、光学、热学、超声波、传感器和电子计算机等现代科学技术结合,从而研制了各种各样的针灸器材,并广泛应用于临床,使传统的针灸疗法得到了进一步的发展。现在将目前针灸临床上使用的、较有特色的部分仪器进行简要介绍如下。

一、电热针治疗仪

电热针是基于温针灸或火针疗法,结合现代电子技术研制而成的,针刺时针体可发热的一种新型的针灸治疗仪器。其机制是通过电热针治疗仪将直流电的电能转化为热能,使特制的针具温度升高。电热针是在针体产生温度,直接影响被刺的针感层,低温状态时类似于温针灸,高温状态时类似于火针。最高温度可以烧灼针体周围的组织。电热针的运用增强了针刺的效果和治疗范围。

电热针治疗仪主要由电热仪、电热针、连接线三部分组成。电热仪可通过电源交换电路、电流调节和测试转换电路等,提供可调节的低压直流输出电流。电热针内腔中有电阻发热材料,称发热区,电流通过电阻材料就会产生热效应。

电热针针具为空心针体,直径为 0.4~0.6 mm,内装有发热原件,最短的针为 40 mm,也可根据临床需要特制不同长度的针具。由于发热原件安装的位置不同,针体发热部位也不相同,可以使针尖发热,也可使针体某段发热或整个针体发热。热量可控制在一定范围,针体温度在空气中可调节达到 700℃。在组织内部常规治疗大概 40℃ 左右,刺入穴位后产生热量,沿经络传导扩散,可改善和调节气血运行状态;特殊者如直接作用于肿瘤部位温度可达到 45℃。通过调节温度,使电热针针感稳定持久,保持恒定的传导感应,这也为研究经络感传的定向、定位提供了一项客观的观察手段,故可作为针刺定量研究的仪器。

二、灸疗仪

灸疗仪分为以药物为传热介质的灸疗仪和模拟艾灸热刺激的灸疗仪。前者取代了传统的人工操作,使用上更加方便,如风灸仪和热流喷灸仪。风灸仪通过电加热空气产生热流,将风灸管盛药筒中的中药以药热风的形式直接吹到经络、腧穴或病变部位,药方不同则治疗的疾病不同。热流喷灸仪是利用热流将药物直接喷射到腧位上,既起到针刺的作用,又有艾灸和药物效应,可渗透到皮下组织。后者以电热灸疗仪为代表,是利用电阻丝作为一种基本的电热转换器件,利用材料内部电子与晶体电阵上原子的不断碰撞产生热量来模拟灸疗作用。这种灸疗仪的特点是温度容易控制,并可实现多路输出。新型半导体陶瓷元件 PTC 材料的发展为灸疗仪研制提供了新的思路,它采用了钛酸钡为主要成分的氧化物半导体陶瓷,具有自动限温、维持发热体温度基本保持不变的特性,可模拟艾绒灸、隔姜灸、温针灸、雀啄灸等多种灸法,因此在临床上广泛应用。

三、经络导平治疗仪

在电针的基础上,人们根据经络学说与现代生物电子运动平衡学说相结合的原理,于 1970 年研制了经络导平治疗仪。根据现代生物电子运动平衡学说,整个人体生命过程是生物电子运动所产生的,是生物电子始终不平衡的过程。在正常的生理活动中,人体经络系统的左右、上下间的导电性等一系列性能均处于相对平衡的状态。当脏腑功能发生病理变化时,就会出现生物电子运动的病理性变化,从而导致经络功能不平衡的现象。在某些状态下,人体能自动调节体内生物电子运动而恢复正常,故某些疾病可不治而愈。而当许多疾病导致机体不能恢复生物电子正常运动时,经络则处于不平衡状态。经络导平治疗仪就是利用高电压、小电流、低频率导通经络,即调整生物电,推动气血运行,解除气滞血瘀,激导机体内的"生物电子"由不平衡状态转化为平衡状态,从而使机体康复。

四、激光针灸仪

激光针灸仪以低强度激光束直接聚焦或扩束照射穴位,对穴位进行有效刺激,以达到防病治病作用,具有无痛、无菌、安全、操作简单等特点。目前临床常用的有 He‐Ne 激光针灸仪、氪离子(Kr)激光针灸仪、CO_2 激光针灸仪和半导体激光针灸仪等。其中,He‐Ne 激光针灸仪使用最广泛,对人体穴位有一定的刺激作用,能达到组织 10～15 mm 深处,可代替针刺对穴位起刺激作用,但其功率较小;若治疗某一疾病需要较强刺激时,可采用 Kr 激光;而 CO_2 激光照射穿透组织深度约 0.21 mm,只对皮肤表浅层起作用。由于 He - Ne 激光针灸仪、CO_2 激光针灸仪等体积和重量较大,使用不便,而半导体激光作为光源,其体积小,重量轻,携带方便,可实现不同波长同时照射,目前在国外应用较为广泛。

五、针刺手法针疗仪

SXDZ - 100 型针刺手法针疗仪利用国家自然科学基金项目"不同手法针刺引发的传入信息编码反应"(批准号 30271640)课题成果,结合中医针灸学理论和针刺手法设计开发而成的电针仪,避免了以往传统电针仪在治疗时采用固定的连续波、断续波、疏密波等而易使人体产生的适应性。该仪器采用 8 路输出,可分别设置 12 种不同模式:① 平补平泻;② 捻转泻法;③ 提插补泻;④ 徐疾泻法;⑤ 青龙摆尾;⑥ 苍龟探穴;⑦ 捻转补法;⑧ 摇法;⑨ 刮法;⑩ 颤法;⑪ 弹法;⑫ 飞法。

与国内外其他电针仪和 TENS 仪相比,针刺手法治疗仪有如下显著特点:① 采用克隆针灸名家的针刺手法的方式,实现了针灸疗效的提高;② 有效地解决普通电刺激易被机体适应,疗效逐渐减弱的问题;③ 针刺手法针疗仪具有技术创新性和安全性;④ 针刺手法针疗仪适用于临床、科研和教学。

六、针刺手法参数测定仪

20 世纪 90 年代初,随着针刺手法参数测定仪研制成功,可在人体上进行各种手法操作。通过换能器把提插、捻转、摇摆的手法动作转换成电信号,并记录下有关针刺参数,进行相关分析研究,从而实现了应用测定的参数来研究针刺手法,并对针刺手法的受力分析进行了初步尝试。有研究应用电阻传感器技术研制 ATP2 Ⅰ型针刺手法参数测定仪,采集针刺手法的各种参数信号,应用计算机软件对所收集的信息进行智能化处理,从而全面、客观地分析针刺手法有效参数,并对手法进行量化评估,为针刺手法的教学、量化研究、专家手法储存提供了一种科学的手段。其后又在此基础上,设计出新的针刺手法物理参数分析软件"针刺手法信息分析系统",此分析软件可以较为准确地反映针刺手法操作过程中的 13 个物理参数,并对任意两个同类针刺手法进行灵活比较,提供了对针刺手法操作信息的处理方法,也为后续的针刺手法量化研究打下了坚实的基础。基于微电机传感技术研制的手法教学测试仪能客观地反映针刺中的提插、捻转手法,利于直观定量地掌握运针力度和深度。

七、针刺手法仿真系统

近年来随着多学科向中医针灸学中的渗透以及中医工程学的兴起和发展,研究者致力于寻找一种能科学地传承针刺手法和代替人工针刺手法的仪器。针刺手法仿真是这方面的主要研究,分为机械仿真和虚拟仿真。机械仿真技术是研制针刺手法仿真的仪器,并应用该仪器模仿或代替人工针刺手法操作。虚拟仿真技术则是应用虚拟现实技术,在计算机屏幕上三维实时地显示针刺手法操作,主要应用于教学研究。针刺手法机械仿真对改变针刺手法操作重复性差、欠规范化有一定意义,虚拟仿真对提高针刺手法教学质量有重要作用。由于学生可以在虚拟现实系统中做各种各样的技能训练,有学者从教学角度开展关于针刺手法虚拟仿真技术的研究。如从解剖学角度研究毫针进入人体后的运动规律,在计算机屏幕下对人体部分组织沿任何方向进行组织切片,通过计算机可以清楚显示针灸穴位下的相关组织结构，对针刺穴位的安全性进行可视化研究，三维动态显示针刺作用的部分原理和过程。针刺手法虚拟仿真技术的研究使针刺手法神秘莫测的操作过程在计算机中实时显示，特别是针对一些危险穴位的操作，可以反复通过力反馈仪的配合进行练习，让操作者熟悉手法的基本操作过程和基本操作技巧。

应用针刺手法计算机仿真系统可以客观地再现并重复针灸名家针刺手法的操作过程，提高针刺研究的可重复性、规范性，应用现代科学方法最大限度地继承针灸名家的手法操作技能。将计算机仿真和手法模拟的实验研究工作平台应用于教学、科研和临床，为整理、发展针灸名家的针刺手法以及临床医生学习、考核、模拟名家手法操作并继承针灸名家的临床经验提供一种新的手段。

第四节　近现代医家刺灸经验

随着人们对中医学认识的不断提升，针法技术、针刺手法也得到了多元化的发展。全国各家针法，层出不穷，不仅继承和发扬了祖国传统针刺技术，也创立了不少精湛的针刺手法；并大大丰富了现代针灸临床实践，扩大了针灸临床治疗病种，进一步提高了临床疗效。

一、善用特色手法的医家

著名针灸医家任作田，施术精华在于"八法神针"和"经验十法"。前者包括搓、捻、弹、燃、扪、循、揉、按八种手法，偏于行针；后者包括进、伸、退、提、卧、捣、摇、拔、扩、复十种手法，偏于补泻。

著名针灸医家吴棹仙，不仅善用子午针法，首提辨气"催气"红晕说，而且依据病证不同、男女不同、时间不同，合理应用"烧山火""透天凉"手法。

著名针灸医家、针灸教育家承淡安，学贯中西，道通古今，强调经络学说，重视针灸治"神"，将进针后的针刺手法，总结为兴奋、抑制、反射和诱导作用的四种。并参考日本新针法，将我国古代的传统针法改进为有关捻运与留针操作的8种针法，包括单刺术、旋捻术、雀啄术、屋漏术、置针（留针）术、间歇术、震颤术、乱针术。

著名针灸医家、针灸教育家陆瘦燕，潜心针灸教育，精研经络腧穴理论，深究针刺手法，倡导实验针灸，为继承和发扬针灸医学留下了宝贵经验。他通过全面地分析研究、归纳和分类了古代各种针刺方法，将针刺手法分为三类，包括基本手法、辅助手法和复式手法；将针刺手法的作用又区分为候（催）气、行气及补泻三种。其中，陆氏认为行气手法应是一种独立针刺手法，因其能使"气至病所"而提高疗效，并将其归纳成"捻转行气法""提插行气法""呼吸行气法""按压行气法"和"针芒行气法"五种手法。并提出补泻手法成败的关键因素在于，热感与凉感的出现和得气的密切关系，热感往往在酸胀感的基础上产生，凉感则多产生于沉重感的深化。

著名针灸医家朱琏，首提针灸神经学说，并发现了19个新穴位。朱氏强调刺激的手法、部位和时机是针灸治病的三个关键，提出针灸基本操作手法可根据刺激效应的强弱对大脑皮层活动的影响，分为抑制法和兴奋法两类。这种分类方法为针刺补泻手法的现代机制研究奠定了一定基础。朱氏根据不同针具和不同病情，将进针法分为缓慢捻进法、快速刺入法和刺入捻进法三种。并重视进针后的手法，认为一进二退三捻针，四留五捣为行针，进、退均为探取神经，捻尤为关键。

著名外科学和针灸学家鲁之俊，倡导针灸"刺激""神经"说，肯定"针灸有确效"，并归纳有"调整自主神经功能""对造血器官之影响""消炎止痛作用"三大效能；认为刺激强弱、时间、留针等与疗效密切相关。

著名针灸医家、针灸教育家邱茂良，其学术博采众长，针刺手法注重得气，多用"左右捻转法""上下斜刺法""穴周按压法"，以"针刺有序、三才一体、守神为尚"为原则，融合历代多种复式手法而自成一体。

著名针灸医家、针灸教育家杨甲三，在腧穴取穴方法、临床配穴应用、毫针进针方法、毫针补泻、临床论治等方面积累了丰富经验。他巧妙分工右手五指，融合指力、腕力、距离、角度等各要素，形成了相对独特的单手进针法。其进针方式有悬空下压式、角度转变下压式、捻转下压式和连续压式四种，具有准确少痛、轻巧快速、规范实用的优点。并将补泻方法及刺激轻重精辟地总结为"搓紧固定加震动，推内搓左随补功；动退搓右迎提泻，刺激妙在强弱中"。

著名针灸医家杨介宾，强调经络辨证、创经络病机说，重视以神领气、意守感传的针刺要素。杨氏既善候气催气，又善守气调气，候气与催气手法有提捻法、循摄法和移位法；守气手法主要有提按法、捻转法；调气手法主要有补法、平法、泻法。浙江针灸名医楼百层，认为在针刺施术过程中，得气、候气、调气三者关系密切，不仅强调"行针必先候气方能调气"，而且归纳针下得气四字诀"沉、紧、重、动"。

上海针灸名医黄羡明，善用玉龙透针以治顽疾；强调全神用针、旨在调气，擅用进气法治疗各种痹证，用纳气法以推动经气，用留气法治瘫痪癥瘕等。

辽宁省针灸名医马瑞林，首先认为进针是指针刺入皮下和进入到一定的深度而言，可单独或综合采用刺、插、提、捻、旋等方法；其次将"通经""导气"手法结合自己实践经验，创造性地提出"驭气调经法"，即"促进、激发、控制"得气，并使针感向预定方向传导以提高针灸临床疗效。江苏针灸名医杜晓山，尤重视手法与临床效果，独创无痛进针，不仅主编专门介绍针刺手法的电视片《弘扬针术》，而且改良古代针法，将较难掌握的"烧山火""透天凉"，改良为简便易学的热补法、凉泻法、龙虎龟凤等。

著名针灸医家肖少卿，擅长针刺补泻透刺术治疗神志疾病和中风失语、聋哑、男性不育及妇科疾病。其重视经络辨证施治，致力于针灸处方的研究，注重手法，妙用透刺等。

江苏针灸名医杨兆民，强调针灸进针时一定要稳、准、轻、快；临床治疗中强调针刺深浅、手法量化的作用，同时其经验集中包含了围针法、围灸法治疗干性、湿性带状疱疹的方法。

黑龙江针灸名医、人类非物质文化遗产中医针灸代表性传承人张缙，针刺时强调针感传导，擅用"捻针方向、针尖方向、左手的配合、引导针感"等方法，控制针感传导方位；并专长利用苍龙摆尾、赤凤摇头等针法达到迫使针感通关过节的目的；同时将古代单式针刺手法归纳为揣、爪、循、摄等共二十四式手法。

浙江针灸名医阮少南，注重临床针刺中"理、法、方、穴、术"五位一体，并强调刺法应补泻分明，针下辨气方可定手法。

江苏省针灸名医盛灿若，善用特定穴，深刺透层，一针数层，单手进针，对神经系统疾病尤为擅长，对于一些疑难杂症的治疗有独到之处。

热河针灸名医田从豁，其行针强调"练针练气、守神治神""审察血脉、切循经络""气至病所、重视补泻"等，总结"雀啄进针"法。

江西针灸名医魏稼，倡导并发展了无创痛穴疗法新学科，首创飞针手法。飞针的特点主要是针具粗、进针快、刺入准。以迅速刺入代替捻转进针法，刺入到预定深度时，轻轻扶针柄摇摆50次，即魏氏"饿马摇铃"补法;快速一捻一放,反复 4~8 次,放时五指张开如飞鸟展翅之状,即魏氏"凤凰展翅"泻法。

湖南针灸名医谢国荣,其特色手法包括速拔针法、肌腱刺法和骨骼刺法。并根据《内经》《难经》所论,结合个人经验,提出"进、退、捻、转、旋、摆、缓、急、留、守、消气、导气"等基本行针方法。谢氏认为,凡针刺方向与力量向下(内)者为补,可引阳气入内;针刺方向与力量向上(外)者为泻,可致邪气出外,从而创立了独特的补泻手法。同时,谢氏摸索出多种促使气至病所的方法,如顶法、拔河针法、接力针法等。

二、创立特色针具、针法的医家

著名针灸医家郑毓琳,注重针术与气功的结合,善用左手候气,以调气为核心简化热补凉泻法。认为针刺手法的要领是意气相随,刚柔相济,并形成了一套独具特色和疗效的郑氏针法,包括二龙戏珠、喜鹊登梅、老驴拉磨、金钩钓鱼、白蛇吐信、怪蟒翻身、金鸡啄米和鼠爪刺法。

著名针灸医家杨永璇,除重手法、善补泻外,其创始特色在于"杨氏絮刺火罐疗法"。絮刺,即反复叩击,取连绵不断之意。所谓"絮刺火罐疗法",即先用七星针叩刺穴位,微微出血后拔以火罐,吸出瘀血,达到宣散气滞、祛瘀生新、疏经活络的目的。

著名针灸医家管正斋,匠心独具的刺法经验是过梁针法和改良的《内经》针法。过梁针法是管氏在继承前人经验和家传针法的基础上,发展和完善起来的一种特殊针法。其针具源于古代"长针""大针",长而粗;取穴以奇穴为主,少而精;刺法以"深""透""动""应"为特点。

上海针灸名医陈大中,受西医学中生物场的启发,并结合中医的气功学,独创"导气法",创制了导气治疗仪,发明了"代针丸",是中医外治法的一个突出典范。

著名针灸医家、国医大师程莘农,强调缘理辨证、据证立法、依法定方、明性配穴、循章施术,以贯彻理、法、方、药、术的统一,并首创"三才针法"。程氏"三才针法"源于《针灸大全·金针赋》,但又有创新,包括三才配穴、动手探穴、指实腕虚持针法、三才进针法、震颤补泻法和飞旋补泻法,几个动作需连贯操作,一气呵成,方能快速无痛、沉稳准确。

著名针灸医家、国医大师贺普仁,基于"病多气滞,法则三通,以血行气"的独特学术思想,首创针灸"三通法",即微通法、温通法、强通法。"微通法"即是以毫针作为工具,使经络气血通调和畅,从而治疗疾病的一种针刺方法。"温通法"即是以火针和艾灸施于穴位或一定部位,借火力和温热刺激,温阳祛寒,疏通气血,以治愈疾病的一种治疗方法。"强通法"指的是放血疗法,即用三棱针或其他针具刺破人体一定的穴位或某浅表部位,依病情放出适量的血液以治疗疾病的针刺方法。

山西针灸名医师怀堂,研制新九针并独创"新九针疗法"。古九针在数理、自然比象方面的阐述及古九针论述的治疗作用,是师氏创研新九针针具与疗法的理论基础。新九针针具比古九针针具更为丰富,且能充分结合现代科学技术,如镵针、铍针针体由耐高温金属制作,不变形、不退火;磁员梅针综合了员针、梅花针、磁疗三种治疗方法的作用,针头一端为绿豆大球形,名曰"磁员针",另一端形似梅花针头,名曰"磁梅花针",体现了磁疗与针具运用的完美结合。同时,也相当重视火针的刺法及临床应用。

浙江针灸名医杨楣良,首创"杨氏钩针"及"钩针疗法"。钩针主体独特,不仅针体坚硬,针体的末端与针尖的连接部分变曲(即针头与针体呈一角度),且针头一侧富有刃面。钩针的运用体现了钝性分离与锐性分离并用的原则,虽刺激量大但无不适感。

著名针灸医家、国医大师石学敏院士,不仅破译"是动""所生病"内涵,立针刺手法量法学,更创立"醒脑开窍"针刺法。该法基于以脑统神、以神统针、以针调神的学术思想,明确提出"窍闭神匿,神不导气"之中风病机,确立以"醒神""调神"为主的治疗大法。突破"治痿独取阳明"的传统取穴思路,创新性地选取以开窍启闭、改善元神之府的阴经腧穴,以内关、水沟、三阴交为主穴,辅以极泉、尺泽、委中疏通经络。手法操作上更多以"补法"为主。

广东针灸名医陈全新,倡导无痛进针,独创陈氏"飞针"疗法,以无污染、无痛、准确、快速旋转进针为特点。具体操作:刺手用拇、示、中指腹握持针柄,押手将消毒穴位旁皮肤牵压绷紧,并固定针刺部位,进针时刺手的拇指内收,示、中指同时相应外展,做鸟儿展翅高飞之状,随着持针指的搓动,毫针旋转加速至高速,在将近抵达皮肤之时,利用刺手向前移动的惯性,用腕、指力将旋转的毫针弹刺入穴内。

三、专研特定部位针法的医家

著名针灸医家彭静山,1970 年根据脏腑经络学说和"看眼察病"法首创"眼针疗法",内容包括眼球经穴划分、配穴、定穴、针刺等各环节。配穴法有循经取穴、看眼取穴、三焦取穴三种,针刺法有点刺法、眶内刺法、沿皮横刺法、双刺法、表里配合刺法、压穴法、眼区埋针法、电针法、缪刺法和配合其他疗法十种。

天津针灸名医武连仲,舌针治病独具特色,其利用舌的器官特征及五脏六腑的经络联系,依据中医学理论在舌的界定部位辨证针刺,而达到调理脏腑经络气血以治病。并提出"三廉泉"临床应用,即前廉泉、正廉泉、上廉泉,三穴合用具有很强的通关利窍、活络利舌作用,兼具补肾益髓之效,主要适用于脑血管疾病以及其他原因引起的吞咽障碍、语言障碍等。同时武氏善用毛刺法、腧穴四刺法和针刺止痛十二法。

山西针灸名医焦顺发,在继承古代针刺治疗脑病独特理论及实践经验基础上,结合西医学大脑皮层功能定位,首创"焦氏头针穴",创造性地在头部设立了十六个刺激区,分别为运动区、感觉区、舞蹈震颤控制区、血管舒缩区、晕听区、言语二区、言语三区、运用区、足运感区、视区、平衡区、胃区、肝胆区、胸腔区、生殖区和肠区。针刺这些区域,对于脑源性疾病引起的症状和体征具有显著疗效。且在头针针刺手法上,采用进针快、捻转快、起针快的"三快针刺术"。

云南针灸名医管遵信,师古而不泥古,重视耳郭诊断,擅长耳针疗法的临床应用。管氏总结耳郭诊断方法有:① 耳郭视诊,通过肉眼或放大镜观察耳郭和耳穴的变色、变形、丘疹、血管充盈、脱屑等阳性反应来诊断疾病的方法;② 耳穴电探测法,用耳穴探测仪在耳部上寻找低电阻点(敏感点)以归纳分析的诊断疾病方法;③ 耳穴染色法,将患病脏腑的相应耳穴染成紫色,而周围皮肤和无关耳穴则不着色,从而使患病脏腑的相应耳穴直观可见,通过对着色耳穴的分析,推断其病变的脏腑及肢体;④ 耳穴压痛法,用一定的工具在耳郭上寻找压痛点,根据压痛点进行疾病诊断的一种方法。

下　篇

刺法灸法训练

实 训 指 导

导学　本章是刺法灸法的实习实训指导部分,包括毫针、灸法、拔罐法与刮痧法、三棱针与皮肤针、火针与芒针、电针、穴位注射法、穴位敷贴法、耳针疗法、头针疗法,以及眼针疗法与腕踝针疗法的实训操作指导。通过学习,要求掌握毫针基本功训练、毫针进针、针刺角度、基本手法与辅助手法、毫针补泻手法,灸法,拔罐法,三棱针和皮肤针,电针法,耳针疗法、头针疗法的基本操作要求,进行操作技术的实训练习;熟悉古代针法,火针和芒针,穴位注射法,穴位敷贴法,眼针疗法与腕踝针疗法的操作要领,进行操作技术的实际练习。

实训一　针刺基本功训练

【目的要求】

通过针垫练习、自身练针和相互试针等三步练针法,训练指力、指感等。针垫练习,以熟悉针具性能,掌握持针、进针、行针的基本手法;自身练针,以体会针感、指感及其相互关系,感受"少用针、妙用穴"的真谛;相互试针,以体会针刺过程中的综合感觉,乃至感受医患之间的不同心态和彼此的信任度,为临床实际操作打下基础。

【实训时间】

2 学时。

【实训器械】

练针垫;大托盘 1 个,承装针盒 1 个[内置(25～75)mm×(0.28～0.32)mm 毫针、管针若干],250 ml 磨口瓶 2 个(分盛消毒干、湿棉球),泡镊筒 1 个(内盛消毒液及大、小镊子各 1 把),废物缸 1 个。

【实训方法】

(一) 针垫练习

1. **指力训练**　在练针垫上,依照二指持针法、多指持针法的操作规范持针,将针尖抵在练针垫上,刺手指端力道与针尖在一条直线上,徐缓用力将针刺入或捻入,反复练习。

技术要点:① 持针稳固,不触针身;② 手臂悬空,自然灵活;③ 指端用力,手不松滑;④ 针尖着力,针身不弯。

2. **进针方法训练**　在练针垫上,持 25 mm(或 40 mm)×0.38 mm 的毫针,依照单手进针法的操作规范,将针尖抵于练针垫,手指渐加压力,将针刺入或捻入并达到 0.5 寸深,反复练习直至快捷灵活;再持(50~75)mm×0.38 mm 的毫针,依照双手进针法的操作规范,如上法练习。

技术要点:① 持针规范,无菌操作;② 刺入顺利,无痛微痛;③ 快慢自如,刺捻随心。

3. **基本手法训练**　在练针垫上,将针刺入针垫内 1~1.5 寸深,刺手持针以拇、示二指对搓的方式捻转行针;将针刺入针垫内 1~1.5 寸深,刺手以三指持针法持针做上下提插动作。

技术要点:① 捻转角度均匀,速度均匀,深度不变;② 提插幅度均匀,深浅自如,针身不弯;③ 操作快慢自如,动作协调自然。

(二) 实体训练

1. **自身练针**　选择肌肉相对丰厚部位的腧穴,使用不同进针法和不同长度针具进行针刺,并施行相应的提插或捻转手法。

技术要点:① 无痛或微痛进针,刺入顺利,针身挺直不弯;② 行针自如,操作规范,指下敏锐;③ 针感出现快,柔和适中。

2. **相互试针**　两人组合,互为医患,依照针刺操作的基本流程,选择肌肉相对丰厚处的腧穴进行相互试针,并努力体会减轻针刺疼痛、寻找适宜针感的方法与技巧。待操作熟练后,逐步在全身不同部位进行试针,以切实提高针刺技能。

技术要点:① 医者气定神闲,落落大方;② 操作规范,符合流程,手法熟练;③ 沟通流畅,处置得当,患者安然。

【实训小结】

实 训 内 容	训 练 感 受	提 出 问 题

实训二 ｜ 毫针进针与针刺角度训练

【目的要求】

通过实训,要求掌握临床常用的双手进针方法,在操作中能够恰当地把握针刺的角度、方向和深度。进针后练习针刺的基本手法和辅助手法。

【实训时间】

2 课时。

【实训器械】

练针垫;大托盘 1 个,承装针盒 1 个[内置(25～75)mm×(0.28～0.32)mm 毫针],250 ml 磨口瓶 2 个(分盛消毒干、湿棉球),泡镊筒 1 个(内盛消毒液及大、小镊子各 1 把),废物缸 1 个。

【实训方法】

(一) 进针法

1. 双手进针法

(1) 指切进针法:用 25 mm 长毫针,取合谷、曲池、足三里、阳陵泉等穴,押手拇指或示指的指甲掐切固定针穴皮肤,刺手持针,针尖紧靠押手指甲缘快速刺入穴位。

技术要点:① 指甲爪切方向与经脉循行方向一致;② 指切用力适当。

(2) 夹持进针法:用 75 mm 以上长针,取环跳穴,用严格消毒的左手拇、示二指捏持针体下段,露出针尖,刺手拇、示二指持针柄,将针尖对准穴位,右手捻动针柄将针刺入穴位。

技术要点:① 刺手、押手协同配合;② 注意双手协调性训练。

(3) 舒张进针法:用 25～40 mm 长毫针,取天枢穴,用左手示、中二指或拇、示二指将所刺腧穴部位的皮肤向两侧撑开,使皮肤绷紧,右手持针,使针从左手示、中二指或拇、示二指的中间刺入。行针时,押手中、示二指可夹持针体以防止弯曲。或用押手拇、示二指向两侧用力,绷紧皮肤,以利进针。

技术要点:押手手指需将所针穴位皮肤绷紧固定。

(4) 提捏进针法:用 25～40 mm 长毫针,取印堂穴,用左手拇、示二指将所刺腧穴部位的皮肤提起,右手持针,从捏起的上端将针刺入。

技术要点:① 控制力度,不可用力过大;② 角度适当,一般为 15°～30°。

2. 单手进针法　用较短的毫针,如 25～40 mm 长毫针,取合谷、曲池、外关,练习插入法进针和捻入法进针。插入法进针时,用刺手拇、示二指持针,中指端紧靠穴位,指腹抵住针体下段,当拇、示二指向下用力按压时,中指随之屈曲,将针刺入,针刺至所要求的深度。捻入法进针时,用指尖抵于腧穴皮肤,运用指力稍加捻动将针尖刺入皮下。

技术要点:① 三指动作协调,配合进针;② 要有力度。

(二) 与针刺角度、方向和深度相关的训练

1. 直刺法　取曲池或足三里,用爪切进针法,将 25～40 mm 长毫针垂直刺入皮肤,针体与皮肤呈 90°角。

2. 斜刺法　取列缺,用提捏进针法,将 25 mm 长毫针与皮肤呈 45°角左右,倾斜刺入皮下。

3. 平刺法　① 取百会、四神聪,沿皮下进针,持 25 mm 长毫针,使针体与皮肤呈 15°角左右,针体几乎贴近皮肤;② 取印堂,用提捏进针法,沿皮下进针,持 25 mm 长毫针,使针体与皮肤呈 15°角左右,或更小的角度;③ 取足三里,用 40 mm 长毫针,先直刺 1 寸,然后将针提至皮下,向下斜刺 1

寸,得气后出针。

技术要点:① 选择合适的针刺角度及深度;② 减少进针时的疼痛;③ 选择合适体位;④ 穴位消毒,操作手指消毒。

【实习小结】

针 刺 穴 位	进 针 方 法	针刺角度和深度	体 会

实训三 | 毫针基本手法与辅助手法训练

【目的要求】

通过实训,要求掌握临床常用的行针基本手法和辅助手法,在操作中能够恰当地把握手法的角度、幅度并取得应有的针感;掌握各种辅助针刺手法的操作。

【实训时间】

2 课时。

【实训器械】

练针垫;大托盘 1 个,承装针盒 1 个[内置(25～75)mm×(0.28～0.32)mm 毫针],250 ml 磨口瓶 2 个(分盛消毒干、湿棉球),泡镊筒 1 个(内盛消毒液及大、小镊子各 1 把),废物缸 1 个。

【实训方法】

(一) 针刺基本手法训练

1. 提插法 进针后,将针从浅层插至深层,再由深层提到浅层。下插与上提的幅度、速度相同不分层操作,一上一下均匀提插。

技术要点:① 提插要求深浅适宜;② 幅度均匀;③ 针身垂直。

2. 捻转法 针体进入穴位一定深度以后,用拇、示二指持针,施向前向后捻转动作,使针在腧穴内反复前后来回旋转。

技术要点:① 捻转时,拇指与示指用力均匀;② 角度掌握在 180°左右,不可向一个方向;③ 频率可因人而异。

（二）辅助针刺手法

1. 循法操作　进针前后，使示、中、环三指平直（屈曲第 1 指关节），用指腹沿针刺穴位所属经脉循行路线，或穴位上下、左右轻轻地循按或叩打。

技术要点：① 循时用力要适度；② 循法一般沿经而循。

2. 弹法操作　拇指与示指相交，对准刺入穴内的针柄尾部轻轻弹叩，使针体发生微微震颤；也可用示指一指对准针柄弹震，使针体振动。

技术要点：① 弹不可过猛，以免引起弯针、滞针；② 弹不可过频，以免产生相反作用，反使经气速去；③ 弹法应在留针期轻轻弹叩，一般 7～10 次即可。

3. 刮法操作　单手刮针法，即用拇指抵住针尾，以示指指甲轻刮针柄由上而下；或用示指抵针尾，以拇指指甲轻刮针柄，由下向上；也可用示、中二指扶持针柄，刮针柄用拇指，由上向下或由下而上。双手刮针法，即用押手拇指端压按针柄头上，略向下用力，左、右两手示指弯曲，指背相对，夹住针体，用刺手拇指甲在针柄上下轻刮之。

技术要点：① 速度要快慢适中；② 用力均匀，针身不摇；③ 上下有序。

4. 摇法操作　将毫针刺入一定深度后，手持针柄，将针轻轻摇动，可以直立针身摇动，或者卧倒针身摇动。

技术要点：① 要求手腕动作要灵活；② 出针时宜配合摇大针孔的操作。

5. 飞法操作　用刺手拇、示二指，拇指与示指呈交互状，要拇指头向前，示指头向后，将两指弯曲。用拇指腹及示指第 1 节桡侧由针根部轻贴针柄由下而上呈螺旋式搓摩。两指一搓一放，如飞鸟展翅之象，力度要均匀一致，使指感有如转针，但针体不能上提。

技术要点：① 力度宜缓宜均，不宜过猛；② 力呈螺旋式，向上、向外；③ 指法是漏斗式下紧上松；④ 飞针成功关键在经气充盈于穴中，其表现为针体自摇。

6. 震颤法操作　针刺后不得气，右手持针柄，用小幅度、快频率的提插、捻转手法，使针身轻微震颤。

技术要点：① 力道轻柔，细细动摇；② 不宜大幅度地颤动和振摇。

【实训小结】

针 刺 穴 位	基 本 手 法	施 术 过 程	体　会

辅 助 手 法	针 刺 穴 位	施 术 过 程	体　会

实训四 ｜ 毫针补泻手法训练

【目的要求】

通过实训,要求掌握单式补泻手法的操作技能,重点区分补法和泻法之间的不同技术要点;依据单式补泻手法的操作规律,进而熟悉复式补泻手法的操作方法;掌握飞经走气手法的操作技术。

【实训时间】

6 课时或者灵活安排。

【实训器材】

练针垫;大托盘 1 个,承装针盒 1 个[内置(25～75)mm×(0.28～0.32)mm 毫针],250 ml 磨口瓶 2 个(分盛消毒干、湿棉球),泡镊筒 1 个(内盛消毒液及大、小镊子各 1 把),废物缸 1 个。

【实训方法】

1. 基本补泻

(1) 捻转补泻法

补法:针刺得气后,捻转角度小,用力轻,频率慢,操作时间短,结合拇指向前、示指向后(左转用力为主),反复操作。

泻法:针刺得气后,捻转角度大,用力重,频率快,操作时间长,结合拇指向后、示指向前(右转用力为主),反复操作。

技术要点:① 角度均匀;② 相对用力;③ 针刺深度不变。

(2) 提插补泻法

补法:针刺得气后,先浅后深,重插轻提,提插幅度小,频率慢,操作时间短,以下插用力为主。

泻法:针刺得气后,先深后浅,轻插重提,提插幅度大,频率快,操作时间长,以上提用力为主。

技术要点:① 以某一点为中心;② 幅度不宜过大;③ 频率不宜过快;④ 相对用力。

2. 其他补泻

(1) 徐疾补泻法

补法:将针快速刺入皮肤后,再缓慢进针至深层得气,随之迅速地退针至浅层;出针时,快速退出并且迅速按闭针孔,重在徐入。

泻法:将针快速刺入皮肤后,再疾速插入深层得气,随之徐徐地向外退针至皮下;出针时,缓缓出针并且不按其穴或缓按其穴,重在徐出。

技术要点:① 注意穴位层次的划分;② 速度相对快慢。

(2) 迎随补泻法

补法:进针时针尖的朝向顺着经脉循行的方向进针。

泻法:进针时针尖的朝向逆着经脉循行的方向进针。

技术要点:① 相对一致性;② 常规操作进针。

(3) 呼吸补泻法

补法:令患者鼻吸口呼,在患者呼气时进针、行针,吸气时出针。

泻法:令患者口吸鼻呼,在患者吸气时进针、行针,呼气时出针。

技术要点:① 强调患者呼吸的配合;② 掌握操作节奏。

(4) 开阖补泻法

补法:出针后迅速揉按针孔。

泻法:出针时摇大针孔,出针后不按针孔。

技术要点:① 动作轻柔;② 出针迅速;③ 不可出血。

(5) 平补平泻法:进针至穴位一定深度,用缓慢的速度,均匀平和用力,边捻转、边提插,上提与下插、左转与右转的用力、幅度、频率相等,并注意捻转角度要在 90°～180°,提插幅度尽量要小,从而使针下得气,留针 20～30 min,再缓慢平和地将针渐渐退出。

技术要点:① 均匀平和用力;② 边捻转、边提插;③ 以得气为度。

【实训小结】

补 泻 手 法	针 刺 穴 位	施 术 过 程	体 会

实训五 | 分部腧穴毫针刺法训练

【目的要求】

通过实训,熟悉和了解眼周、耳部、颈项部、胸腹部、背腰骶部腧穴的针刺方法。在操作中,能够恰当地把握针刺的角度、深度、方向,并取得应有的针感。

【实训时间】

4 课时。

【实训器械】

练针垫;大托盘 1 个,承装针盒 1 个[(25~40)mm×(0.32~0.38)mm 毫针],250 ml 磨口瓶 2 个(分盛消毒干、湿棉球),泡镊筒 1 个(内盛消毒液及大、小镊子各 1 把),废物缸 1 个。

【实训方法】

1. **头部腧穴**　取百会、四神聪、率谷等头部腧穴。

(1) 百会采用横刺法,沿督脉向前或向后刺 0.5~0.8 寸,进针宜快速刺入头皮下,并体会针尖抵达帽状腱膜下层时手下的感觉,再施行小幅度的捻转手法。

(2) 四神聪穴采用横刺法,四个穴位均向百会方向横刺,或者均向头后横刺。

(3) 率谷穴向耳部横刺,直到局部感觉明显的酸痛感觉为度。

2. **眼部腧穴**　承泣、睛明、球后等腧穴位于眼球周围,针刺时应做到:

(1) 进针前,嘱患者闭目,押手将眼球推开并固定,以充分暴露针刺部位。

(2) 进针时,针沿眶骨边缘缓缓刺入 0.3~0.7 寸,最深不可超过 1 寸。

(3) 进针后,一般不提插捻转。

(4) 出针时,动作要轻缓,慢慢地出针。

(5) 出针后,用消毒干棉球压迫针孔 2~3 min。

3. **耳部腧穴**

(1) 耳门、听宫、听会三穴,针刺时均需张口,针尖由前外向后内刺入 0.5~1 寸,留针时再将口慢慢闭上。

(2) 耳后的完骨穴,斜刺 0.5~0.8 寸;翳风穴直刺 0.8~1 寸或从后外向内下方刺 0.5~1 寸。翳风穴深部正当面神经从颅骨穿出处,故进针不宜过深,以免损伤面神经。针刺手法不宜过强。

4. **面部腧穴**

(1) 取四白穴,直刺或向下斜刺 0.2~0.5 寸。此穴正对眶下孔,为眶下动脉穿出眶下管处。应避免针刺过深即直入眶下管,到穴位局部有较明显的酸胀感为度。

(2) 取印堂穴一般向下平刺 0.3~0.5 寸;丝竹空、瞳子髎、太阳穴一般向后平刺 0.3~0.5 寸;攒竹穴可向下透刺睛明,或向外透鱼腰。

(3) 取地仓、颊车治疗面瘫可以互相透刺;迎香直刺 0.2~0.5 寸,向鼻内斜刺,或向外上方透四白穴。

5. **颈项部腧穴**　天突等针刺时应先直刺 0.2~0.3 寸,再将针尖转向下方,沿胸骨柄后缘、气管前缘缓慢刺入 0.5~1 寸;哑门、风府两穴,应向下颌方向缓慢刺入 0.5~1 寸,千万不能向上方斜刺,以免误入枕骨大孔,损伤延髓;风池穴,针刺深度不超过 1.2 寸较为安全。为安全考虑,进针方向可向鼻尖方向缓慢刺入 0.5~1 寸。

6. **胸胁腹部腧穴**　膻中穴,一般向下平刺 0.5~0.8 寸。腹部腧穴大多可直刺 0.5~1.5 寸,其中上腹部腧穴,如中脘穴可直刺 0.5~1.5 寸,不宜深刺;下腹部腧穴,如曲骨、中极、横骨、关元等可直刺或向下斜刺 0.5~1.5 寸。胁部章门、京门等穴不宜深刺、直刺,尤其不可向上斜刺,应向下斜刺 0.5~0.8 寸。

7. **背腰部腧穴** 位于胸椎棘突下的督脉腧穴,如大椎穴应向上斜刺,针刺深度均为 0.5~1 寸;针刺达皮下空松,到达棘间韧带后针尖下的阻力明显增大,即停止进针,否则可伤及脊髓。腰椎棘突呈垂直板状,故位于腰椎棘突下的督脉腧穴直刺即可。命门穴不可向上斜刺过深,以防刺伤脊髓。

背俞穴一般向内侧斜刺或平刺 0.5~0.8 寸,针刺的角度以针体与皮肤夹角不大于 25°为安全。第 12 胸椎至第 2 腰椎脊柱两侧的腧穴,如胃俞、三焦俞、肾俞、志室等,不可深刺或向外侧深刺,以防刺穿腹腔后壁而损伤肾脏。腰部腧穴一般直刺 0.5~1.5 寸。

8. **骶部腧穴** 第 1 骶后孔稍向内下方偏斜,故针刺上髎穴时,针尖应稍向内下即耻骨联合方向进针,方可透过骶后孔通向骨盆,针刺深度 1~1.5 寸,不宜过深。而次髎、中髎、下髎宜刺 1 寸左右,以刺达骶后孔为宜。

【实习小结】

针刺穴位	针刺角度和方向	针刺深度	体 会

实训六 | 灸 法 训 练

【目的要求】

通过实训,熟悉临床常用的各种艾炷灸法、艾条灸法、温针灸法的操作技术;掌握各种不同大小艾炷制作技术,艾炷化脓灸法和非化脓灸法的操作程序,不同隔物灸的操作特点,重点掌握艾条悬起灸和实按灸的不同操作方法、温针灸捏加艾团的技巧。

【实训时间】

2 学时。

【实训器械】

艾绒,清艾条,药艾条,太乙针,雷火针;毫针;生姜、蒜头、食盐,附子饼,淡膏药;烫伤膏,小刀,粗针,镊子,剪刀,注射器及注射针头;25%乌拉坦;家兔,动物台,半导体皮温计;75%乙醇,消毒棉球;小块棉纸或棉布,艾炷器,圆棒;火柴,线香等。

【实训方法】

(一) 艾炷灸法训练

1. **制作艾炷** 小炷可用左手拇、示二指搓揉艾绒,右手持小镊子取麦粒大艾团即成。中、大艾炷则需将艾绒置于平板上,用拇、示、中三指边捏边旋转,将艾绒捏成上尖下平的圆锥体。

技术要点:① 要求搓捏紧实,能放置平稳;② 要求在 2 min 内做出符合规格的大、中、小艾炷 5 个以上。

2. **直接灸法操作**

(1) 化脓灸法操作(无条件的可不做此项操作练习)

1) 固定动物:将 25% 乌拉坦麻醉(剂量 1 g/kg,耳缘静脉注入)的家兔俯卧固定在动物台上。

2) 安放艾炷:将家兔大椎穴处长毛剪去,涂以大蒜汁,上置中等大小艾炷,用半导体皮温计测穴位处皮肤温度。

3) 点火:用线香点燃艾炷尖端,观察家兔在艾炷燃烧过程中的反应和皮肤温度变化。当艾炷燃烧熄灭后,吹尽残火和灰烬,用镊子除去艾灰,再重新换另一个灸炷点燃续灸。每换一炷需涂蒜汁 1 次。

4) 敷贴淡膏药:灸满 5～7 壮数后,揩尽灰烬,观察家兔皮肤形态变化,然后可在灸穴上敷贴淡膏药。用干敷料覆盖,不用任何药物。

技术要点:① 要求能放置平稳艾炷,燃烧时火力由弱到强;② 观察家兔在艾炷燃烧过程中的反应和皮肤温度变化,且注意观察半导体皮温计的温度变化。

化脓灸法流程图:

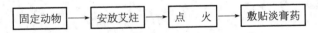

(2) 非化脓灸法操作

1) 体位适当:根据所灸部位选择合适的体位。

2) 安放艾炷:选择好穴位,在灸穴处抹涂一些凡士林,然后将麦粒大的艾炷放置灸穴上。

3) 点火施灸:用线香或火点燃艾炷,分别按艾灸补法和泻法要求(吹艾火与否)操作,觉烫后,更换艾炷,连续施灸 2～3 壮。即用镊子将未燃尽的艾炷移去或压灭,再施第 2 壮。

4) 减轻灸穴疼痛,可在该穴周围轻轻拍打,以减轻痛感。

技术要点:① 动作连贯;② 注意每壮施灸时间;③ 防止烫伤。

非化脓灸法流程图:

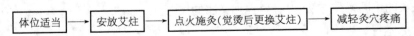

3. **间接灸法操作**

(1) 隔姜灸法操作:将鲜生姜切片厚约 0.3 cm,用针扎孔数个,置施灸穴位上,用大、中艾炷点燃放在姜片中心施灸,如患者感觉灼热不可忍受时,可将姜片向上提起,稍待片刻,重新放下再灸。一般每次施灸 5～7 壮,以皮肤潮红湿润为度。

(2) 隔盐灸法操作:将纯干燥食盐纳入脐中,填平脐孔,上置大艾炷施灸。若患者感觉灼痛,即用镊子挟去残炷,另换一炷再灸。一般可灸 3～9 壮。

(3) 隔蒜灸法操作:将独头蒜横切片约 0.3 cm,用针扎孔数个,置患处或施灸穴位上,用大、中艾炷点燃放在蒜片中心施灸,每次施灸 4～5 壮,更换新蒜片,继续灸治。每穴 1 次宜灸足 7 壮,以灸处泛红为度。

(4)隔附子灸法操作:取生附子切细研末,用黄酒调和作饼,大小适度,直径 1～2 cm,厚 0.3～0.5 cm,中间用针扎孔,置穴位上,再以大艾炷点燃施灸,附子饼干焦后更换新饼,直灸至肌肤内温热、局部肌肤红晕为度,日灸 1 次。

使用半导体皮温计,观察每一种间接灸法施灸穴位处皮肤温度的变化情况。

技术要点:① 所隔药物宜生鲜;② 掌握施灸时间;③ 控制温度。

间接灸法流程图:

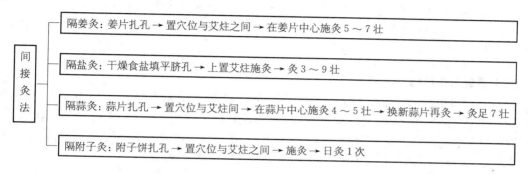

隔姜灸:姜片扎孔 → 置穴位与艾炷之间 → 在姜片中心施灸 5～7 壮

隔盐灸:干燥食盐填平脐孔 → 上置艾炷施灸 → 灸 3～9 壮

隔蒜灸:蒜片扎孔 → 置穴位与艾炷间 → 在蒜片中心施灸 4～5 壮 → 换新蒜片再灸 → 灸足 7 壮

隔附子灸:附子饼扎孔 → 置穴位与艾炷之间 → 施灸 → 日灸 1 次

(二)艾条灸法训练

1. 悬起灸法操作　取清艾条或药艾条 1 支,点燃后按下述方法在足三里、曲池穴施灸。

(1)温和灸:自愿者取仰卧位,操作者将艾卷的一端点燃,对准足三里穴进行熏烤,距离皮肤 2～3 cm,局部如有温热舒适感而无灼痛则固定不移,一般每穴 10～15 min,至皮肤温热有红晕而又不致烧伤皮肤为度。如遇到局部知觉减退时,医者可将示、中二指置于施灸部位两侧,这样可以通过医者的手指来测知被灸者局部受热程度。

(2)雀啄灸:自愿者取仰卧位,操作者置点燃的艾条于足三里穴上一定距离,约 3 cm 高处,艾条一起一落、忽近忽远而上下移动,如鸟雀啄食样。一般每穴灸 5 min,致皮肤红晕为度。本法热感较强,注意防止烧伤皮肤。

(3)回旋灸:自愿者取仰卧位,操作者将艾卷的一端点燃,对准足三里穴,悬于施灸部位上方约 3 cm 处,使艾条在施灸部位上方左右方向移动或反复旋转进行灸治,以皮肤有温热感而不至于灼痛,一般每穴灸 10～15 min,致皮肤红晕潮湿为度。移动范围在 3 cm 左右。

技术要点:① 随时调节施灸距离;② 掌握施灸时间;③ 控制温度。

悬起灸法流程图:

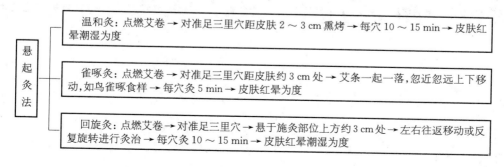

温和灸:点燃艾卷 → 对准足三里穴距皮肤 2～3 cm 熏烤 → 每穴 10～15 min → 皮肤红晕潮湿为度

雀啄灸:点燃艾卷 → 对准足三里穴距皮肤约 3 cm 处 → 艾条一起一落,忽近忽远上下移动,如鸟雀啄食样 → 每穴灸 5 min → 皮肤红晕为度

回旋灸:点燃艾卷 → 对准足三里穴 → 悬于施灸部位上方约 3 cm 处 → 左右往返移动或反复旋转进行灸治 → 每穴灸 10～15 min → 皮肤红晕潮湿为度

2. **实按灸法操作** 用加药艾条施灸。自愿者取仰卧位,操作者取雷火针或太乙针艾条 1 支,点燃后按下述方法在足三里穴施灸。操作时,在施灸部位铺上 6～7 层棉纸或布,将艾条点燃置于施灸部位上约 3 cm 高处,对准穴位直按其上,稍停留 1～2 s,使热气透达深部;若艾火熄灭,可再点再按,如此 5～7 次。

技术要点:① 艾条垂直于皮肤;② 起落迅速。

实按灸法流程图:

> 实按灸法:点燃雷火针或太乙针艾条 1 支→施灸部位铺上 6～7 层棉纸或布→点燃艾条置于施灸部位上约 3 cm 高处→对准穴位直按其上,稍停留 1～2 s→艾火熄灭,再点再按→如此 5～7 次

(三) 温针灸法训练

1. **捏加艾团操作** 取适量艾绒,夹在左手拇、示二指尖之间,示指要向上,拇指要向下,再用右手拇、示二指尖在左手拇、示二指尖稍下方向内向左旋转挤压艾绒,即可将艾绒搓捏成枣核形状或橄榄形状的大小适合艾炷,贴在针柄上,用拇、示、中三指围绕一搓,使艾绒团紧缠在针柄上。

技术要点:① 艾炷要紧实,不脱落;② 在 2 min 内捏加符合规格的艾炷 5 个以上。

2. **温针灸法操作** 先将毫针刺入腧穴,得气后并给予适当补泻手法而留针。将搓好的艾炷或用艾条一段长约 1.5 cm,插在针柄上,距离皮肤 2～3 cm,从艾炷或艾条的下端(近皮肤端)点燃施灸。若觉艾火烧灼皮肤发烫,可在皮肤隔一厚纸片。待艾绒或艾条烧完后除去灰烬,施灸完毕后将针取出。

技术要点:① 艾绒要缠紧;② 可在皮肤隔一厚纸片,谨防烫伤。

温针灸法流程图:

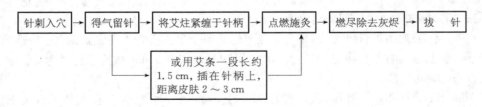

【实训小结】

按下表将实习内容如实地加以记录。

施灸穴位	灸法名称	艾炷大小	壮 数	施灸时间	灸感和皮肤温度变化

实训七 ｜ 拔罐法与刮痧法训练

【目的要求】

通过拔罐法及刮痧法的实训,掌握临床常用的各种拔罐和刮痧方法及其操作技术,熟悉各种不同拔罐和刮痧器具的操作。

【实训时间】

2学时。

【实训器械】

各种规格的竹罐,玻璃罐;酒精灯,75％乙醇,95％乙醇,毫针,三棱针,皮肤针,镊子,卵圆钳,龙胆紫,毛巾,消毒棉球,小纸片;凡士林;火柴;刮痧板;润滑剂等。

【实训方法】

(一) 拔罐法

1. 拔火罐法操作

(1) 闪火法:自愿者取仰卧位,操作者站其一侧,一手握罐体(罐口朝上),另一手将用止血钳或镊子夹住的一个蘸有95％乙醇的棉球,在酒精灯上点燃后,立即伸入罐内摇晃数圈随即退出,速将罐扣于应拔部位,将罐吸附在皮肤上。

技术要点:① 镊子稍倾斜;② 棉球蘸乙醇宜少,且不能沾于罐口;③ 火苗不宜太大,且在罐内时间不宜过长;④ 动作迅速,以免烫伤。

闪火法拔罐流程图:

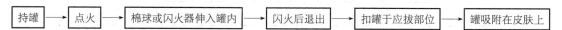

持罐 → 点火 → 棉球或闪火器伸入罐内 → 闪火后退出 → 扣罐于应拔部位 → 罐吸附在皮肤上

(2) 投火法:将易燃的软质纸片(卷)或95％乙醇棉球点燃后投入罐内,迅速将罐扣于应拔部位,将罐吸附在皮肤上。

技术要点:① 乙醇量宜少;② 动作迅速,防止烫伤。

投火法拔罐流程图:

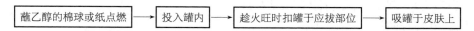

蘸乙醇的棉球或纸点燃 → 投入罐内 → 趁火旺时扣罐于应拔部位 → 吸罐于皮肤上

(3) 贴棉法:将直径1～2 cm的薄脱脂棉片略蘸乙醇后,贴于罐体内侧壁中1/3处,点燃后迅速将罐扣于吸拔部位。

技术要点:① 所蘸乙醇宜适量;② 扣压果断迅速。

贴棉法拔罐流程图：

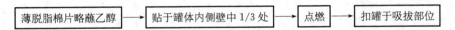

薄脱脂棉片略蘸乙醇 → 贴于罐体内侧壁中1/3处 → 点燃 → 扣罐于吸拔部位

2. **煮水罐法操作** 将竹罐放入水中或药液中煮沸2～3 min,然后用镊子将罐倒置(罐口朝下)夹起,迅速用多层干毛巾捂住罐口片刻,以吸去罐内的水液,降低罐口温度(但保持罐内热气),趁热将罐拔于应拔部位;然后轻拔罐具30 s左右,令其吸牢。

技术要点：① 操作要轻、快、准;② 掌握出水后的拔罐时机。

煮水罐法操作流程图：

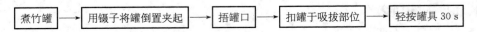

煮竹罐 → 用镊子将罐倒置夹起 → 捂罐口 → 扣罐于吸拔部位 → 轻按罐具30 s

3. **拔罐法运用操作**

(1) 闪罐法操作:用闪火法将罐吸拔于应拔部位,立即取下,再吸拔、再取下,反复吸拔至局部皮肤潮红或罐体底部发热为度。动作要迅速而准确。

技术要点：① 动作要快而准确;② 吸拔快速果断。

闪罐法操作流程图：

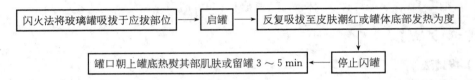

闪火法将玻璃罐吸拔于应拔部位 → 启罐 → 反复吸拔至皮肤潮红或罐体底部发热为度

罐口朝上罐底热熨其部肌肤或留罐3～5 min ← 停止闪罐

(2) 走罐法操作:先于施罐部位涂上润滑剂(以凡士林、液状石蜡为佳),将玻璃罐口亦涂上油脂,用罐吸拔后,随即一手握住罐体,略用力将罐沿着一定路线反复推拉,至走罐部位皮肤紫红为度。推罐时应用力均匀,以防止火罐漏气脱落。

技术要点：① 动作轻柔,用力均匀、平稳、缓慢;② 罐内负压大小以推拉顺利为宜。

走罐法操作流程图：

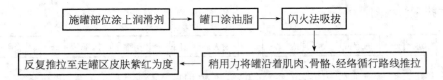

施罐部位涂上润滑剂 → 罐口涂油脂 → 闪火法吸拔

反复推拉至走罐区皮肤紫红为度 ← 稍用力将罐沿着肌肉、骨骼、经络循行路线推拉

(3) 针罐法操作

1) 留针拔罐:于相关腧穴上针刺得气后留针,再以针为中心拔留罐,5～10 min后,至皮肤潮红,起罐、出针。本法不宜用于胸背部,因罐内负压加深针刺深度,易引起气胸。

技术要点：① 控制针刺深度;② 闪火法拔罐。

针罐法操作流程图：

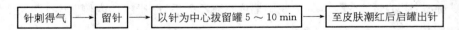

针刺得气 → 留针 → 以针为中心拔留罐5～10 min → 至皮肤潮红后启罐出针

2) 刺络罐法:于施术穴位或患处常规消毒后,用皮肤针或三棱针、粗毫针点刺皮肤出血,或三

棱针挑治后,再行拔罐、留罐,至拔出少量恶血为度。起罐后用消毒棉球擦净血迹。

技术要点:① 点刺放血范围适当;② 出血量不宜多。

刺络罐法流程图:

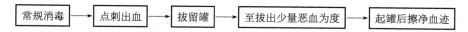

常规消毒 → 点刺出血 → 拔留罐 → 至拔出少量恶血为度 → 起罐后擦净血迹

(二) 刮痧法

刮痧的基本操作

(1) 工具:常用的为刮痧板和润滑剂。刮痧板可用水牛角或木鱼石制作而成,要求板面洁净,棱角光滑。润滑剂多选用清水、麻油、液状石蜡或红花油或刮痧专用的活血剂。

(2) 种类:刮痧的种类又分为直接刮法和间接刮法两种。

1) 直接刮:指在施术部位涂上刮痧介质后,用刮痧器具直接在患者体表的特定部位进行刮拭至皮下出现痧痕。

具体操作:患者取坐位或俯伏位,医者用热毛巾擦洗欲刮部位的皮肤,均匀地涂上刮痧介质后,持刮痧器具,进行反复刮拭,以出现紫红色痧痕为止。

2) 间接刮法:指刮痧器具不直接接触患者皮肤进行刮拭的方法,至局部皮肤发红为止。

具体操作:患者取坐位或俯伏位,先在患者将要刮拭的部位上放一层薄布,然后再用刮痧器具在布上刮拭至局部皮肤发红。适用于儿童、年老体弱者及某些皮肤病患者。

(3) 操作要求:操作时手持刮痧板,蘸上润滑剂,然后在患者体表的一定部位按一定方向进行刮拭,至皮下呈现痧痕为止。刮痧时要求用力要均匀,一般采用腕力,同时要根据患者的病情及反应调整刮动的力量。

(4) 操作手法:刮痧疗法的操作手法有平刮、竖刮、斜刮、角刮。

1) 平刮:就是用刮板的平边,着力于施术部位上,按一定横方向左右进行较大面积的平行刮拭。

2) 竖刮:就是用刮板的平边,着力于施刮部位上,方向为竖直上下而进行的大面积刮拭。

3) 斜刮:就是用刮板的平边,着力于施术部位上,进行斜向刮拭。适用于人体某些部位不能进行平、竖刮的情况下所采用的操作手法。

4) 角刮:用刮板的棱角和边角,着力于施术部位上,进行较小面积或沟、窝、凹陷处刮拭,如鼻沟、耳屏、神阙、听宫、听会、肘窝、关节等处。

技术要点:① 保持刮拭皮肤润滑;② 力道均匀,由轻到重,以耐受为度;③ 不同部位不同手法;④ 刮痧时间不宜过长,出痧即可。

刮痧操作流程图:

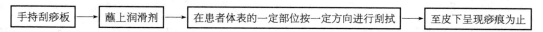

手持刮痧板 → 蘸上润滑剂 → 在患者体表的一定部位按一定方向进行刮拭 → 至皮下呈现痧痕为止

【实训小结】

按下表将实习内容如实地加以记录。

拔　罐　法

拔罐方法	施术部位	吸力大小	留置时间	皮肤血管形态变化

刮　痧　法

刮痧手法	施术部位	适应证	禁忌证	注意事项

实训八 ｜ 三棱针和皮肤针训练

【目的要求】

通过实训,使学生熟悉三棱针针具的构造、规格和特点;通过人体实习、动物实验,使学生们掌握三棱针的操作方法、要点和技巧,熟悉皮肤针针具的构造、规格和类型,掌握各种皮肤针的操作方法、要点、技巧和刺激强度。

【实训时间】

2 课时。

【实训器械】

1. 三棱针　常用规格有大号和小号两种。三棱针是用不锈钢制成,针长约 6.5 cm,针柄较粗呈圆柱形,针身呈三棱状,尖端三面有刃,针尖锋利。也可配备一次性 5 ml 注射针头或粗毫针,或采血针,用于挑刺时还可配备特制钩挑针。

2. 皮肤针　软柄皮肤针、硬柄皮肤针。

3. 其他用具　2%碘酒,75%乙醇,95%乙醇,消毒棉球,消毒棉签,安尔碘,镊子,血管钳,针盘,棉球缸,橡皮管,无菌敷料,胶布,25%乌拉坦,1~5 号玻璃罐,家兔,兔台等。

【实训方法】

（一）三棱针

1. **持针姿势** 一般以右手持针,用拇、示二指捏住针柄中段,中指指腹紧靠针身的侧面,露出针尖 3～5 mm。

2. **人体实习**

(1) 体位选择:根据施术部位选择舒适体位,令其放松。恐惧者尽量采用卧位防止晕针、晕血。

(2) 操作方法

1) 点刺法:本法多用于指趾末端、面部、耳部的穴位,如井穴、十宣、印堂、攒竹、耳尖、四缝等穴位。① 点刺前,可在点刺穴位的上下或其周围用推、揉、挤等方法,使血液积聚于点刺部位。并进行常规消毒;② 点刺时,左手拇、示二指固定点刺部位,右手持针,露出针尖 3～5 mm,对准穴位快速直刺 2～3 mm,并迅速出针;③ 点刺后可放出适量血液或黏液,或采用反复交替挤压和舒张针孔的方法,使出血数滴,或挤出液体少许,右手夹捏消毒干棉球将血液或液体及时擦去。

技术要点:① 固定点刺部位,快进快出;② 要做到稳、准、快;③ 深浅适中。

2) 刺络法:刺络前,可在被刺部位或其周围用推、揉、挤、捋等方法。如用于四肢部位可在被刺部位的近心端以止血带结扎,使局部充血。刺络时,用一手固定被刺部位,另一手持针,露出针尖 3～5 mm 对准所刺部位快速刺入后出针,放出适量血液,松开止血带。如用于额部、颞部、耳背、足背等部位的小静脉,一次可出血 5～10 ml。如用于肘窝、腘窝部的静脉,可出血数十毫升。

技术要点:① 严密消毒,固定部位,快进快出;② 做到稳、准、快;③ 深浅适宜。

3) 散刺法:是在病变局部及其周围进行连续点刺以治疗疾病的方法。多用于局部瘀血、血肿、水肿、顽癣等,可配合拔罐法使用。① 局部消毒后,根据病变部位的大小,由病变外缘环行向中心垂直点刺 10～20 针以上;② 若需要增加出血量时,也可加用拔罐。

技术要点:① 多针垂直点刺;② 快进快出。

3. **动物实验**

(1) 点刺静脉

1) 将用乌拉坦麻醉的家兔固定在兔台上,剪去施术部位的兔毛,取家兔的"曲泽"或"委中"穴,找准静脉。

2) 用橡皮管结扎针刺部位的上端(近心端)。

3) 局部消毒后,左手拇指按压在被刺部位的下端,右手持三棱针对准静脉向心斜刺,迅速出针,针刺深度以针尖刺中血管,使针孔处自然流出 5～10 ml 血液为度。

4) 出血停止前松开橡皮管,以无菌干棉球按压针孔,并以 75％乙醇棉球擦尽针孔周围的血液。

技术要点:① 找准穴位,固定针刺部位;② 快进快出,要做到稳、准、快;③ 深浅适宜。

(2) 挑治法

1) 局部消毒后,左手捏起施术部位皮肤,右手持针快速挑破皮肤 0.2～0.3 cm。

2) 再将针深入皮下,挑断皮下白色纤维组织,以挑尽为止,并可挤出一定量血液或少量液体。

3) 用无菌敷料覆盖创口,并以胶布固定。

技术要点:① 快速挑破皮肤;② 挑断皮下纤维,挑尽为止。

(二) 皮肤针

1. 持针姿势 软柄和硬柄皮肤针有不同的持针姿势。

(1) 软柄皮肤针：将针柄末端置于掌心,拇指居上,示指在下,余指呈握拳状固定针柄末端。

(2) 硬柄皮肤针：用拇指和中指夹持针柄两侧,示指置于针柄中端的上面,环指和小指将针柄末端固定于大、小鱼际之间。

2. 操作方法

1) 皮肤常规消毒后,针尖对准叩刺部位(如足三里、大椎、脾俞、胃俞、肾俞、大肠俞等),运用灵活的腕力垂直叩刺,即将针尖垂直叩刺在皮肤上,并立刻弹起,如此反复进行。

2) 按照弱刺激、中等刺激和强刺激的不同要求练习。① 弱刺激：用力稍小,皮肤仅现潮红、充血,患者无疼痛感觉为度;② 强刺激：用力较大,以皮肤有明显潮红,并有微出血,患者有明显疼痛感觉为度;③ 中等刺激：用力介于弱刺激与强刺激之间,以局部有较明显潮红,但不出血,患者稍觉疼痛为度。

3) 采用强刺激叩刺结束后,右手夹捏消毒干棉球将血液或液体及时擦去。

4) 强刺激叩刺后,根据需要也可配合拔罐,但应注意叩刺范围不宜超出罐口大小。

技术要点：① 运用腕力;② 垂直叩刺;③ 速度均匀;④ 起落迅速。

【实训小结】

三 棱 针 法	针 刺 部 位	训 练 感 受	提 出 问 题
点刺穴位法			
点刺血络法			
点刺静脉法			
散刺法			
挑刺法			

皮 肤 针 法	针 刺 部 位	训 练 感 受	提 出 问 题
弱刺激			
中等刺激			
强刺激			

实训九 | 火针和芒针训练

【目的要求】

通过实训,使学生熟悉火针的结构、规格,掌握火针的操作方法、技巧、要点;熟悉芒针的结构,掌握芒针的操作方法。

【实训时间】

2 课时。

【实训器械】

粗火针,细火针,三头火针;4～5寸芒针;针盘;75%乙醇;剪刀;2%碘酒;酒精灯;打火机;消毒敷料;医用胶布;猪皮等。

【实训方法】

(一) 火针

(1) 选择大小合适的猪皮,常规消毒。

(2) 将酒精灯点燃,针刺时左手端灯,右手持针,尽量靠近施治部位。根据针刺需要决定针身烧红的长度,从针身向针尖烧,以针通红发白为度。

(3) 烧针后迅速、准确垂直刺入穴位,快进快出。

(4) 出针后,用无菌棉球按压针孔,以减少疼痛并防止出血。针孔一般不需要特殊处理,如是粗火针深刺而针孔较大者,可敷以消毒敷料,并用胶布固定。

技术要点:① 从针身向针尖烧,以针通红发白为度;② 针刺要做到稳、准、快;③ 操作快进快出。

(二) 芒针

(1) 选取同学一侧环跳或秩边穴,进针采用夹持进针法。

(2) 针刺前穴位局部皮肤常规消毒后,刺手持针柄的下段,押手拇、示二指用消毒干棉球捏住针体下段,露出针尖,并将针尖对准穴位。当针尖贴近穴位皮肤时,双手配合,压捻结合,迅速刺透表皮,并缓慢将针刺入所需深度。

(3) 行针采用捻转法,捻转的角度不宜过大,应掌握在 180°～360°,行针不能向单一方向捻转,否则针体容易缠绕肌纤维和皮肤,产生疼痛。在运用芒针刺法时,还可采用多向刺法,即芒针针刺到一定深度后,变换针刺的角度和方向。在运用多向刺时,可根据穴位局部解剖的不同,用押手的动作改变针刺的角度和方向,以增加刺激强度,并获取不同的针感。

(4) 出针时先将针缓慢地提至皮下,再轻轻出针,同时按揉针刺的相应部位,以防出血,并可减轻疼痛。如出针后血从针孔溢出,应迅速以干棉球按压针孔,直至出血停止。

技术要点:① 进针时需刺押手配合,要求压捻结合,做到灵巧、无痛或微痛;② 行针捻转的角度应掌握在 180°～360°;③ 出针应当提捻交替,以轻柔、缓慢为宜。

【实训小结】

火 针 法	针 刺 穴 位	训 练 感 受	提 出 问 题
细火针浅刺			
细火针深刺			
粗火针浅刺			
粗火针深刺			
三头火针浅刺			

芒 针 法	针 刺 穴 位	训 练 感 受	提 出 问 题
直刺法			
平刺法			

实训十 | 电针法训练

【目的要求】

通过脉冲电针仪的操作训练,使学生熟悉仪器的性能,掌握操作规程,了解仪器使用中的有关注意事项,为临床实际应用电针打下基础。

【实习时间】

1 课时。

【实训器械】

G6805 型电针治疗仪,WQ1002 韩式多功能电针治疗仪;各种规格毫针(或一次性毫针);针盘,镊子,2%碘酒,75%乙醇,生理盐水,消毒棉球(或棉签),纱布等。

【实训方法】

(1) 在应用脉冲电针仪之前,复习电针法的有关内容,熟悉仪器性能、用途和使用方法,严格遵守操作规程和注意事项。

(2) 每次使用脉冲电针仪治疗之前,应当检查旋钮位置电源开关是否在"关"的位置,输出强度旋钮是否在最小位置或"0"位置(无输出)。

(3) 选择好适当的波形和频率,将旋钮置于相应的位置。

(4) 连接电极,根据刺激的方法不同可分为三种。

1) 针刺后通电:选择常规的穴位,如足三里、曲池、内关等,使用消毒的毫针(或一次性毫针),针刺穴位得气后,针体通电(EA)。把脉冲电针仪上每对输出的两个电极分别连接到两根毫针的针柄上。单穴电针时,可将另一电极接在用水浸湿的纱布上作为无关电极,固定在同侧经脉循行路线的皮肤上。

2) 皮肤片状电极:对穴位进行皮肤接触式电刺激(TENS),即将金属电极片或导电橡胶电极片固定在选取的穴位皮肤表面,在电极与皮肤接触处涂以导电膏或淡盐水。

3) 皮肤锥状电极:将皮肤锥形金属电极对穴位进行皮肤接触式点状电刺激(SSP),多用于毛发浓密处穴位。锥形金属电极尖端尽量准确地置于穴位点上,皮肤表面涂以导电膏,妥善固定。

(5) 接通电源,根据波形和电流强度的不同,调节规定波形,并逐渐调整输出电流至所需要的电流强度。强度由小到大,至患者出现能耐受的酸麻感为佳。如果刺激强度对个别患者感到不够时,可采取叠加法(即串连接法)。具体刺激强度应根据该病性质、病情、患者耐受性而定,可分为强、中、弱三种。

1) 强刺激:通电后肌肉收缩明显,针感强,伴疼痛。适用于瘫痪或某些慢性疾病。

2) 中刺激:通电后即出现肌肉收缩,无痛感。适用于大多数疾病。

3) 弱刺激:通电后无肌肉收缩可见,也无痛感。仅适用于痉挛性瘫痪和眼周穴位的治疗。

(6) 通电时间,根据病情、患者耐受性和选择的波形等决定。一般疏波、疏密波为 5～15 min,断续波为 5～20 min,连续波可达 30 min。在治疗过程中,人体经过一段时间的通电刺激后会产生适应性,感到刺激逐渐变弱。这时应当适当增加刺激强度或改变频率,以保持相对恒定的刺激量,也可采用通电-断电-通电的刺激方法。

(7) 治疗完毕后,应首先缓慢旋转输出强度旋钮回到零位,然后切断电源,撤去导线电极,退出毫针。

让学生逐一体验不同刺激强度和波形的不同感受,并且如实填写实习记录。

技术要点:① 选择适当的波形、频率和刺激的方法;② 根据疾病性质、病情、患者耐受性选用电流强度。

【实训小结】

使用仪器	针刺穴位	治疗方式	刺激强度	训练感受	提出问题

实训十一 | 穴 位 注 射 法

【目的要求】

通过实训,使学生们掌握穴位注射法的操作方法和技术要点,了解操作注意事项,为临床实际应用奠定基础。

【实训时间】

2 课时。

【实训器械】

75％乙醇,聚维酮碘溶液,2～10 ml 注射器,5～7 号注射针头,镊子,剪刀,消毒棉球,生理盐水,10%葡萄糖注射液,复方当归注射液,维生素 B_{12} 注射液等。

【实训方法】

带教老师示范穴位注射人体实验操作步骤,具体如下。

(1) 根据注射剂量的需要选择合适的一次性 5 ml 注射器,将维生素 B_{12} 注射液 1 ml 抽吸好备用。

(2) 取合适的体位,暴露注射部位(曲池、足三里等),局部皮肤常规消毒。

(3) 用无痛快速进针法将针刺入穴位皮肤下,进针后缓慢推进或上下轻轻提插,刺到腧穴局部出现"得气"感应后,回抽一下,如无回血,即可将药液推入。一般用中等速度推进药液;体质较弱者可用轻刺激,将药液缓慢轻轻推入;临床上若为急性病、体质强者可用强刺激,快速将药液推入。

(4) 推药完毕,将针缓慢退至皮下,再快速拔出,然后用消毒棉球按压针孔。

技术要点: ① 严格遵守无菌操作规则,防止感染;② 在进行穴位注射前必须让学生掌握腧穴注射的注意事项及禁忌,以防发生意外。

【实训小结】

注射用药	注射剂量	针刺穴位	训练感受	提出问题

实训十二 穴位敷贴法

【目的要求】

通过实训,使学生们掌握穴位敷贴的操作方法和技术,了解操作中的注意事项。

【实习时间】

2 课时。

【实训器械】

75%乙醇;醋,凡士林,蜂蜜,大蒜头,白芥子末,甘遂末,斑蝥末,雄黄末等;药钵;聚维酮碘溶液;消毒敷料,消毒毫针,医用胶布,消炎膏等。

【实训方法】

(一)贴敷药物剂型的制作及敷贴穴位

先将贴敷的药物加工呈一定的制剂,然后选穴敷贴。

1. 散剂　将甘遂末取绿豆大一撮置于胶布中央,敷于所选腧穴。

2. 糊剂　将吴茱萸适量加醋调和成糊状,贴敷脐周、涌泉等腧穴。

3. 膏剂　用斑蝥末与雄黄末加蜂蜜适量,制成小药丸如绿豆大,贴敷患部等。

4. 饼剂　将白芥子 30 g 研末,以生姜汁适量调和成蚕豆大药饼,贴敷肺俞、膏肓等腧穴。

(二)操作步骤

(1)选取适当体位,用75%乙醇常规消毒所选穴位皮肤,使药物能敷贴稳妥。

(2)将药物敷于穴位后用消毒纱布或清洁布带覆盖在敷药之上,外加胶布贴紧固定,或用绷带束紧固定,以防药物流失或药物脱落而灼伤周围组织。

(3)注意观察腧穴敷贴后的反应,及时记录。

(4)对有刺激性或有毒性的药物,敷贴的穴位不宜过多,每穴药量宜少,敷贴面积不宜过大,敷贴时间不宜过久,以免发疱面积过大而引起不良反应。

(5)换药时,可用消毒干棉球蘸温水轻轻揩取黏着的药物,拭净后再敷药。如有发疱,需待局部皮肤基本恢复正常后再敷药。

(6)水疱出现后,要注意保持局部的清洁。疱小一般不必特殊处理,让其自然吸收,也可用消炎膏涂敷之;大的水疱应以消毒针具刺破疱底部,排尽疱液,涂以聚维酮碘溶液;溃破的水疱不能用皮肤药膏涂敷,应以普通消炎软膏涂敷,外用无菌纱布包扎,以防感染。

技术要点：① 选择适宜的药物,把握敷贴时间;② 出现水疱后,保持局部的清洁;③ 小疱不必处理,大疱应以消毒针具刺破疱底部,排尽疱液,涂以聚维酮碘溶液。

【实训小结】

按下表将实训内容如实地加以记录。

使用药物	药物剂型	选取穴位	敷贴时间	训练感受	提出问题

实训十三 耳针疗法训练

【目的要求】

通过实训,在熟悉耳郭表面解剖的基础上,掌握 20 个耳穴的正确定位;熟练掌握耳穴毫针刺法和压丸法的操作技术;了解其他耳穴刺激技术方法。

【实训时间】

2 学时。

【实训器械】

大托盘 1 个(内置皮内针、磁珠、灯心草、王不留行籽、胶布),针盒 1 个[内置(13~25)mm×(0.28~0.32)mm 毫针],250 ml 磨口瓶 3 个(分盛聚维酮碘溶液,消毒干、湿棉球),剪刀 1 把、泡镊筒 1 个(内盛消毒液及大、小镊子各 1 把),废物缸 1 个,耳针模型、耳穴探测仪各 1 台。

【实训方法】

(一) 常用耳穴定位训练

模特取坐位,侧对学生;实习指导教师点画耳郭基本标志线的具体位置和各部边界,标识重点耳穴定位。学生 2~3 人一组进行实体点穴。

1. 耳郭标志点线　具体内容见下表。

耳郭标志点线

名　称	内　　容
A 点	在耳轮的内缘上,耳轮脚切迹至对耳轮下脚间中、上 1/3 交界处
B 点	耳轮脚消失处至 D 点连线中、后 1/3 交界处
C 点	外耳道口后缘上 1/4 与下 3/4 交界处
D 点	在耳轮脚消失处向后作一水平线与对耳轮耳甲缘相交点处
AB 线	从 A 点向 B 点作一条与对耳轮耳甲艇缘弧度大体相仿的曲线
BC 线	从 B 点向 C 点作一条与耳轮脚下缘弧度大体相仿的曲线
BD 线	B 点与 D 点之间的连线

2. 常用耳穴定位　具体内容见下表。

常用耳穴定位

所属部位	常用耳穴	定位
耳轮	耳中	在耳轮脚处,即耳轮 1 区
耳舟	风溪	在耳轮结节前方,指区与腕区之间,即耳舟 1 区、2 区交界处
对耳轮	坐骨神经	在对耳轮下脚的前 2/3 处,即对耳轮 6 区
	交感	在对耳轮下脚末端与耳轮内缘相交处,即对耳轮 6 区前端
三角窝	神门	在三角窝后 1/3 的上部,即三角窝 4 区
耳屏	肾上腺	在耳屏游离缘下部尖端,即耳屏 2 区后缘处
对耳屏	皮质下	在对耳屏内侧面,即对耳屏 4 区
	对屏尖	在对耳屏游离缘的尖端,即对耳屏 1 区、2 区、4 区交点处
耳甲	胃	耳轮脚消失处,即耳甲 4 区
	大肠	在耳轮脚及部分耳轮与 AB 线之间的前 1/3 处,即耳甲 7 区
	膀胱	在对耳轮下脚下方中部,即耳甲 9 区
	肾	在对耳轮下脚下方后部,即耳甲 10 区
	胰胆	在耳甲艇的后上部,即耳甲 11 区
	肝	在耳甲艇的后下部,即耳甲 12 区
	脾	在 BD 线下方,耳甲腔的后上部,即耳甲 13 区
	心	在耳甲腔正中凹陷处,即耳甲 15 区
	肺	在心、气管区周围处,即耳甲 14 区
	三焦	在外耳门后下方,肺与内分泌区之间,即耳甲 17 区
	内分泌	在耳屏切迹内,耳甲腔的前下部,即耳甲 18 区
耳垂	眼	在耳垂正面中央部,即耳垂 5 区

技术要点:① 明确耳郭分区边界;② 明确重点耳穴定位。

(二)耳针技术训练

1. **体位与消毒**　患者一般采用坐位,年老体弱者采用卧位。消毒先用聚维酮碘溶液,然后用 75％乙醇消毒。

2. **耳穴探查技术训练**

(1)望诊法:指用肉眼或借助放大镜观察耳部形态、色泽的改变的方法。

形态:脱屑、水疱、丘疹、结节、条索状、隆起、凹陷等。

色泽:充血、红润、苍白、青紫、灰黑等。

技术要点:① 光线宜充足;② 逐区观察。

(2)压痛法(按压法):指用探棒在病变相应耳穴向心性均匀按压的方法。

通常可用探棒或三棱针柄由周围向中心均匀按压,寻找痛点。当患者压痛时,可出现眨眼、皱眉、躲闪、拒按等反应。如胃痛患者,可在胃穴区找到明显的压痛点。

技术要点：① 按压宜按顺序进行；② 按压用力要均匀。

（3）电测定法：指用耳穴电子测定仪测定患者耳郭良导点的方法。

当人体患病时，相应穴区会出现电阻降低，导电量增加，形成良导点。训练时将探笔插入耳穴探测仪插孔内，医者手持探极，受检查者手持握极并握紧。打开电源，将灵敏度调到适中（75%左右）。测基础电阻：将探极置于上耳根穴上，施加一定的压力，慢慢调电位器至发出一定强度的声响，以此为基础电阻。测良导点：以基础电阻为标准，反应强于此标准的敏感点为良导点，患者有刺痛感。记录：正常穴记"－"，弱阳性穴记"＋－"，阳性穴记"＋"，强阳性记"＋＋"。探测完毕，拔出探极插头，切断电源。

技术要点：① 耳郭保持干燥；② 测定时探极压力要均匀；③ 时间以 1～2 s 为宜。

3. 耳穴操作技术训练

（1）毫针刺法

进针法：先用左手拇、示二指固定耳郭，中指托住针刺穴位的耳背；右针持针沿皮肤斜刺（或平刺）入耳穴；一般刺入皮肤 2～3 分。

留出针：一般留针 20～30 min；出针后应用干棉球压迫针孔以免出血，片刻再用碘伏棉球涂擦针孔 1 次。

技术要点：① 进针宜快速刺入；② 针刺深度以针达软骨后站立不摇晃为准。

（2）电针法：在针刺得气的基础上，先把电针仪的电流输出调节旋钮拨至"0"位，然后将 1 对输出导线的正负极分别连接在两根毫针的针柄上，选择好所需的波形和频率，打开电源开关，调节电流输出旋钮，强度以患者感觉舒适为度。一般通电时间为 10～15 min 为宜。治疗完毕后，先将调节旋钮回到"0"位，再关闭电源，然后撤去导线出针，并用消毒干棉球压迫针孔，以防出血。

技术要点：① 仪器档位归零；② 调节强度由小到大。

（3）埋针法：选取耳穴消毒后，左手固定耳郭，右手用镊子夹取经消毒后的皮内针迅速刺入皮内，再用胶布固定。每日自行按压 3 次，留针 3～5 d。

技术要点：① 针尖垂直刺入；② 胶布固定稳固。

（4）压籽法：选取用探针在所选耳穴区查找的敏感点，做好标记并消毒，将药粒粘于 0.5 cm×0.5 cm 大小胶布中央，并用镊子将粘于胶布上的药粒对准耳穴固定。每日可按压数次。每次贴压一只耳穴，3～7 d 换另一耳穴施贴。夏天应 3 d 更换另一只耳穴。

技术要点：① 药粒要对准耳穴的敏感点；② 固定宜施加一定压力。

（5）温灸法：一般有 3 种。一用艾条灸，主要是灸整个耳郭或较集中的部分耳穴，将艾条一端点燃后用温和灸 3～5 min 即可；二用灯草灸，即将灯草一端浸蘸香油后，点燃并迅速点灸所选耳穴，每次 1～2 穴；三用卫生线香灸，即将卫生线香点燃后，距耳穴皮肤约 1 cm，施温和灸 3～5 min 即可。

技术要点：① 艾条灸、卫生线香灸时艾条和线香与皮肤的距离要根据患者反应及时调整；② 灯草灸点灸时速度宜快。

（6）按摩法：用按摩、提捏、点掐的方法进行全耳按摩、手摩耳轮和提拉耳垂法。全耳按摩法是先将双手掌心摩擦发热后，按摩耳郭正、背两面至耳郭充血发热为止；手摩耳轮法是双手握空拳，以拇、示二指沿耳轮上、下来回按摩至耳轮充血发热即可；提拉耳垂法，双手自行提捏耳垂，手法由轻到重，每次 3～5 min。

技术要点：① 用力均匀；② 按顺序进行。

【实训小结】

实训内容	训练感受	提出问题

实训十四 头针疗法训练

【目的要求】

在熟悉头部经脉腧穴基础上,掌握头皮针治疗线的正确定位,要求每个同学都能正确取穴定位。掌握头皮针操作技术,包括快速进针、推针,快速捻转和抽添手法等。要求每个同学能达到熟练操作,局部无痛,针体在帽状腱膜下层自如进退及行针。

【实训时间】

2 学时。

【实训器械】

大托盘 1 个(内置皮尺、胶布),针盒 1 个[内置(13~40)mm×(0.28~0.32)mm],250 ml 磨口瓶 3 个(分盛聚维酮碘溶液,消毒干、湿棉球),剪刀 1 把、泡镊筒 1 个(内盛消毒液及大、小镊子各 1 把),废物缸 1 个,头针模型 1 台。

【实训方法】

(一)头皮针治疗线定位训练

头针模特取坐位,正向面对学生;实习指导教师复习头部常用骨性标志,标志常用头穴定位。在此基础上标志点画头针治疗线的具体位置。学生 2~3 人一组进行实体点穴。

1. 头部常用骨性标志 具体内容见下表。

头部常用骨性标志

名 称	位 置
眉弓	位于额结节的下方,眶上缘的上方。为一条骨性隆起
颞弓	位于外耳门前方的水平线上,全长约 3 横指

名 称	位 置
翼点	为顶骨、额骨、蝶骨和颞骨四骨相会处
乳突	位于耳垂的后方
枕外隆凸	位于枕骨外面中部的一个明显隆起
上项线	位于枕外隆凸水平的两侧
前囟点	位于颅骨顶面,即冠状缝和矢状缝前端的交点
人字点	为矢状缝后端与人字缝的交点,位于枕外隆凸上方约 6 cm 处
髁突	在颧弓下方,耳屏的前方
下颌角	位于下颌体下缘与下颌支后缘的相交处
眶上切迹	位于眶上缘的内、中 1/3 相交处
眶下孔	位于眶下缘中点的下方 0.5~0.8 cm 处

2. **常用头穴定位** 具体内容见下表。

常用头穴定位

所属经脉	常用头穴	定 位
督脉	神庭	正中线入前发际 0.5 寸
	百会	在头顶部,当前发际正中直上 5 寸,或两耳尖连线中点处
	前顶	在百会穴前 1.5 寸
	后顶	在百会穴后 1.5 寸
	强间	后发际正中直上 4 寸
	脑户	后发际正中直上 2.5 寸,当枕外隆突上缘凹陷处
足阳明经	头维	额角发际上 0.5 寸
足少阳经	头临泣	瞳孔直上入前发际 0.5 寸,神庭与头维连线的中点
	本神	神庭旁开 3 寸,入前发际 0.5 寸
	颔厌、悬颅、悬厘	从头维至曲鬓两穴之间画一弧线,在其 1/2 处取悬颅,上 1/4 处取颔厌,下 1/4 处取悬厘
	曲鬓	耳前鬓角发际后缘的垂线与耳尖水平线的交点处
	率谷	耳尖直上 1.5 寸
	正营	当前发际上 2.5 寸,头正中线旁开 2.25 寸
足太阳经	眉冲	约当目内眦直上入发际 0.5 寸处
	承光	当前发际正中直上 2.5 寸,旁开 1.5 寸处
	玉枕	当后发际正中直上 2.5 寸亦即脑户穴,旁开 1.3 寸,平枕外隆突上缘凹陷处
	天柱	与哑门穴相平,约当后发际直上 0.5 寸,旁开 1.3 寸

3. **头针治疗线定位** 具体内容见下表。

头针治疗线定位

所属部位	治疗线	定 位
额部	额中线	在额部正中,前发际上下各 0.5 寸,即自神庭穴向下针 1 寸
	额旁 1 线	在额部,额中线外侧直对目内眦角,发际上下各 0.5 寸,即自眉冲穴起,沿经向下针 1 寸
	额旁 2 线	在额部,额旁 1 线的外侧,直对瞳孔,发际上下各 0.5 寸,即自头临泣穴起,向下针 1 寸
	额旁 3 线	在额部,额旁 2 线的外侧,自头维穴内侧 0.75 寸处,发际上下各 0.5 寸,共 1 寸
颞部	颞前线	在头部侧面,颞部两鬓内,从颔角下部向前发际处颔厌穴至悬厘穴
	颞后线	在头部侧面,颞部耳上方,耳尖直上率谷穴至曲鬓穴
顶部	顶中线	在头顶正中线上,自百会穴向前 1.5 寸至前顶穴
	顶颞前斜线	在头部侧面,从前顶穴起至悬厘穴的连线
	顶颞后斜线	在头部侧面,从百会穴至曲鬓穴的连线
	顶旁 1 线	在头顶部,顶中线左右各旁开 1.5 寸的两条平行线,自承光穴起向后针 1.5 寸
	顶旁 2 线	在头顶部,顶旁 1 线的外侧,两线相距 0.75 寸,距正中线 2.25 寸,自正营穴起沿经线向后针 1.5 寸
枕部	枕上正中线	在枕部,枕外粗隆上方正中的垂直线,自强间穴起至脑户穴
	枕上旁线	在枕部,枕上正中线平行向外 0.5 寸
	枕下旁线	在枕部,从膀胱经玉枕穴,向下引一直线,长 2 寸

技术要点:① 明确头部骨性标志;② 明确头穴定位;③ 明确 14 条治疗线定位尤其是顶部头皮针治疗线的相关腧穴、经脉之间的邻近距离与左右前后关系。

(二) 头皮针操作技术训练

1. **针具选择** 通常选用(25~40)mm×(0.28~0.32)mm 毫针。

2. **体位与消毒** 常取卧位或坐位,分开头发,先用聚维酮碘溶液再用 75% 乙醇消毒。

3. **快速进针法** 用拇、示、中三指捏紧针尖上端(距针尖 1.5~2 cm),对准腧穴将针刺入肌层或头皮帽状筋膜下,然后根据头针所要求针刺方向沿筋膜下向前推进至该深度。

4. **行针手法**

(1) 捻转手法:毫针在帽状筋膜下层推进至适当深度后固定针体,不再上下移动。然后用拇、示二指捏紧针柄,快速捻转针体,速度可达 200 次/分,持续 2~3 min。

(2) 提插法:手持毫针沿皮刺入帽状腱膜下层,将针向内推进 3 cm 左右,保持针体平卧,用拇、示二指紧捏针柄,进针提插,指力应均匀一致,幅度不宜过大,如此反复操作,持续 3~5 min。

(3) 弹拨针柄:在头针留针期间,可用手指弹拨针柄,用力宜适度,速度不应过快,强刺激量不宜过大。

(4) 留针与出针:与毫针刺法同。出针后需按压针孔,以免出血。发现患者头皮迅速肿胀,需按压至针尖所达处。

技术要点:① 进针角度为 15°~30°;② 进针深度宜在帽状腱膜下层;③ 行针动作快,只捻转不提插;④ 出针迅速多加按压。

【实训小结】

实训内容	训练感受	提出问题

实训十五 | 眼针、腕踝针训练

【目的要求】

通过实训,熟悉眼针穴区划分,掌握十三穴区的命名和定位;掌握眼针操作技术;熟悉腕踝针纵行 6 区域内所含脏腑、组织、器官;掌握上下 6 对进针点的位置;掌握腕踝针的操作技术。

【实训时间】

2 学时。

【实训器械】

大托盘 1 个(内置皮尺、胶布),针盒 1 个[内置(13~40)mm×(0.28~0.32)mm],250 ml 磨口瓶 3 个(分盛聚维酮碘溶液,消毒干、湿棉球),剪刀 1 把,泡镊筒 1 个(内盛消毒液及大、小镊子各 1 把),废物缸 1 个,人体模型各 1 台,眼针挂图 1 幅。

【实训方法】

(一) 眼针训练

1. 眼针穴区划分 眼针模特取坐位,正向面对学生;实习指导教师复习经区划分,标志常用穴区定位。学生 2~3 人一组进行实体点穴。

眼计分为 8 个经区共 13 个穴区。也就是说,穴区是包含在经区当中的。

(1) 经区划分法:两眼向前平视,经瞳孔中心做一水准线并延伸过内外眼角;再从瞳孔中心引此线的垂直线,并延伸过上下眼眶。这样就成 4 个象限。再在两侧分别引线,将每一象限分为两个相等区域。即为 8 个相等区,也就是 8 个经区。

(2) 穴区命名与定位:左眼 8 区的排列顺序是顺时针方向的,右眼 8 区的排列则是逆时针方向的。8 个经区中,1、2、4、6、7 经区每区代表 1 脏 1 腑,脏腑各占 1/2;3、5、8 区为上、中、下三焦,各占整个经区。8 区共计 13 个穴位,穴位位置均距眶边缘 6 mm。穴区分别以中医脏腑命名,各区所代表的脏腑相同。各穴区名称为,1区:肺和大肠,2区:肾和膀胱,3区:上焦,4区:肝和胆,5区:中焦,6区:心和小肠,7区:脾和胃,8区:下焦。

技术要点:眼针穴区的具体针刺点均在每一穴区的中间,眼眶外距离眼球一横指处。

2. 观眼察病方法　观眼察病主要观察白睛血络的形态与颜色。方法:医者用拇、示二指将患者眼睑上下分开,使白睛充分暴露,令其眼球转动,由1区开始,逐区观察,主要观察白睛血络的形态与颜色。

(1)据血络形态变化诊断疾病:具体内容见下表。

据血络形态变化诊断疾病

血 络 形 态 变 化	疾 病 性 质
血络根部粗大	顽固性疾病
血络曲线或怒张	血瘀或病情较重
血络延伸,甚至涉及黑睛或其他区	病证多有传变,或有合病、并病发生
血络隆起	六腑病证
血络模糊或呈片状	肝胆病证
血络垂露	胃区有虫积,出现在其他区多属血瘀

(2)据血络颜色变化诊断疾病:具体内容见下表。

据血络颜色变化诊断疾病

血 络 颜 色 变 化	疾 病 性 质
鲜红	新病
紫红	热盛
深绛	重证
紫黑	新病转热
红黄相间	病情较轻
淡黄	出现在胃区有虫积,出现在其他区多属血瘀
淡红色	虚证、寒证
暗灰色	病久

技术要点:① 嘱患者自然放松;② 先察左眼,继察右眼;③ 对每区所显现的络脉变化要仔细观察,但观察时间不宜过长。

3. 眼针操作技术

(1)针具选择:通常选用25 mm×0.38 mm毫针。

(2)体位与消毒:常取卧位或坐位,用乙醇棉球消毒、定位。

(3)进针法:进针前,先以左手指按压固定眼球,使眶内皮肤绷紧,右手持针,轻轻刺入,可直刺或横刺。直刺时不能过深;横刺为沿皮刺入,由经区边缘进针,不可超越所选的经区,针刺入以2~4分为宜。

(4)行针法:进针后如未得气,可将针退出1/3稍改换方向再刺入;或用手刮针柄,或用双刺法使之得气。

（5）留针：留针时间一般为 5～15 min，可每隔 5 min 运针 1 次，方法是以拇指甲轻刮针柄，或轻微捻转，幅度以不超过 10°为宜。

技术要点：① 进针要稳、准、快；② 进针不宜过深，横刺不能超越所刺经区；③ 以刮法行针为主。

（二）腕踝针训练

1. **腕踝针查区**　腕踝针模特取立位，正向面对学生；实习指导教师在模特点画人体分区区域和分界线的设定。学生 2～3 人一组进行实体训练，熟记头、颈、躯干、四肢的分区和分界线的设定。

（1）常用人体分区：具体内容见下表。

常用人体分区

分区	位　置
1区	从前正中线开始，向左、向右各旁开 1.5 寸所形成的体表区域，分别称为左 1 区、右 1 区
2区	从 1 区边线到腋前线之间所形成的体表区域，左右对称
3区	从腋前线至腋中线之间所形成的体表区域，左右对称
4区	腋中线至腋后线之间所形成的体表区域，左右对称
5区	腋后线至 6 区边线之间所形成的体表区域，左右对称
6区	后正中线向左、向右各旁开 1.5 寸所形成的体表区域，分别称为左 6 区、右 6 区

（2）常用人体分界线：具体内容见下表。

常用人体分界线

分界线	分界区域	位　置
臂干线	上肢与躯干	环绕肩部三角肌附着缘至腋窝作的一条环形连线
股干线	下肢与躯干	沿腹股沟至髂嵴作的连线
横线	身体上下部	以胸骨末端和两侧肋弓的交界处为中心，画一条环绕身体的水平线

2. **腕踝针 6 对进针点定位**　腕踝针模特取立位，正向面对学生；实习指导教师在模特标示点画上下 6 对进针点的位置。学生 2～3 人一组进行实体训练，熟记上下 6 对进针点的定位，具体内容见下表。

常用腕踝针进针点定位

进针点	定　位
上 1	在小指侧的尺骨缘与尺侧腕屈肌腱之间
上 2	在腕掌侧面的中央，掌长肌腱与桡侧腕屈肌腱之间，即内关穴处
上 3	靠桡动脉外侧，桡动脉与桡骨缘之间
上 4	掌心向内，在拇指侧的桡骨缘上
上 5	在腕背中央，即外关穴处
上 6	距小指侧的尺骨缘后 1 cm 处
下 1	靠跟腱内缘
下 2	在踝部内侧面中央，靠胫骨后缘

续　表

进针点	定　位
下 3	胫骨前嵴向内 1 cm 处
下 4	胫骨前缘与腓骨前缘的中点
下 5	在踝部外侧面中央,腓骨后缘
下 6	靠跟腱外缘

3. 腕踝针操作技术训练

(1) 针具选择:选择已消毒的(25～40)mm×(0.28～0.32)mm 毫针。用 75%乙醇棉球消毒进针点和医者的手指。

(2) 体位与消毒:体位一般不限,坐卧均可。取腕部进针点可根据其部位的,分别选用仰掌位、立掌位和俯掌位。针踝部时最好取卧位,使针刺部位尽量放松。用 75%乙醇棉球消毒进针点和医者的手指。

(3) 进针:医者用辅助之手固定进针点并拉紧皮肤,刺手的拇指在下,示、中二指在上持针柄,针与皮肤呈 30°,快速刺入真皮下。进皮后,将针体放平使之与皮肤呈 5°～15°角左右贴近皮肤表面,然后沿皮下组织向前推进约 1.2～1.4 寸,不行针,针下有松软感但无酸、麻、胀、重感为宜。

针刺方向以针尖指向病证部位为原则,一般朝向头部,如病证在手足,针尖则应朝向手足端。

(4) 调针:以针下松软感为度。

(5) 留针、出针:留针时间一般为 20～30 min,若病情需要可留针 1 至数小时,留针期间不行针。出针时用消毒干棉球压迫针孔,以防出血。

技术要点:① 进针时,针与皮肤呈 15°～30°角,迅速刺入皮下;② 以针不进入筋膜层为要诀,针下松软感;③ 纵向进针 1 寸许;④ 留针期间不行针,出针按压迫针孔。

【实训小结】

(一)眼针实训小结

实 训 内 容	训 练 感 受	提 出 问 题

(二) 腕踝针实训小结

实 训 内 容	训 练 感 受	提 出 问 题

针灸操作技能考核项目

导学

　　本章是针灸实际操作技能的考核部分。按照实习指导的要求,对毫针技能,灸法、拔罐与刮痧,特种针法技能和微针疗法进行量化评分,学习者可以按照各种针灸操作项目的指标和赋分,进行自我评价,也可以做针灸实训技能的考核使用。

毫针技能计分表

项　目	指标与赋分		得　分	项　目	指标与赋分		得　分
选穴 2分	定位准确	1		行针辅助手法 12分	方法正确	3	
	取法准确	0.5			姿态自然	3	
	操作连贯	0.5			操作连贯	3	
体位 2分	舒适持久安稳	1			手法熟练	3	
	便于取穴针刺	1		得气 4分	针感适宜	2	
消毒 2分	方法正确	1			强度适中	2	
	范围全面	1		补泻手法 5分	方法正确	2	
选针 2分	注意针具质量	1			姿态自然	1	
	长短粗细适中	1			操作连贯	1	
持针 2分	方法正确	1			手法熟练	1	
	姿态自然	1		古典针法 6分	方法正确	2	
进针 手法 5分	方法正确	1			姿态自然	1	
	姿态自然	1			操作连贯	1	
	角度方向深度	1			手法熟练	1	
	操作连贯	1		出针 2分	操作方法正确	0.5	
	手法熟练	1			针孔处理确当	0.5	
行针基本手法 6分	幅度角度均匀	2			核对针数	0.5	
	快慢自如	2			患者注意事项	0.5	
	自然连贯	2		总　分	50	总计	

　　备注:进针手法、辅助手法、补泻手法以及古典针法的评分是指单——一种操作手法的分数。

灸法、拔罐与刮痧计分表

项　目	指标与赋分		得　分	项　目	指标与赋分		得　分
艾炷灸 4分	方法规范	2		艾条灸 4分	方法规范	2	
	操作连贯	2			操作连贯	2	
温针灸 4分	制作技术熟练	2		刮痧 4分	方法正确	2	
	施灸方法正确	2			强度适宜	1	
拔罐 4分	方法正确	1			操作连贯	1	
	火力适中	1		总分	20	总计	
	压边起罐	1					
	动作连贯	1					

备注：上述得分都是指单一技法的分数。

特种针法技能打分表

项　目	指标与赋分		得　分	项　目	指标与赋分		得　分
三棱针 3分	方法正确	1		电针 3分	仪器性能熟悉	1	
	操作连贯	1			操作程序正确	1	
	无菌操作	1			参数选择合理	1	
皮肤针 2分	握持恰当	0.5		穴位敷贴 3分	药物性能熟悉	1	
	方法正确	1			操作程序正确	1	
	操作连贯	0.5			方法选择合理	1	
皮内针 2分	方法正确	1		总分	15	总计	
	操作连贯	0.5					
	患者无痛	0.5					
穴位注射 2分	步骤准确	0.5					
	方法恰当	1					
	操作连贯	0.5					

备注：三棱针、皮内针的评分是指单——种操作方法的分数。

微针疗法技能计分表

项　目	指标与赋分		得　分	项　目	指标与赋分		得　分
耳针 4分	探查熟练	1		眼针 4分	定穴准确	2	
	定穴正确	2			消毒合格	1	
	操作连贯	1			操作连贯	1	
头针 4分	定区准确	2		腕踝针 3分	定穴准确	1	
	消毒合格	1			消毒合格	1	
	操作连贯	1			操作连贯	1	
总分	15	总计					

备注：三棱针、皮内针的评分是指单——种操作方法的分数。